备孕怀孕坐月子，饮食营养是关键！

孕产 哺乳期
饮食一本通

于雅婷◎主编

U0340570

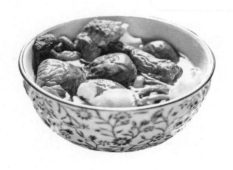

世界图书出版公司

图书在版编目（CIP）数据

孕产哺乳期饮食一本通 / 于雅婷主编 . –– 北京：
世界图书出版公司，2022.8
ISBN 978-7-5192-9744-2

Ⅰ.①孕… Ⅱ.①于… Ⅲ.①妊娠期—饮食营养学—
基本知识②产褥期—饮食营养学—基本知识 Ⅳ.
① R153.1

中国版本图书馆 CIP 数据核字 (2022) 第 154817 号

书 名	孕产哺乳期饮食一本通
（汉语拼音）	YUN-CHAN-BURU QI YINSHI YIBENTONG
主 编	于雅婷
总 策 划	吴 迪
责 任 编 辑	韩 捷
装 帧 设 计	夕阳红
出 版 发 行	世界图书出版公司长春有限公司
地 址	吉林省长春市春城大街 789 号
邮 编	130062
电 话	0431-86805559（发行） 0431-86805562（编辑）
网 址	http://www.wpcdb.com.cn
邮 箱	DBSJ@163.com
经 销	各地新华书店
印 刷	唐山富达印务有限公司
开 本	787 mm×1092 mm 1/16
印 张	16
字 数	431 千字
印 数	1—5 000
版 次	2023 年 1 月第 1 版 2023 年 1 月第 1 次印刷
国 际 书 号	ISBN 978-7-5192-9744-2
定 价	48.00 元

当妈妈是上天恩赐给女性的幸福，那种被爱猛然击中的感觉美妙无比。从怀孕到哺育，是女性人生旅途中的一段非常时期，也是孕育生产一个新生命的宝贵时间。孕产妇的生理代谢和普通人不同，需要很好的营养补给，胎儿和婴儿也需要均衡、丰富的营养。为了适应这一系列的变化，孕产妇会有特殊的营养需求。

如果营养供给不足，会影响母体的健康、胎儿以及婴儿的正常发育。例如，如果母体蛋白质摄取不足，会影响怀孕、分娩、分泌乳汁的系列过程，胎儿的身长以及体重会低于正常标准值，严重者还会造成智力发育障碍；如果母体摄取钙质不足，孕产妇会出现骨质软化、牙齿松动等症状，进而影响胎儿及新生儿的骨骼和牙齿发育；如果母体摄取铁质不足，孕产妇易出现贫血现象，胎体内铁含量不足，导致婴幼儿贫血。

营养不足，对孕产妇及婴幼儿健康不利，但不加节制地摄入过多的营养，对孕产妇的健康也是有百害而无一利的。过度摄取营养物质，会引起孕产妇肥胖和胎儿过大，严重者不仅会引起妊娠中毒症，还会给正常分娩造成困难。

因此，孕产妇既要加强营养，又要适当有度，讲究营养均衡，才能拥有健康的好身体，为孕期健康和顺利分娩打下良好基础。

针对孕产妇不同时期的特点和营养的需求，我们给孕产妇提供了一套科学营养和保健并重的食谱。

本书结合众多有经验的妇产、营养专家的建议，从孕早期、孕中期、孕晚期、月子期、哺乳期五个不同时期，为孕产妇提供了既符合她们口味，又照顾她们营养需求的健康食谱，以保证孕产妇、胎儿以及新生儿的健康。烹调技巧简单，营养搭配科学，专家精心挑选，小食材体现大健康。相信通过本书，您能在孕育生产过程中吃出健康、吃出营养，更好地迎接可爱宝宝的到来。

最后祝愿每一位孕产妇身体健康，顺利孕育出健康可爱的宝宝！

阅读导航

高清美图：为每道菜配备高清晰的彩色大图，让读者在直观上即可大致了解菜品。

孕产哺乳期饮食一本通

青豆粉蒸肉

本品清醇绵香，有滋补身体、开胃消食的作用。其中的五花肉不仅含有人体必需氨基酸，而且比例恰当，易于消化吸收。

⏱ 35 分钟　　🍲 清醇爽口　　😊 开胃消食

食谱小档案：列出了制作此菜所需的时间、口味、功效，让读者直接了解此菜的特点及可以达到的保健效果。

原料

青豆 200 克、五花肉 300 克、香菜段 10 克、蒸肉粉适量、盐 3 克、酱油 5 毫升

做法

1. 将青豆洗净，沥干待用；五花肉洗净，切成薄片，加蒸肉粉、酱油、盐拌匀。

4. 将青豆放入蒸笼中，五花肉摆在青豆上；将蒸笼放入蒸锅蒸 25 分钟至熟烂时取出。

5. 撒上香菜段即可。

小贴士

此菜偏油腻，不适合孕吐严重的孕妈妈。

20

食谱介绍：包括做法和小贴士，介绍详细制作过程，细微真挚，简单易做。让您看了就会心动，想马上去试试。

食谱名称：高度概括所用食材，让读者可以快速检索到想吃的食物。

黄花菜黄瓜汤

⏰ 25分钟　🍲 清醇爽口　🥢 增进食欲

本品清醇爽口、馨香味美。其中的黄花菜有清热利湿、健胃消食的功效，适宜胃口不好的孕妈妈食用。

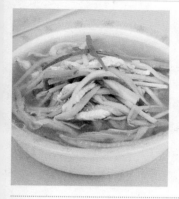

原料

黄花菜150克、黄瓜100克、鸡胸肉50克、彩椒丝5克、盐适量、食用油适量

做法

1. 黄瓜洗净切丝。
2. 黄花菜洗净余水捞出备用。
3. 鸡胸肉洗净切丝备用。
4. 油锅烧热，将彩椒丝炝香，下入鸡胸肉煸炒，倒入适量水，调入盐烧开，加入黄花菜、黄瓜煲熟即可。

小贴士

新鲜的黄花菜含有毒物质，食用时一定要提前浸泡或焯水后再食用。

食材介绍：列出了制作此菜所需要的主要材料和配料。

芥菜鸭块煲

⏰ 18分钟　🍲 肉质鲜嫩　🥢 增进食欲

本品肉质鲜美，有提神健脑的作用。其中的芥菜营养丰富，有开胃消食、促进食欲的作用，适宜胃口不佳的孕妈妈食用。

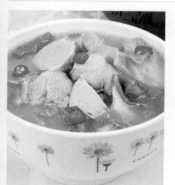

原料

鸭肉350克、火腿40克、芥菜30克、红椒圈3克、盐5克

做法

1. 将鸭肉洗净斩块，余水洗净；火腿切块；橄榄菜洗净掰块备用。
2. 净锅上火倒入水，调入盐，下入鸭块、火腿煲至熟，下入芥菜、红椒圈烧熟即可。

小贴士

此菜中有红椒，孕妈妈不可贪吃。

营养分析：此处简明扼要地分析了此菜品所含的营养，以及孕产妇食用的益处。

21

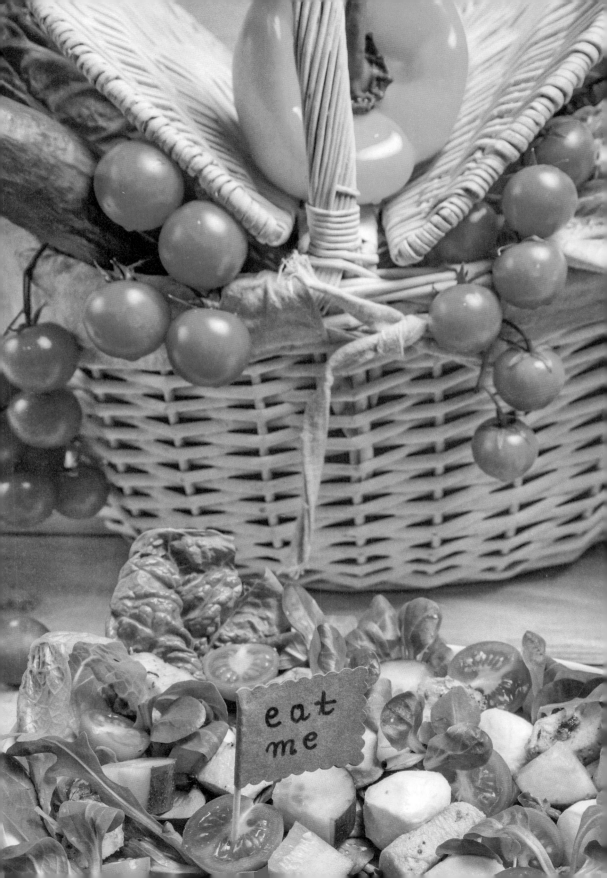

目录

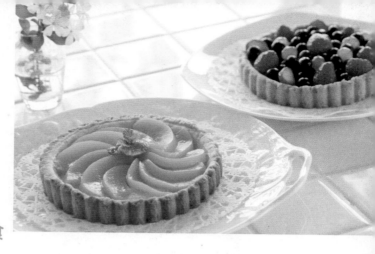

Part 1
孕早期 (1～12 周) 饮食

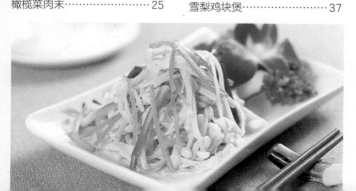

Part 2
孕中期（13～27周）饮食

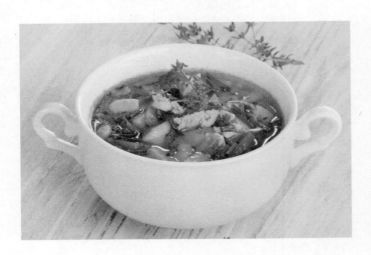

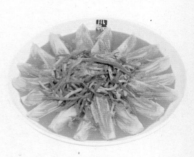

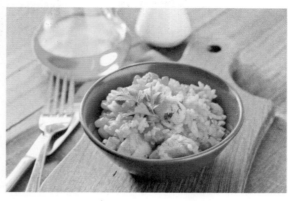

Part 3
孕晚期（28～40周）饮食

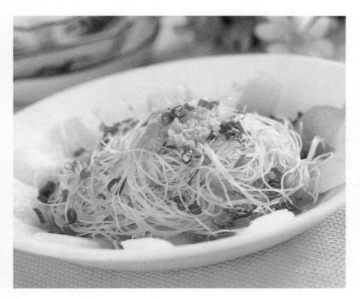

Part 4
月子期（产后42天）饮食

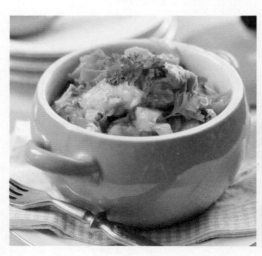
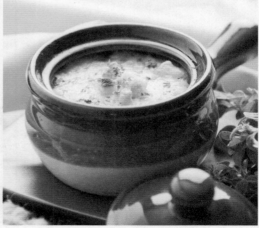

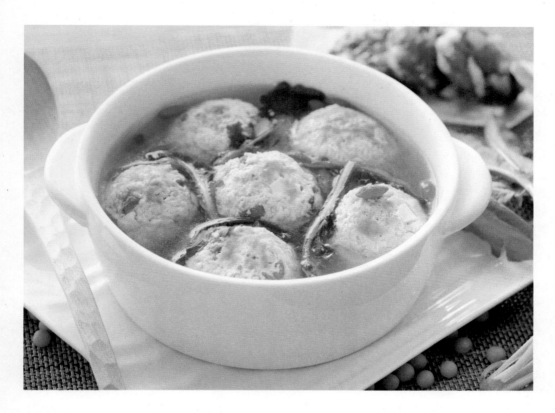

Part 5
哺乳期（产后1年左右）饮食

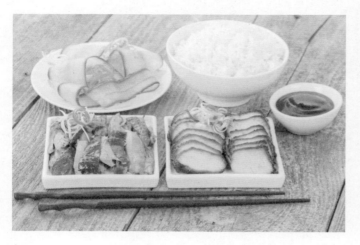

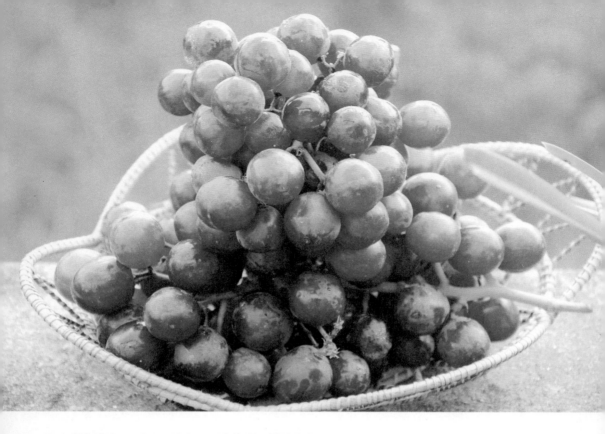

孕期如何做到健康饮食

对于孕妈妈而言，饮食的重要性不言而喻，很多孕妈妈及家人都很关心孕期饮食需要注意的事项，什么能吃，什么不能吃。水果作为维生素含量丰富的食物，是准妈妈在孕期必不可少的营养食品。但并非任何水果都适宜孕妈妈食用，孕妈妈应选择更有利于自身健康的水果。

适宜孕妈妈食用的水果

苹果

苹果富含多种维生素、矿物质、苹果酸、鞣酸和细纤维等营养物质。多吃苹果可预防过度肥胖，同时对胎儿发育很有帮助。苹果对胃肠功能也具有调节作用，能改善便秘，便秘的孕妈妈可多吃苹果。苹果还兼具美容效果，孕妈妈贫血、气色不好等可多吃苹果。苹果的另一重要食疗功效就是可以缓解孕吐，对怀孕早期孕妈妈食欲差、恶心等都有不错的缓解效果。

草莓

草莓含有极丰富的维生素 C，可预防感冒。而草莓所含的果胶和有机酸可分解食物中的脂肪、促进食欲及加强胃肠蠕动。

葡萄

葡萄富含铁、钙、有机酸、卵磷脂、胡萝卜素及维生素 B_1、维生素 C 等。孕妈妈气血不佳、血液循环不好，多吃些葡萄有助于改善这些症状。

梨

梨性甘寒，微酸，有清热利尿、润喉降压、清心润肺、止渴生津的作用，可辅助治疗妊娠水肿及妊娠高血压。它还具有镇静安神、养心保肝、消炎镇痛等功效，有辅助治疗肺部感染及肝炎的作用。常吃炖熟的梨，能增加口中津液，防止口干唇燥，不仅可以保护嗓子，还对肺炎、支气管炎、肝炎等症有改善作用。

柑橘

柑橘品种繁多，有甜橙、南橘、无核蜜橘、

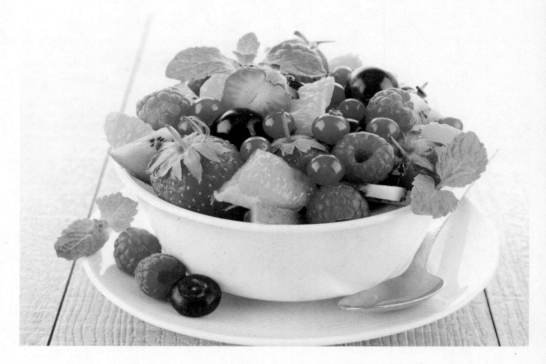

柚子等。其果汁中含有柠檬酸、氨基酸、碳水化合物、脂肪、多种维生素、钙、磷、铁等营养成分，是大多数孕妈妈喜欢吃的水果。橘子中维生素C、维生素A、维生素 B_1 的含量居水果之冠。柑橘中所含的矿物质以钙为最高，磷的含量也超过大米。

需要注意的是，柑橘虽好吃，但不可多吃，这是因为柑橘性温，味甘，补阳益气，过量食用反对身体不利，容易引起燥热而上火，引发口腔炎、牙周炎、咽喉炎等。孕妈妈每天食用的柑橘不应该超过3个，总重量最好在250克以内。

樱桃

樱桃所含铁质特别丰富，几乎是苹果、橘子的20倍。它所含的胡萝卜素是葡萄、苹果、橘

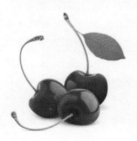

子的4倍。樱桃同时还含有维生素 B_1、维生素 B_2、维生素C、柠檬酸、钙、磷等多重营养成分。多食樱桃不仅可补血，还能帮助调理胃肠功能。孕妈妈若食欲不佳，应多吃樱桃，对胎儿也很有益处。

孕妈妈忌吃的5种食物

怀孕后，准妈妈的饮食不仅要对自己负责，还要对胎儿负责。所以，孕妈妈不能随心所欲地选择自己想吃的食物。另外，还要戒掉一些不健康的饮食习惯，因为有些美味的"食物杀手"会影响胎儿的正常发育。

刺激性饮料

医学研究证实，孕妈妈饮酒可使酒精通过胎盘进入胎儿体内，直接对胎儿产生毒害作用。不仅会使胎儿发育缓慢，而且易造成某些器官的畸形，如小头、小眼、下巴短、脑扁平窄小、身子短等，严重的甚至发生心脏和四肢的畸形。有的胎儿出生后还会表现为智力迟钝、愚顽、易生病等。

孕妈妈也不宜饮浓茶，由于茶叶中含有大量

的单宁，能和食物中的蛋白质结合，变成不易溶解的单宁酸盐，而且可能同食物中其他营养成分凝集而沉淀，影响孕妈妈、胎儿对蛋白质、铁、维生素的吸收利用，进而导致营养不良。茶叶中还含有大量的鞣酸，有收敛作用，影响肠道的蠕动，易使孕妈妈发生便秘。

孕妈妈不宜多饮汽水，否则可造成体内缺铁而贫血，对母胎不利。此外，孕妈妈也不宜多喝冷饮、多吃凉食，以防造成胎动不安和孕妈妈腹痛、腹泻等现象。

未经高温消毒的饮料

不要随便在街上买商贩自酿的酒或果汁，这类饮料未经高温消毒，很可能含有大肠杆菌等细菌。

生肉和半生海鲜

避免食用生的或是未熟透的禽肉和海鲜，比如生牡蛎、蛤等。它们可能含有大量细菌和病毒，要熟透后才能食用。此外，不要吃半生的鸡蛋，煎鸡蛋要煎至全熟再食用。

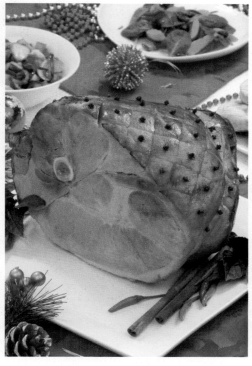

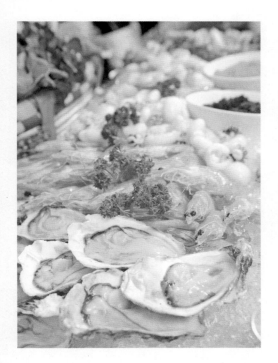

大型鱼

美国食品和药品管理局（FDA）建议，孕妈妈不要吃剑鱼、鲨鱼、鲭鱼等大型鱼类，食用海产金枪鱼罐头也不宜超过 180 克。河水、湖水和溪水中钓来的鱼，可能含有细菌或受过化学污染，最好也不要吃。

外卖的熟食和冷熏类海产品

热狗、火鸡肉、凉肉酱和香肠等熟食以及冷藏的熏制海产品中，李斯特菌最容易繁殖，孕妈妈一旦感染，对自身和胎儿健康均不利。因此，孕妈妈应尽量少食或者不食用上述食品。如要食用，也要煮熟后方能食用。

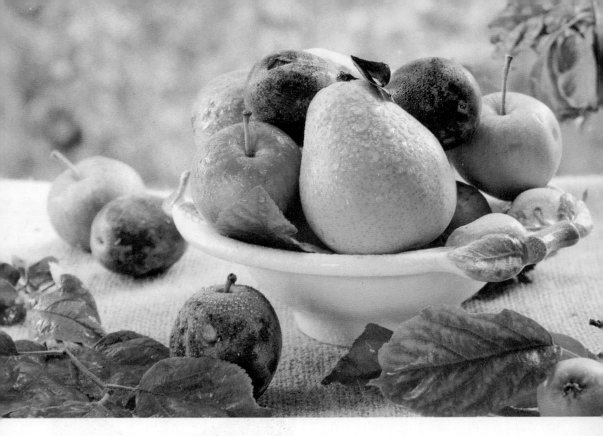

产后饮食知多少

要满足产妇对营养的需求，饮食方法很重要，不但要注意吃什么，而且要注意怎么吃。一般来说，应注意以下几点。

产后饮食原则

增加餐次

每日可进食5次左右，即三餐之外有2～3次加餐，少食多餐。

干稀搭配

每餐食物既有干也有稀，做到干稀搭配。主食应该粗细搭配，要有充足的优质蛋白质，每天摄入的蛋白质应保证有1/3以上来自动物性食品和豆类食品。

荤素搭配

产妇的饮食种类要齐全，不偏食。偏食肉类食物或过食荤食，不仅不利于消化，反而会导致其他营养素不足。荤素搭配有利于蛋白质互补、促进食欲，还可防止疾病发生。

清淡适宜

月子里的饮食应清淡适宜，即在调料上（花椒、辣椒粉、料酒等）应少于一般人的量。少吃腌渍食品、刺激性食品（如某些香辛料）。

补充钙质

多食含钙丰富的食品，例如乳制品（酸奶为佳，如果是牛奶，最好是鲜牛奶，含钙量最高，并且易于人体吸收）。小鱼、小虾含钙丰富，可以连骨带壳食用。深绿色蔬菜、豆类也可提供优质的钙。

宜温不宜凉

从中医学观点来看，产后食物宜温不宜凉，温能促进血液循环，寒则凉血。因此，产妇要忌生冷食物，尽量少吃凉拌菜、冷菜、冷食及冷饮，如西瓜、冰棒、冰淇淋等。新鲜水果有促进食欲、助消化与通便的作用，产妇可以每天食用一些温水浸泡的水果。

多食带汤的菜

产褥期饮食烹调方法应以食物易消化为原则，要多食带汤的菜肴，如炖鸡汤、排骨汤、牛肉汤、猪蹄汤、鱼汤等，也可多吃些鸡蛋汤、豆腐汤、青菜汤。少用煎、炸等不易消化的烹调方法。为防止便秘，产妇也要吃些粗粮。

多吃软烂的食物

软是指食物烧煮方式应以细软为主。产妇的饭要煮得软一点，少吃油炸的食物，少吃坚硬的带壳的食物。

多食调护脾胃的食物

产妇在月子里要注意调护脾胃、促进消化，多食一些健脾、开胃、促进消化的食物，如山药、山楂糕（片）、红枣、西红柿等。山楂除了有开胃助消化的功用外，还可促进子宫复原。

产后饮食禁忌

产妇产后只要合理饮食，均衡营养，就可以很快恢复身体。所以，新妈妈们不必给自己太大的心理压力。但一些常规的饮食禁忌还是需要注意的。

忌大量摄入盐

坐月子期间，产妇应尽量控制盐的摄入，如咸菜等腌制类的食物应少食，以免出现产后水肿。

忌食用反季节的蔬菜水果

反季节的蔬果营养含量比当季的要差一些，而且可能含有催熟剂之类的东西，经哺乳会影响宝宝健康。

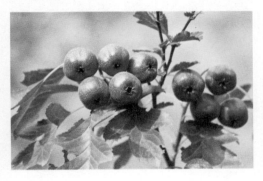

忌食用凉性食物

产妇食用的食物，最好都是温热的，包括水果，建议用热开水温一下再吃。

忌久喝红糖水

产后适量喝红糖水，对产妇和婴儿都有好处。因产妇分娩时，精力和体力消耗非常大，加之又失血，产后还要给婴儿哺乳，需要碳水化合物和大量的铁质。红糖不仅能补血，还能提供热量，是我国传统的滋补佳品。但红糖水也不是喝得越多越好，久喝红糖水对产妇子宫复原不利。产后10天，恶露逐渐减少，子宫收缩也恢复正常，如喝红糖水时间过长，会使恶露增多，造成产妇继续失血，可能引起贫血。产后喝红糖水的时间，以 7 ~ 10 天为宜。

忌滋补过量

一般女性分娩后，为了补充营养，让奶汁分泌充足，都特别重视产后的滋补，经常是天天不离鸡，餐餐有鱼肉。其实这样滋补过量会导致肥胖，肥胖会使体内糖和脂肪代谢失调，进而引起各种疾病。另外，如果产妇食物营养太丰富，必然使乳汁的脂肪含量增多，婴儿经胃肠吸收，也容易导致肥胖。

忌食用巧克力

产妇在产后需要给新生儿喂奶，如果过多食用巧克力，对婴儿的发育会产生不良的影响，因为巧克力中所含的可可碱，会渗入母乳并在婴儿体内蓄积，可能损伤婴儿的神经系统和心脏，并使肌肉松弛、排尿量增加，会导致婴儿消化不良、睡眠不稳、哭闹不停。另外，产妇食用过多的巧克力，还会影响食欲，使身体发胖，造成身体必需的营养素缺乏，影响产妇的身体健康，也不利于婴儿的生长发育。

忌大量食用浓汤

妇女产后喝太多高脂肪浓汤，不但会影响食欲，还会使人发胖、体态变形，并且使乳汁中的脂肪含量过高，致使新生的宝宝不能吸收而引起腹泻。产妇喝浓汤的同时，可适量喝些清汤，如蛋花汤、鲜鱼汤等。

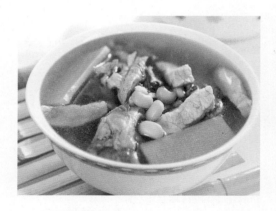

忌过早食用老母鸡汤

产妇分娩后体内血液的雌激素浓度会大大降低，这时催乳素就会发挥作用，促进乳汁分泌。而老母鸡含有丰富的雌性激素，产后过早过多地食用老母鸡汤，会使血液中的雌激素增多，造成催乳素的作用减弱甚至消失，影响乳汁分泌。所以，产后不能过早食用老母鸡汤，要等到分娩 5 天后再开始喝。鉴于产妇分娩后体质虚弱，胃肠功能尚未完全恢复，而且分娩过程中体内损失大量水分，因此产后第一天应吃流质食物，多喝一些高热量的饮品，如红糖水、红枣汤、藕粉、杏仁茶等。第二天则可吃些稀软的半流食，如水鸡蛋、嫩鸡蛋羹等。此外，产后的前 3 个月是减肥、恢复身材的最佳时间，如果仍像怀孕时一个人吃两个人的量或者过度进补，不仅会错过瘦身的最佳时机，也会带来一系列不良后果，如皮肤松弛、出现皱纹等。

适宜产妇食用的水果

水果含有丰富的维生素，产妇应多食。但水果也分寒性和温性，产妇食用时要有所选择。在这里，我们推荐一些适合产妇食用的水果。

橄榄

橄榄味甘，略酸涩，性寒，有清热解毒、生津止渴之效。孕妈妈及哺乳期妇女常食橄榄，有助于宝宝脑部的发育。

榴梿

榴梿味甘性热，盛产于东南亚，有"水果之王"的美誉。因其性热，能壮阳助火，对加强血液循环有良好的作用。女性产后虚寒者不妨以此为补品。

但榴梿性热，不易消化，多吃易上火。与山竹搭配食用，可平衡其热性。但剖腹产后患有小肠粘连的产妇应慎食。

木瓜

木瓜味甘，性温，其营养成分主要有糖类、膳食纤维、蛋白质、B 族维生素、维生素 C、钙、钾、铁等。木瓜有降压、解毒、消肿驱虫、促进乳汁分泌、丰胸、消脂减肥等功效。

我国自古就有用木瓜来催乳的传统。木瓜中含有一种木瓜素，有高度分解蛋白质的能力，鱼肉、蛋类等食物在极短时间内便可被它分解成人体很容易吸收的养分，直接刺激母体乳腺的分泌。同时，木瓜又被称为乳瓜，产妇产后乳汁稀少或乳汁不下，可将木瓜与鱼同炖后食用。

猕猴桃

猕猴桃又称奇异果，味甘性寒，维生素 C 含量极高，有解热、止渴、利尿、通乳的功效。产妇常食猕猴桃可强化免疫系统，对于剖宫产术后恢复有利。因其性凉，食用前可用热水烫温，每日一个为宜。

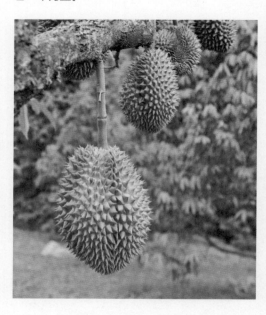

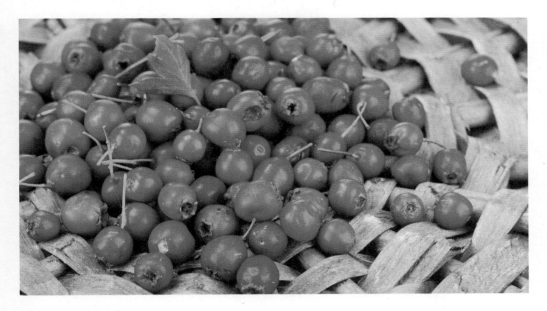

葡萄

葡萄味甘酸，性平，有补气血、强筋骨、利小便的功效。因其含铁量较高，可补血养颜。葡萄制成葡萄干后，铁含量所占比例更大，常食可消除困倦乏力，是健体延年的佳品。女性产后失血过多，可多食葡萄。

菠萝

菠萝味甘酸，性平，产于广东、广西一带，有生津止渴、助消化、止泻、利尿的功效。菠萝富含维生素 B_1，可消除疲劳、增进食欲，有益于产妇产后恢复。

桂圆

桂圆又称龙眼，味甘，性温，产于两广等地。桂圆可益心脾、补气血、安神，是名贵的补品。产后体质虚弱的女性，适当吃些新鲜的桂圆或干燥的桂圆肉，既能补脾胃之气，又能补心血不足。

橘子

橘子中含有丰富的维生素 C 和钙质，维生素 C 有增强血管壁的弹性和韧性的作用，可预防出血。产妇生孩子后子宫内膜有创面，出血较多，吃些橘子，可预防产后继续出血。钙是构成婴儿骨骼和牙齿的重要成分，产妇吃些橘子，能够通过乳汁把钙质提供给婴儿，促进婴儿牙齿、骨骼的生长。

苹果

苹果味甘，性平、微凉，不仅有抗癌功效，还可促进大脑发育，增强记忆力。另外，苹果含有丰富的膳食纤维，有生津、解暑、开胃的功效，可促进消化和肠壁蠕动，减少便秘的发生。

山楂

山楂中维生素和矿物质很丰富，营养价值很高。山楂中含有大量的山楂酸、柠檬酸，有生津止渴、活血散瘀的作用。产妇生孩子后往往食欲不振、口干舌燥，适当吃些山楂，能够增进食欲、帮助消化，有利于促进身体的康复和哺喂婴儿。另外，山楂散瘀活血的作用，能帮助排出子宫内的瘀血，从而减轻腹痛感。

香蕉

香蕉中含有大量的纤维素和铁质，有通便补血的功效。产妇生完孩子要卧床休息，胃肠蠕动能力较差，常常发生便秘，加上产后失血较多，需要及时补血。铁质是造血的主要原料之一，产妇多吃些香蕉能预防产后便秘和产后贫血。产妇摄入足够的铁质，乳汁中铁质也会多，对预防婴儿贫血也有一定的帮助。

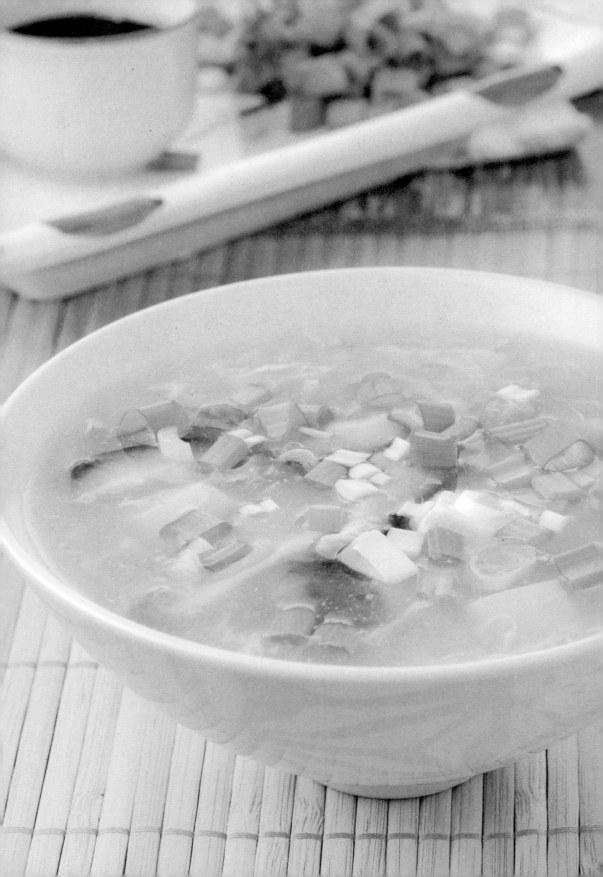

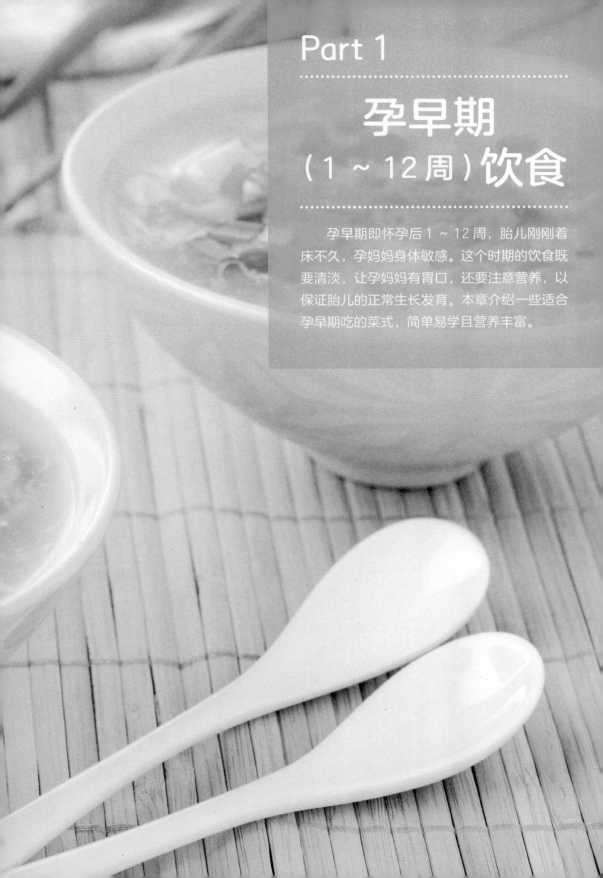

Part 1

孕早期
（1～12周）饮食

孕早期即怀孕后1～12周，胎儿刚刚着床不久，孕妈妈身体敏感。这个时期的饮食既要清淡，让孕妈妈有胃口，还要注意营养，以保证胎儿的正常生长发育。本章介绍一些适合孕早期吃的菜式，简单易学且营养丰富。

孕早期呕吐怎么办

孕吐也叫"晨吐",是早孕反应的一种症状。妊娠以后,大约从第 5 周开始(也有更早开始的)会发生孕吐。特别是在早上和晚上会出现恶心、呕吐的症状。

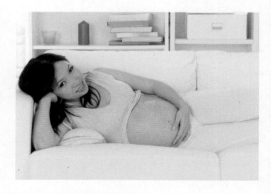

孕早期呕吐的原因

孕吐其实是一种保护行为

害喜呕吐主要发生在怀孕的前几个月。怀孕前期,胎儿正处于初期发育阶段,完全没有能力抵抗外力,因此通过害喜的反应,向母亲传递自己存在的信息,提醒妈妈要保护好自己。某些因素也会增加孕吐的概率,如超重或多胞胎等。害喜呕吐是生物界保护腹中生命的一种本能,这种本能能够让人提早察觉可能伤害宝宝的各种病菌或有害物质,以确保这些东西不会进入体内,例如,含有微生物或病原体的食物(如肉类),以避免给宝宝带来潜在的危险。

激素是孕吐的罪魁祸首

一旦怀孕,其体内激素就会急剧变化。由于身体无法承受这种剧变,所以就会发生孕吐。大多数专家也认为是孕妈妈怀孕后体内激素的增加刺激了大脑,从而引起呕吐。

由于激素的激增,女性怀孕期间嗅觉和对气味的敏感度提高了。比如,有人在相隔好几个房间的地方煎香肠,一个刚刚怀孕的妇女竟然能闻得到这种气味,并立刻引起恶心反应,这种现象并不少见。这种敏感性也可能是由于雌激素水平升高所导致的。

如何缓解孕期呕吐

怀孕早期有很多孕妈妈都有恶心、呕吐的症状,这是怀孕期间的正常表现。虽然如此,孕吐或多或少会影响到孕妈妈的正常休息和生活,那么,该如何减轻这种不适呢?

酸味食物可以减轻孕吐

孕妈妈可以多吃一些酸味食物,缓解孕吐。因为酸味食物能刺激胃酸分泌,提高消化酶活性,促进胃肠蠕动,从而增进食欲,减轻孕吐。

柠檬富含维生素 C,有健脾养胃之效。孕妈妈可以自制些苹果柠檬汁饮用,既可缓解孕吐,又可补充维生素和矿物质。孕妈妈还可以在早晨起床后嗅一嗅柠檬皮,有助于缓解晨吐。需要注意的是,柠檬较酸,胃酸较多者和胃溃疡患者要少吃。

多吃土豆可缓解孕吐

土豆含有丰富的碳水化合物,同时还含有较多的维生素 B_6,能避免早孕反应的加重。因此怀孕早期妇女不妨多吃些土豆,既可帮助缓解厌油腻、呕吐的症状,也有助于防治妊娠高血压。

良好的饮食习惯可以帮助减少孕吐

怀孕早期的膳食原则以清淡、少油腻、易消化为主。要少食多餐,每隔 2 ~ 3 个小时进食一次。妊娠恶心、呕吐多在清晨空腹时较重,为减轻孕吐反应,可吃些较干的食物,如烤馒头片、面包片、饼干等。此外,怀孕早期的女性每天至少要摄入 150 克以上的碳水化合物,以避免因饥饿而使血中的酮体蓄积。

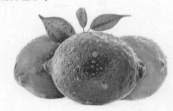

孕早期饮食指导

保持心情愉快

孕妈妈进餐时应保持心情愉快，保证就餐时不被干扰。可进食一些点心、饮料（牛奶、酸奶、鲜榨果汁等）、蔬菜和水果，定量用餐，不挑食、偏食，尽量少去外面用餐。

少食多餐

为避免或减少恶心、呕吐等早孕反应，可采用少食多餐的办法，坚持"三餐两点心"的原则。在保证一日三餐正常化的基础上，两餐之间各安排一次加餐。加餐一般占到全天饮食总热量的10%，可食用几颗核桃、花生、瓜子等坚果或是100克水果等。

谨防腹泻和便秘

在整个妊娠过程中，孕妈妈消化功能下降，抵抗力减弱，易发生腹泻或便秘。在孕早期，腹泻不仅会导致孕妈妈损失营养素，并且还会因肠蠕动亢进而刺激子宫，甚至可能引发流产。因此，孕妈妈的孕早期饮食要特别讲究卫生，食物一定要干净、新鲜，以防发生腹泻。另外，孕早期易发生便秘，所以要多食用富含纤维素的蔬菜、水果、薯类食品。水果中含有较多的果糖和有机酸，易发酵，有预防便秘的作用。此外，水分的补充也非常重要，要多喝鲜果汁、牛奶、白开水等。

补充矿物质

胎儿期和婴儿出生的第一年，是决定宝宝骨骼和牙齿发育好坏的关键时期，所以要确保钙、磷的摄入。胎儿对锌、铜元素需求也很多，缺锌、铜都可导致胎儿骨骼、内脏及脑神经发育不良。谷类以及蔬菜、水果中富含各种维生素和矿物质，注意多吃此类食物。

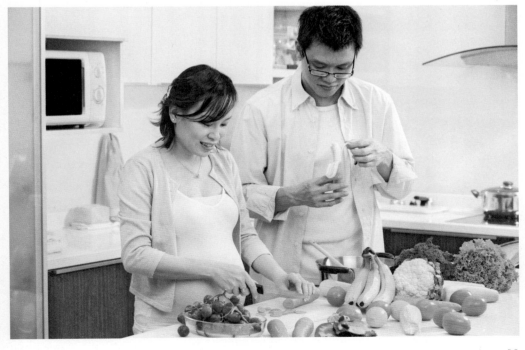

孕早期饮食禁忌

忌滥补维生素

孕期维生素的摄入量要有所增加，但只要饮食正常，孕妈妈一般都可从食物中获取足够的维生素。若整个孕期持续大补各种维生素制剂，有时反而会带来不良后果。滥补维生素可能会对胎儿的神经管造成影响，导致大脑发育受损。

忌偏食

孕妈妈在孕早期容易出现偏食现象，如只吃植物食品或偏爱某种单一的食品，这是可以理解的。但是不能整个孕期都吃素食或某些食品，这样会因为营养缺乏而危害胎儿。素食一般含维生素较多，但普遍缺乏一种叫牛磺酸的营养成分。动物食品大多含有牛磺酸，因此孕妈妈应该吃一些动物食品，此外还应吃一些鲜蛋，喝一些牛奶，使胎儿有足够的营养。

由于生活水平的提高，人们对精米、精面食用量增加，而忽略了未经过细加工的食品及粗粮的摄入。要知道，许多人体必需的微量元素正存在于那些未经过细加工的食品和粗粮中，如果孕妈妈只食用精制米面，会造成营养缺乏症，并由此引起一些疾病的发生。

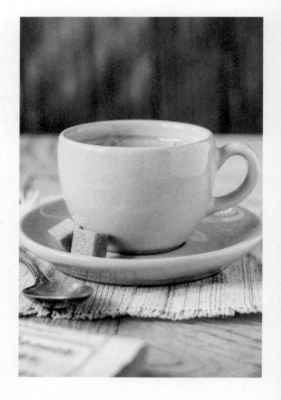

忌饮含咖啡因的饮料

咖啡因具有使人兴奋的作用，孕妈妈在孕早期饮用含咖啡因的饮料会刺激胎动增加，甚至危害胎儿的生长发育。孕妈妈如果嗜好咖啡，会影响胎儿的骨骼发育，诱发胎儿畸形，甚至会导致死胎；孕妈妈在妊娠期间，最好停止饮用咖啡和其他含咖啡因的饮料。如果精神不佳的话，可以多到室外呼吸新鲜空气。

忌贪吃冷饮

孕妈妈的胃肠对冷热的刺激非常敏感，多吃冷饮会使胃肠血管突然收缩，胃液分泌减少，消化功能降低，从而引起食欲缺乏、消化不良、腹泻，甚至引起胃部痉挛，出现腹痛等症状。

孕妈妈的鼻、咽、气管等呼吸道黏膜常常充血，并有水肿现象。如果孕妈妈大量贪食冷饮，充血的血管就会突然收缩，血流减少，可致局部抵抗力降低，使潜伏在咽喉、气管、鼻腔、口腔里的细菌与病毒乘虚而入，引起嗓子痛哑、咳嗽、头痛等症状，严重时还会诱发上呼吸道感染或扁桃体炎等。

吃冷饮除可使孕妈妈发生以上病症外，胎儿也会受到一定影响。有人发现，胎儿对寒冷的刺激很敏感。当孕妈妈喝冷水或吃冷饮时，胎儿会在子宫内躁动不安。

孕早期的必备营养素

叶酸

随着叶酸在膳食中的重要性逐渐被认识，特别是叶酸与出生缺陷、心血管病及肿瘤关系的研究逐步深入，叶酸已成为极为重要的微量营养素。它可为胎儿提供细胞发育过程中所必需的营养物质，保障胎儿神经系统的健康发育，增强胎儿的脑部发育，预防新生儿贫血，降低新生儿患先天白血病的概率。还能提高孕妈妈的生理功能，提高抵抗力，预防妊娠高血压症等。

食物来源：叶酸广泛分布于各种动植物食品中，如动物内脏（肝、肾）、鸡蛋、豆类、绿叶蔬菜、水果及坚果等都是叶酸的良好来源，可多摄入。

蛋白质

蛋白质是生命的物质基础，机体中的每一个细胞和所有重要组成部分都有蛋白质参与。在妊娠期，孕妈妈体内的生理变化，包括血液量的增加、身体免疫能力的增强，胎儿生长发育及孕妈妈每日活动能量的消耗，都要从食物中摄取大量蛋白质来供给。如果孕妈妈对含有重要氨基酸的蛋白质摄取不足，就无法适应子宫、胎盘、乳腺组织的变化。并且会影响胎儿的发育，使其发育迟缓，甚至影响宝宝智力。

食物来源：人体所需的蛋白质有多种，分别由20多种氨基酸按不同的组合构成，其中有8种氨基酸人体无法自己合成，必须通过食物补充，富含蛋白质的食物包括鱼类、肉类、蛋类、奶类、豆类、谷类和坚果等。

碳水化合物

碳水化合物即糖类物质，是人体能量的主要来源。怀孕后，孕妈妈消耗的能量会比平时多，所以适量摄入优质的碳水化合物对孕妈妈和宝宝都非常重要。所有的碳水化合物在体内被消化后，主要以葡萄糖的形式被吸收，为人体提供热量，维持心脏和神经系统正常活动，葡萄糖为胎儿代谢所必需的物质，如果孕妈妈因碳水化合物摄入不足而引发低血糖，必然会影响胎儿的正常发育。

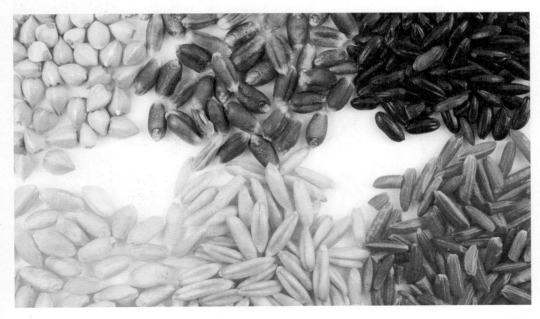

食物来源：富含碳水化合物的食物有土豆、甘薯等薯类；水稻、小麦、玉米、大麦、燕麦、高粱等谷类；大豆以外的豆类，如绿豆、红豆等；甘蔗、甜瓜、西瓜、香蕉、葡萄等水果类；胡萝卜、角瓜等蔬菜类。

维生素 B_1

由于胎盘激素的作用，怀孕期间的女性消化道张力减弱，容易发生恶心、呕吐、食欲缺乏等妊娠期反应，此时适当补充一些维生素 B_1 对减轻这些不适是很有帮助的。维生素 B_1 不但对神经系统组织和精神状态有调节作用，还参与糖的代谢，对维持胃肠道的正常蠕动、消化腺的分泌、心脏和肌肉等的正常生理功能起着重要作用。胎宝宝也需要维生素 B_1 来帮助生长发育，维持正常的代谢。

食物来源：维生素 B_1 的食物来源主要为葵花籽、花生、大豆粉、猪瘦肉；其次是粗粮、小麦粉、玉米、小米、大米等谷类食物；发酵生产的酵母制品中含有丰富的 B 族维生素；在动物内脏如猪肾、猪心、猪肝，蛋类如鸡蛋、鸭蛋。绿叶蔬菜如芹菜叶、莴笋叶中维生素 B_1 的含量也比较高。

维生素 B_2

维生素 B_2 在孕早期的作用非常大，孕妈妈要有意识地摄取富含维生素 B_2 的食物。孕妈妈妊娠期缺乏维生素 B_2，会造成碳水化合物、脂肪、蛋白质、核酸的能量代谢无法正常进行，在孕早期会促发妊娠呕吐；在孕中期会引发口角炎、舌炎、唇炎、眼部疾病等。维生素 B_2 缺乏对胎儿的影响主要发生于器官形成期，而中晚期危害比孕早期要小。

食物来源：维生素 B_2 广泛存在于动物与植物性食物中。动物性食物中的维生素 B_2 含量较高，尤以肝脏、心脏、肾脏为甚，奶类和蛋黄也能提供相当数量的维生素 B_2，而谷类和蔬菜也是维生素 B_2 的主要来源。

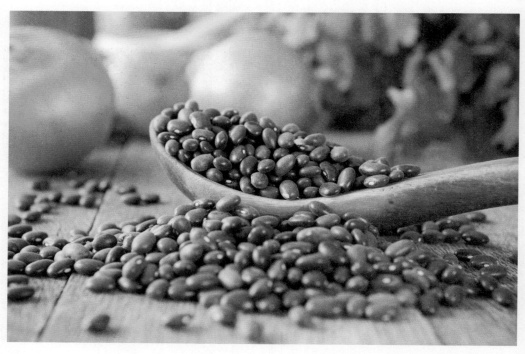

白菜金针菇

🕐 15分钟　🔺 清新爽口　😊 提神健脑

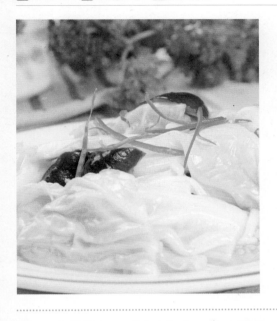

本品菇香菜嫩，清淡可口。其中的金针菇富含B族维生素、维生素C、胡萝卜素等多种营养物质，很适合孕妈妈食用。

原料

白菜250克、金针菇100克、水发香菇20克、彩椒10克、盐3克、食用油适量

做法

1. 白菜洗净，撕大片；香菇洗净切块；金针菇去尾，洗净；彩椒洗净，切丝备用。
2. 锅中倒油加热，先后下香菇、金针菇、白菜翻炒至熟。
3. 加入盐，炒匀装盘，撒上彩椒丝即可。

小贴士

香菇浸泡时间不宜过长，以免营养物质流失。

白菜香菇炒山药

🕐 15分钟　🔺 清新爽口　😊 开胃消食

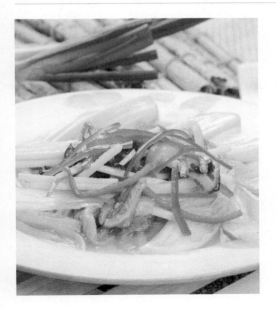

本品清新爽口，其中香菇富含B族维生素、铁、钾、维生素D等营养素，很适合食欲不振的孕妈妈食用。

原料

白菜250克、香菇40克、山药80克、彩椒40克、盐3克、食用油适量

做法

1. 白菜洗净，竖切条；香菇泡发，洗净切块；山药去皮，洗净，切丝。
2. 彩椒洗净，切丝。
3. 锅中倒油烧热，下香菇和山药翻炒片刻，加入白菜和彩椒丝炒熟。
4. 加盐炒匀即可。

小贴士

去山药皮时，最好戴上手套，可预防手痒。

熘肝尖

🕐 15分钟　　🔺 鲜香爽口　　😊 养血排毒

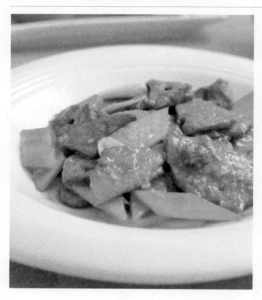

猪肝营养丰富，是造血不可缺少的原料，常吃猪肝，有助于孕妈妈补肝明目、养血、排毒。

原料

鲜猪肝300克、胡萝卜片适量、黄瓜片适量、姜末适量、蒜片少许、盐3克、食用油适量

做法

1. 猪肝切片，加盐搅匀，下入五成热的油中滑散滑透，倒入漏勺备用。
2. 炒锅上火烧热，加少许油，用姜末、蒜片炝锅，下入胡萝卜片、黄瓜片煸炒片刻，再下入猪肝片，翻炒均匀，出锅装盘即可。

小贴士

勾入水淀粉可使菜品更滑嫩。

草菇焖土豆

🕐 15分钟　　🔺 香嫩酥软　　😊 开胃消食

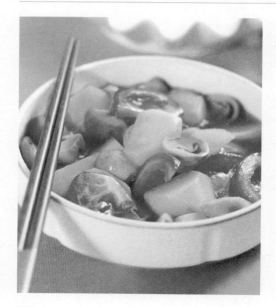

本品香嫩酥软、鲜香可口。其中的草菇有促进食欲、补脾益气的功效，适合胃口不佳的孕妈妈食用。

原料

土豆300克、草菇80克、西红柿80克、番茄酱30克、盐3克、食用油适量

做法

1. 土豆洗净切块；草菇洗净切片；西红柿洗净切成滚刀块。
2. 锅中油烧热，加入土豆块、西红柿、草菇和番茄酱一起炒。
3. 加适量水焖至八成熟时放盐，调好味焖熟即可。

小贴士

草菇性寒，脾胃虚寒之人应少食。

板栗煨鸡

 30分钟　软糯可口　养心润肺

本品鸡肉鲜嫩，板栗粉糯，鲜美可口。其中板栗中还含有一定的叶酸成分，很适合孕早期的女性食用。

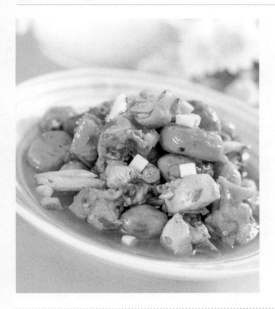

原料

带骨鸡肉350克、板栗肉100克、葱段5克、姜片3克、红椒碎2克、肉清汤适量、盐适量、食用油适量

做法

1. 鸡肉洗净剁成块；油锅烧热，入板栗炸成金黄色，倒入漏勺沥油。
2. 再热油锅，下鸡块煸炒，放姜片、盐、肉清汤焖3分钟；加板栗肉，续煨至软烂；加葱段、红椒碎稍作点缀，出锅装盘即成。

小贴士

此菜品中的板栗必须先经油炸，否则易松散成糊，影响菜品特色。

陈醋娃娃菜

8分钟　酸甜适中　缓解孕吐

本品酸甜可口，有很好的缓解孕吐作用，很适合早孕反应比较强烈的孕妈妈食用。其中的娃娃菜药用食用俱佳，有养胃生津、利尿通便的作用。

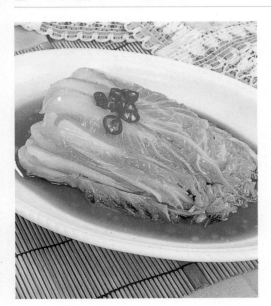

原料

娃娃菜400克、红椒圈少许、白糖3克、陈醋10毫升、香油适量

做法

1. 将娃娃菜洗净，改刀，入水中焯熟。
2. 用白糖、香油、陈醋调成味汁。
3. 将味汁倒在娃娃菜上，撒红椒圈装饰即可。

小贴士

此菜中的红椒只为装饰之用，孕妈妈不可贪辣食用。

橙子南瓜鸡煲

⏰ 45分钟　🔺 酸甜适中　😊 缓解孕吐

本品酸甜适中、口味馨香，适合孕期女性滋补身体食用。其中的橙子气味清新，还能提高食欲。

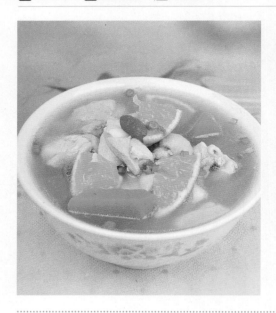

原料

橙子100克、南瓜100克、鸡肉175克、葱花3克、枸杞子适量、盐2克、白糖2克

做法

1. 橙子、南瓜洗净切块。
2. 鸡肉斩块汆水。
3. 煲锅上火倒入水，调入盐、白糖，下入橙子、南瓜、鸡肉、枸杞子煲至熟，撒上葱花即可。

小贴士

橙子也可榨汁煲鸡，会更入味。

粉丝蒸娃娃菜

⏰ 14分钟　🔺 清新爽口　😊 开胃消食

本品清爽可口、解油腻。其中酸菜有增进食欲、补充膳食纤维的作用。但食用应适量。

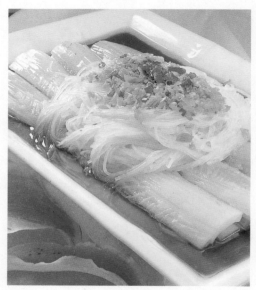

原料

娃娃菜300克、粉丝100克、酸菜20克、彩椒5克、葱15克、盐3克、酱油5毫升、蚝油5毫升

做法

1. 娃娃菜洗净，切成四瓣，装盘；粉丝泡发，洗净，置于娃娃菜上；酸菜洗净切末，置于粉丝上；彩椒、葱洗净切末，撒在酸菜上。
2. 盐、酱油、蚝油调成味汁，淋在娃娃菜上。
3. 将盘子置于蒸锅中，蒸8分钟即可。

小贴士

酸菜中含有亚硝酸盐，孕妈妈不可过多食用。

橙汁山药

🕐 12分钟　⬛ 鲜香脆嫩　😊 增强免疫力

本品鲜香脆嫩、软绵可口，很适合孕早期恶心、呕吐、胃胀的孕妈妈食用。需要注意的是，一次避免食用过多，少食多餐。

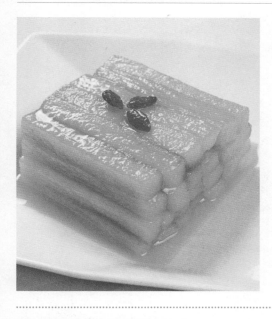

原料

山药300克、橙汁100毫升、枸杞子3克、淀粉25克、白糖5克

做法

1. 山药洗净，去皮，切条，入沸水中焯熟，捞出，沥干水分装盘。
2. 枸杞子稍泡备用。
3. 橙汁放锅内加热，加白糖，用淀粉加少许水勾芡成汁。
4. 将橙汁淋在山药上，腌渍入味，放上枸杞子即可。

小贴士

也可将白糖换用蜂蜜调味，但不宜摄入糖分过多。

荷叶粉蒸肉

🕐 35分钟　⬛ 清香爽口　😊 增进食欲

本品味清香、鲜肥软糯而不腻，很适合食欲不振者夏季补益身体食用。孕妈妈早孕反应强烈、无食欲者不妨尝试此菜品。

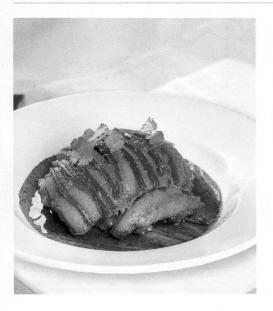

原料

五花肉250克、梅菜10克、香米粉100克、荷叶1张、香菜适量、盐适量、酱油适量、白糖适量

做法

1. 香米粉入锅炒香；五花肉洗净汆水，捞出，再放清水锅中加酱油、盐、白糖煮开，小火烧至上色，捞出，切片，裹上香米粉；荷叶洗净备用。
2. 梅菜洗净切碎，炒熟备用。
3. 将肉装碗，放入梅菜，铺上荷叶，上笼蒸熟，端出倒扣盘中，撒上香菜即可。

小贴士

此菜脂肪偏多，孕妈妈不可贪吃。

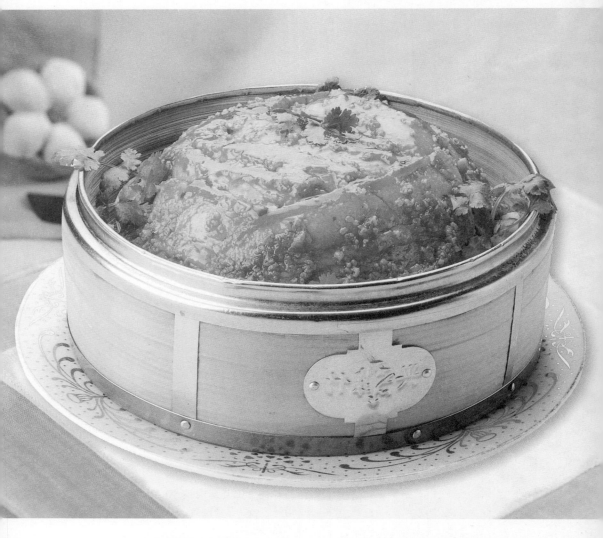

青豆粉蒸肉

🕐 35 分钟　　🔺 清醇爽口　　😊 开胃消食

本品清醇绵香，有滋补身体、开胃消食的作用。其中的五花肉不仅含有人体必需氨基酸，而且比例恰当，易于消化吸收。

原料

青豆 200 克、五花肉 300 克、香菜段 10 克、蒸肉粉适量、盐 3 克、酱油 5 毫升

做法

1. 将青豆洗净，沥干待用；五花肉洗净，切成薄片，加蒸肉粉、酱油、盐拌匀。

2. 将青豆放入蒸笼中，五花肉摆在青豆上；将蒸笼放入蒸锅蒸 25 分钟至熟烂时取出。

3. 撒上香菜段即可。

小贴士

此菜偏油腻，不适合孕吐严重的孕妈妈。

黄花菜黄瓜汤

🕐 25分钟　📋 清醇爽口　😊 增进食欲

本品清醇爽口、馨香味美。其中的黄花菜有清热利湿、健胃消食的功效，适宜胃口不好的孕妈妈食用。

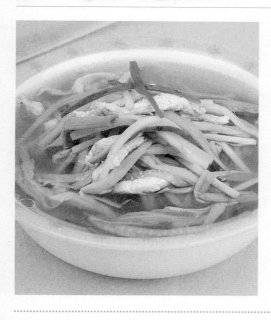

原料

黄花菜150克、黄瓜100克、鸡胸肉50克、彩椒丝5克、盐适量、食用油适量

做法

1. 黄瓜洗净切丝。
2. 黄花菜洗净汆水捞出备用。
3. 鸡胸肉洗净切丝备用。
4. 油锅烧热，将彩椒丝炝香，下入鸡胸肉煸炒，倒入适量水，调入盐烧开，加入黄花菜、黄瓜煲熟即可。

小贴士

新鲜的黄花菜含有毒物质，食用时一定要提前浸泡或焯水后再食用。

芥菜鸭块煲

🕐 18分钟　📋 肉质鲜嫩　😊 增进食欲

本品肉质鲜美，有提神健脑的作用。其中的芥菜营养丰富，有开胃消食、促进食欲的作用，适宜胃口不佳的孕妈妈食用。

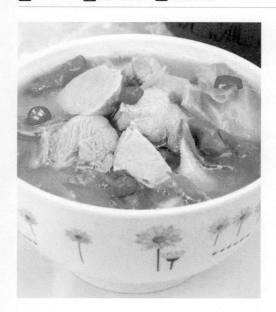

原料

鸭肉350克、火腿40克、芥菜30克、红椒圈3克、盐5克

做法

1. 将鸭肉洗净斩块，汆水洗净；火腿切块；橄榄菜洗净掰块备用。
2. 净锅上火倒入水，调入盐，下入鸭块、火腿煲至熟，下入芥菜、红椒圈烧熟即可。

小贴士

此菜中有红椒，孕妈妈不可贪吃。

姜片海参鸡汤

🕐 35分钟　🍲 浓郁香滑　😊 增强免疫力

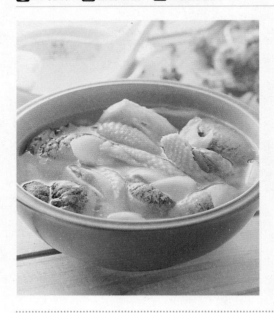

本品浓郁香滑、营养丰富，很适合孕妈妈滋补身体食用。其中的海参不仅是珍贵的食材，还是珍贵的药材，有强身健体、提高免疫力的作用。

原料

海参3只、鸡腿150克、姜5克、盐5克

做法

1. 鸡腿洗净，剁块，入开水中氽烫后捞出，备用；姜洗净切片。
2. 海参自腹部切开，洗净腔肠，切大块，氽烫，捞起。
3. 煮锅加适量的水煮开，加入鸡块、姜片煮沸，转小火炖约20分钟，加入海参续炖5分钟，加盐调味即成。

小贴士

对蛋白质过敏者，不宜食用此汤品。

韭菜炒核桃仁

🕐 12分钟　🍲 鲜香脆嫩　😊 提神健脑

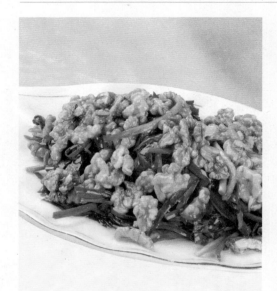

本品鲜香脆嫩，有健身补脑的作用。其中的核桃富含钙、磷、铁等多种矿物质以及胡萝卜素、维生素 B_2 等多种维生素，对孕妈妈健康有益。

原料

韭菜200克、核桃仁300克、彩椒5克、蒜蓉20克、水淀粉适量、盐3克、食用油适量

做法

1. 将韭菜洗净，切段；核桃仁洗净，焯水，沥干待用；彩椒洗净，切丝。
2. 炒锅注油烧热，放入蒜蓉爆香，下入核桃仁滑炒，再倒入韭菜、彩椒丝一起翻炒均匀。
3. 调入盐炒匀，最后加水淀粉勾芡，起锅装盘即可。

小贴士

孕妈妈不可过多食用韭菜，注意控制食量。

金针菇炒鸡蛋

🕐 12 分钟　🍳 鲜香脆嫩　😊 提神健脑

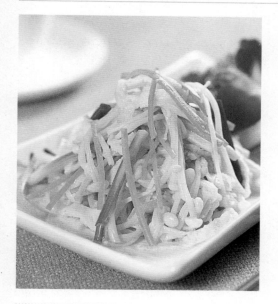

本品鲜香脆嫩，有提神醒脑的作用。其中的鸡蛋含有丰富的卵磷脂、固醇类以及钙、磷、铁等营养成分，适合精力不足的孕妈妈食用。

原料

金针菇 300 克、鸡蛋 3 个、胡萝卜丝 15 克、葱段 5 克、盐适量、食用油适量

做法

1. 将鸡蛋打散，放入油锅中煎成蛋饼，切成长条；金针菇洗净撕散。
2. 锅内油烧热，将金针菇滑熟，放葱段、胡萝卜丝、鸡蛋翻炒。
3. 撒入盐，翻炒均匀即可。

小贴士

鸡蛋是高胆固醇食物，注意控制食用量。

韭菜花炖猪血

🕐 20 分钟　🍳 味美滑嫩　😊 补血养颜

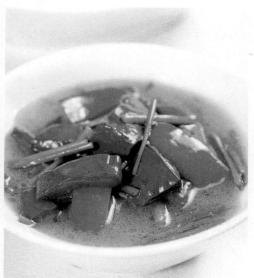

本品味美滑嫩，其中的猪血富含维生素 B_2、维生素 C、蛋白质、铁、磷、钙等营养成分，可为孕妈妈提供多种营养。

原料

韭菜花 20 克、猪血 150 克、姜 1 块、彩椒 1 个、蒜 5 克、上汤 200 毫升、盐 5 克、食用油适量

做法

1. 将猪血洗净切块；韭菜花洗净切段；姜洗净切片；蒜去皮洗净切片；彩椒洗净切块。
2. 锅中水烧开，放入猪血焯烫，捞出沥水。
3. 油烧热，爆香蒜、姜、彩椒，加入猪血、上汤、盐煮入味，再放入韭菜花煮片刻即可。

小贴士

注意韭菜花的用量，孕妈妈不可贪多。

什锦芦笋

🕐 15 分钟　　⬛ 清新爽口　　😊 增强免疫力

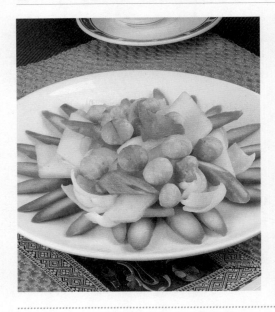

本品清新爽口，常食有增强免疫力之功效。其中的芦笋含有天门冬酰胺和微量元素硒、钼、铬、锰等，可提高孕妈妈的身体免疫力。

原料

无花果80克、百合80克、芦笋100克、冬瓜50克、胡萝卜片10克、食用油适量、盐适量

做法

1. 将芦笋洗净切斜段，下入开水锅内焯熟，捞出控水备用。
2. 百合洗净掰片；冬瓜洗净切片；无花果洗净。
3. 油锅烧热，放芦笋、冬瓜煸炒，下入百合、无花果、胡萝卜片炒片刻，加盐调味，装盘即可。

小贴士

选购芦笋时，尽量选择株形正直、嫩茎新鲜、质地细密的芦笋。

莲子龙骨鸭汤

🕐 60 分钟　　⬛ 肉质鲜嫩　　😊 保胎安胎

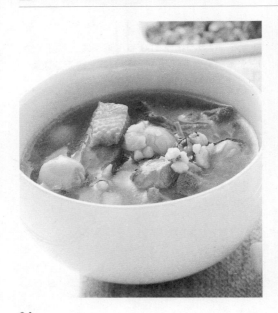

本品肉质鲜嫩，有强身健体的作用，孕妈妈经常食用，还有保胎安胎的功效。其中的莲须有清心通肾、固精气、益血之功效。

原料

鸭半只、芡实50克、莲须100克、龙骨10克、牡蛎10克、鲜莲子100克、盐3克

做法

1. 将莲须、龙骨、牡蛎放入棉布袋，扎紧。
2. 鸭肉洗净切块，放入沸水中氽烫，捞起冲净。
3. 莲子、芡实冲净，沥干。
4. 将以上所有材料一起盛入煮锅，加适量的水以大火煮开，转小火续煮40分钟，拣去棉布袋加盐调味即可。

小贴士

小便不利者应忌食莲须。

橄榄菜肉末

🕐 12分钟　🔺 脆软清爽　☺ 开胃消食

本品脆软清爽，有开胃消食的作用。其中橄榄菜富含橄榄油以及人体必需多种微量元素，不仅能补充人体营养，还有促进消化、增进食欲的作用，适宜胃口不佳的孕妈妈食用。

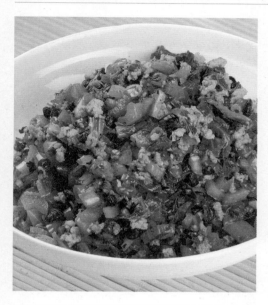

原料

猪肉100克、橄榄菜200克、红椒适量、豆豉适量、盐2克、食用油适量

做法

1. 猪肉洗净，切成末；橄榄菜洗净，切碎；红椒洗净，切成圈。
2. 油锅烧热，放入肉末翻炒至变色。
3. 将橄榄菜、豆豉、红椒入锅同炒，加盐调味，起锅装盘即可。

小贴士

此菜微辣，孕妈妈不可贪吃。

鲢鱼豆腐汤

🕐 25分钟　🔺 味美滑嫩　☺ 增强免疫力

本品味美滑嫩，有增强免疫力之功效。其中鲢鱼肉质鲜嫩，营养丰富，有温中益气、滋补身体的作用，很适合孕妈妈食用。

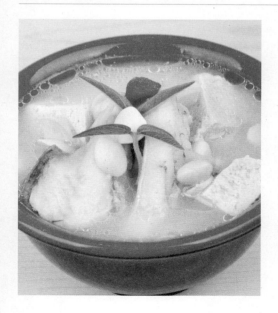

原料

鲢鱼350克、冻豆腐125克、杏仁25克、姜片2克、枸杞子1克、豆苗少许、盐3克、食用油适量

做法

1. 将鲢鱼冲洗干净斩块；冻豆腐洗净切块；杏仁、枸杞子洗净备用。
2. 汤锅上火倒入油，放入姜炝香，下入鲢鱼稍煎一下，倒入水烧沸，调入盐，下入冻豆腐、杏仁、枸杞子小火煲至熟。
3. 出锅装碗，用豆苗装饰即可。

小贴士

水肿、小便不利者最宜食用鲢鱼。

良姜鸽子煲

🕐 120 分钟　🍲 汤浓味鲜　😊 提神健脑

本品汤浓味鲜，有提神醒脑、滋补身体的作用。其中的鸽子肉营养丰富，很适合孕妈妈滋补之用。

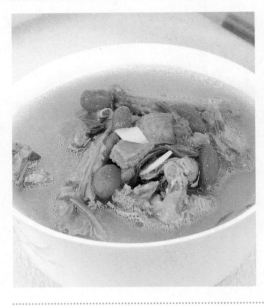

原料

鸽子 1 只、枸杞子 8 克、姜 5 克、青菜碎适量、盐少许

做法

1. 将鸽子处理干净，斩块汆水；姜洗净切小片；枸杞子泡开备用。
2. 炒锅上火倒入水，下入鸽肉、姜、枸杞子，大火烧开，调入盐，小火煲至熟，放入青菜碎即可。

小贴士

鸽子有"甜血动物"之称，贫血患者可多食鸽子肉补血。

美花菌菇煲

🕐 35 分钟　🍲 清鲜淡爽　😊 养心安神

本品清鲜淡爽，很适合孕早期不喜油腻的孕妈妈食用。其中的西蓝花营养丰富，含蛋白质、维生素以及胡萝卜素，营养成分居于同类蔬菜之首，有"蔬菜皇冠"之美誉。

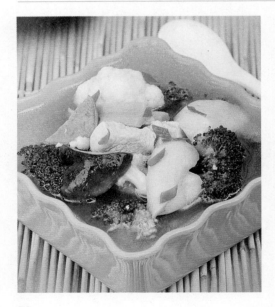

原料

西蓝花 75 克、菜花 75 克、菌菇 80 克、鸡胸肉 50 克、彩椒丁适量、高汤适量、盐 2 克

做法

1. 将西蓝花、菜花洗净掰成小朵；菌菇洗净；鸡胸肉洗净切块，汆水备用。
2. 净锅上火，倒入高汤，下入西蓝花、菜花、菌菇、鸡胸肉，调入盐，煲至熟，撒上彩椒丁即可。

小贴士

体内缺乏维生素 K 者，可多食用西蓝花。

杏脯炒山药

🕐 20分钟　🔺 清新爽口　😊 缓解孕吐

本品清新爽口，有缓解孕妈妈孕吐的作用。其中的山药清脆爽口，杏脯有促进消化液分泌的作用，能增进食欲，很适合孕期呕吐反应强烈的孕妈妈食用。

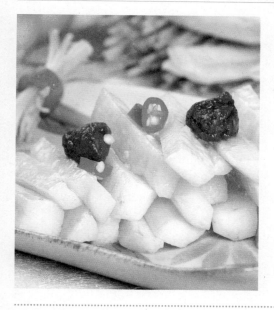

原料

山药300克、红椒圈5克、杏脯8克、白糖适量、盐适量、食用油适量

做法

1. 山药去皮，洗净，切长条，放入沸水中煮至断生，捞出沥干水分。
2. 锅中放油烧热，放入杏脯、山药翻炒3分钟。
3. 加白糖、盐调味，撒上红椒圈装饰即可。

小贴士

此菜中的红椒为装饰之用，孕妈妈不可贪吃。

葡萄干土豆泥

🕐 30分钟　🔺 软糯可口　😊 补血养颜

本品软糯可口，有补血养颜之功效。葡萄干中的铁含量十分丰富，是孕妈妈的滋补佳品。

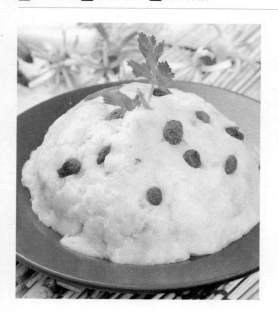

原料

土豆200克、葡萄干15克、香菜叶少许、蜂蜜少许

做法

1. 把葡萄干放温水中泡软。
2. 把土豆洗干净去皮，然后放入容器中上锅蒸熟，趁热做成土豆泥。
3. 将土豆泥与葡萄干一起放入盘中，加适量的水，放入蒸锅蒸10分钟，加入蜂蜜拌匀，用香菜叶装饰即可。

小贴士

血糖高的孕妈妈应少食葡萄干。

苹果草鱼汤

⏱ 50 分钟　△ 甜咸适中　☺ 美容养颜

本品甜咸适中、营养丰富，有滋补身体、提高免疫力之功效。草鱼含有丰富的不饱和脂肪酸和硒元素，是孕早期孕妈妈的滋补佳品。

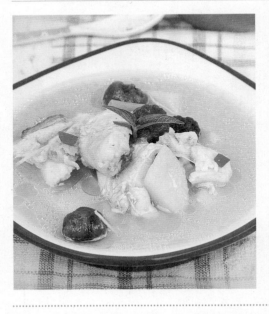

原料

草鱼 300 克、苹果 200 克、葱段 3 克、姜丝 2 克、桂圆干适量、豆苗适量、彩椒丁适量、高汤适量、食用油少许、盐少许

做法

1. 将草鱼处理干净切块；桂圆干、豆苗洗净备用。
2. 苹果洗净，去皮、核，切块。
3. 净锅上火倒入油，将葱、姜、彩椒丁爆香，下入草鱼微煎，倒入高汤，调入盐，再下入苹果、桂圆干煲至熟，出锅用豆苗装饰即可。

小贴士

熬煮时加些鲜奶，味道会更鲜美。

肉末炒小白菜

⏱ 15 分钟　△ 鲜香脆嫩　☺ 增强免疫力

本品鲜香脆嫩，有增强免疫力之功效。其中的小白菜含有丰富的维生素和矿物质，有助于增强孕早期孕妈妈的免疫力。

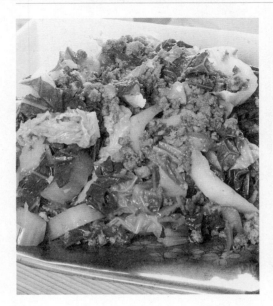

原料

猪瘦肉 100 克、小白菜 300 克、水淀粉 15 毫升、盐 3 克、食用油适量

做法

1. 猪瘦肉洗净，剁成末，加少许盐、水淀粉搅拌均匀；小白菜洗净，切段。
2. 锅注油烧热，放入猪瘦肉末煸炒至熟，装盘；锅注油烧热，放入小白菜段翻炒至熟，放入肉末炒匀。
3. 最后调入盐，装盘即可。

小贴士

市场上买的小白菜会有残留农药，清洗的时候最好用淡盐水多清洗几遍。

干姜黄精煲鸡

🕐 70分钟　🗄 浓郁香滑　🙂 缓解孕吐

本品浓郁香滑、营养丰富。其中黄精含有丰富的蛋白质、胡萝卜素、维生素等多种营养物质，姜则能缓解孕早期的孕吐反应。

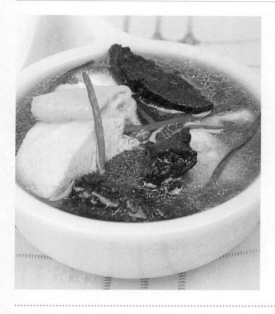

原料

老母鸡250克、干姜5克、黄精15克、彩椒丝3克、高汤适量、盐少许

做法

1. 将老母鸡杀洗干净，剁块余水。
2. 黄精洗净备用。
3. 炒锅上火，倒入高汤，调入盐，下入老母鸡、干姜、黄精煲至熟。
4. 撒上彩椒丝即可。

小贴士

中寒泄泻者忌食此汤品。

百合鱼片汤

🕐 32分钟　🗄 清醇爽口　🙂 润肺消食

本品浓郁香滑，有养心润肺的作用，对孕早期孕妈妈来说有良好的滋补功效。

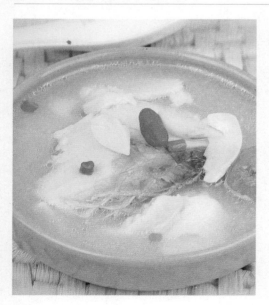

原料

草鱼肉200克、水发百合10克、干无花果4颗、荸荠20克、葱花适量、枸杞子适量、盐2克、香油3毫升

做法

1. 将草鱼肉洗净切成片；将水发百合洗净；干无花果浸泡洗净；荸荠剥皮洗净，切片。
2. 净锅上火，倒入水，调入盐，下入草鱼肉、水发百合、干无花果、枸杞子、荸荠煲至熟烂，淋入香油，再撒上葱花即可。

小贴士

百合水发时不宜泡水时间过长，以免营养物质流失。

柠檬红枣鸡块汤

🕐 25 分钟　　🍶 清醇爽口　　😊 开胃消食

本品清爽可口、不油腻,有开胃消食的作用,很适合孕早期早孕反应强烈、无食欲的孕妈妈滋补身体食用。

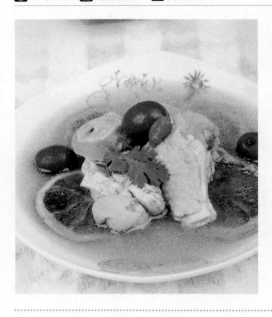

原料

鸡腿肉175克、柠檬半个、红枣10克、枸杞子1克、香菜适量、盐3克

做法

1. 鸡腿肉洗净斩块氽水。
2. 柠檬洗净切片。
3. 红枣、枸杞子、香菜洗净备用。
4. 净锅上火倒入水,调入盐,下入鸡腿肉、柠檬、红枣、枸杞子煲至熟。
5. 撒上香菜即可。

小贴士

煮汤时也可将鸡皮去掉,可减少油腻。

彩椒虾仁

🕐 10 分钟　　🍶 清新爽口　　😊 增强免疫力

本品清新爽口,有增强免疫力的功效。富含维生素和胆碱的山药和富含钙质的虾仁搭配,有增强体质、提高免疫力的功效,孕妈妈不妨多食。

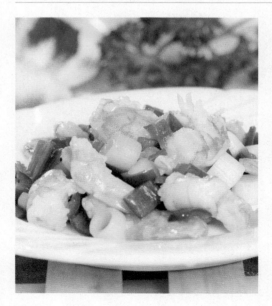

原料

凤尾虾仁300克、山药50克、彩椒丁30克、葱15克、淀粉适量、盐适量、食用油适量

做法

1. 将山药去皮洗净切小块,放入沸水中焯熟备用;葱洗净切小段。
2. 锅置火上,倒入油,放入葱、虾仁、彩椒丁、山药翻炒均匀,加入盐,用淀粉加少许水勾芡即可。

小贴士

山药的黏液易引起皮肤瘙痒,去皮时最好戴上手套。

山药鸡汤

🕐 45分钟　🔺 浓郁香滑　😊 增强免疫力

本品浓郁芳香，有增强免疫力的作用。补中益气的山药、鸡肉和有"小人参"之称的胡萝卜搭配，营养更加丰富全面，很适合孕妈妈滋补身体食用。

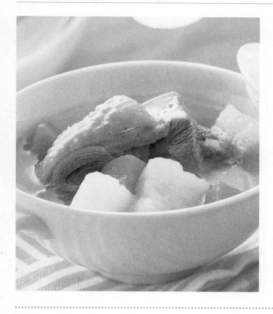

原料

山药250克、胡萝卜1根、鸡腿1只、盐3克

做法

1. 山药削皮，洗净，切块；鸡腿剁块，放入沸水中氽烫，捞起，冲洗。
2. 胡萝卜洗净切块。
3. 鸡腿肉、胡萝卜先下锅，加水至盖过材料，以大火煮开后转小火炖15分钟。
4. 下入山药用大火煮沸，改用小火续煮10分钟，加盐调味即可。

小贴士

食用胡萝卜，可预防心脏疾病及肿瘤。

山药鲢鱼汤

🕐 25分钟　🔺 味美滑嫩　😊 养心安神

本品味美滑嫩，有养心安神的作用。温中养胃的鲢鱼和补中益气的山药搭配，是养心益气之佳肴。孕妈妈食用，有安胎养胎的功效。

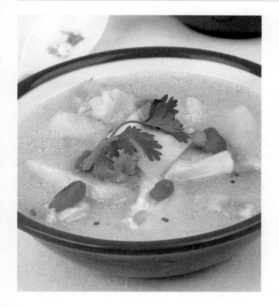

原料

鲢鱼500克、山药块100克、枸杞子10克、香菜5克、葱花5克、姜末5克、盐3克、食用油适量

做法

1. 将鲢鱼冲洗干净，剁成块；山药浸泡洗净备用；枸杞子、香菜洗净。
2. 净锅上火倒入油，爆香葱花、姜末，下入鱼肉略煎，加水，下入山药、枸杞子，调入盐煲至熟，撒入香菜即可。

小贴士

经常食用鲢鱼，可起到美容养颜的作用。

珊瑚菜花

🕐 10 分钟　　🔳 鲜香脆嫩　　😊 开胃消食

本品鲜香脆嫩，有美容养颜、开胃消食的功效。其中的彩椒含有丰富的维生素 C 和 B 族维生素，可为孕妈妈补充身体所需维生素。

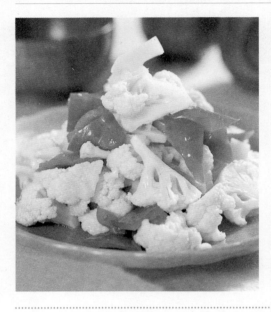

原料

菜花 300 克、彩椒 1 个、香油 5 毫升、白糖 3 克、白醋 15 毫升、盐少许

做法

1. 将菜花洗净，切成小块；彩椒去蒂和子，洗净后切成小块。
2. 将彩椒和菜花放入沸水锅内烫熟，捞出，用凉水过凉，沥干水分，放入盘内。
3. 加入盐、白糖、白醋、香油，一起拌匀即成。

小贴士

彩椒焯水时间不宜过长，否则会影响其爽脆口感。

白菜煲鸭

🕐 35 分钟　　🔳 鲜香脆嫩　　😊 开胃消食

本品鲜香可口，有开胃消食的作用，很适合孕早期胃口不佳的孕妈妈食用。其中的鸭肉富含 B 族维生素和维生素 E，有滋补养胃、补肾消肿之功效。

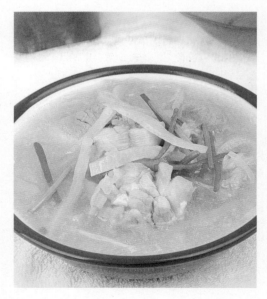

原料

鸭肉 300 克、白菜丝 150 克、彩椒 3 克、细香芹 3 克、盐 2 克

做法

1. 将鸭肉洗净斩块，汆水；白菜丝洗净，备用；彩椒、细香芹洗净，分别切丝、切段。
2. 净锅上火倒入水，调入盐，下入鸭肉、白菜丝煲至熟，撒上彩椒、细香芹即可。

小贴士

彩椒和细香芹最后放入，口感更香脆。

酸菜大肠煲

⏰ 45分钟　🔥 浓郁香滑　😊 增进食欲

本品酸爽馨香，有养心润肺、促进食欲之功效。其中的猪大肠有止渴止血、润燥补虚的作用，可用来治疗虚弱口渴、便秘等症。

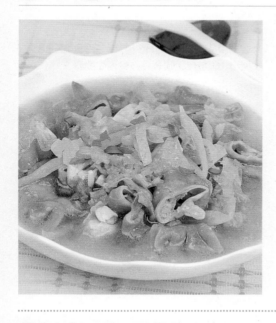

原料

酸菜丝20克、猪大肠100克、鸡腿肉50克、彩椒丁适量、食用油适量、盐适量

做法

1. 将酸菜丝稍洗后焯水。
2. 猪大肠洗净切段。
3. 鸡腿肉洗净斩块氽水备用。
4. 锅上火倒入油，下入鸡块、大肠、酸菜丝煸炒，倒入水，调入盐，煲至熟。
5. 撒上彩椒丁即可。

小贴士

猪大肠一定要清洗干净。

萝卜老鸭汤

⏰ 55分钟　🔥 鲜香脆嫩　😊 滋补强身

本品鲜香脆嫩，有补虚强身的作用。其中的老鸭营养丰富，是补虚强肾之佳品，可用于孕早期孕妈妈的滋补之用。

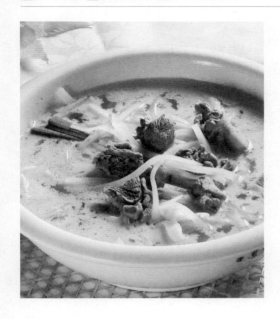

原料

老鸭1只、白萝卜30克、蒜5克、葱段10克、姜10克、高汤适量、盐3克、食用油适量

做法

1. 将老鸭宰杀洗净，切成块，放入热水中氽去血水，捞出；姜洗净拍裂；蒜去皮洗净拍裂；白萝卜洗净，切丝。
2. 锅中入油烧热，依次放入姜、蒜、葱段、白萝卜、老鸭一起炒香，加入高汤。
3. 大火烧滚，再改小火炖煮至熟烂，加盐调味即可。

小贴士

虚寒腹泻、胃部冷痛者应忌食鸭肉。

土豆炒肉片

🕐 16分钟　　🔺 香韧可口　　😊 增强免疫力

本品鲜香可口，常食有增强免疫力的作用。其中的土豆含有丰富的膳食纤维，有促进胃肠蠕动、疏通肠道的作用，很适合孕妈妈食用。

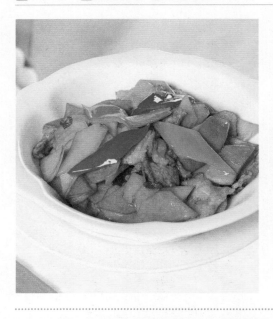

原料

土豆250克、猪肉100克、彩椒10克、葱段3克、水淀粉10毫升、盐3克、食用油适量

做法

1. 土豆洗净，去皮，切小块。
2. 彩椒洗净，切菱形片。
3. 猪肉洗净，切片，加盐、水淀粉拌匀备用。
4. 油锅烧热，入葱段炒香，放肉片煸炒至变色，放土豆、彩椒炒熟，入盐调味即可。

小贴士

发芽的土豆有毒，应避免食用。

土豆芸豆煲鸡块

🕐 40分钟　　🔺 清醇爽口　　😊 增强免疫力

本品香爽可口、营养丰富，常食有强健身体、增强免疫力的功效。其中的芸豆是一种难得的高钾、高镁、低钠菜品，适合孕早期的孕妈妈食用。

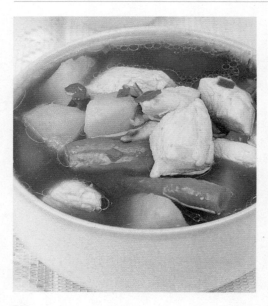

原料

鸡腿肉250克、土豆75克、芸豆50克、彩椒丁适量、盐3克、酱油少许

做法

1. 将鸡腿肉洗净斩块氽水。
2. 土豆去皮洗净切块。
3. 芸豆择洗干净切段备用。
4. 净锅上火倒入水，下入鸡块、土豆、芸豆，调入酱油、盐煲至熟。
5. 撒上彩椒丁即可。

小贴士

芸豆有微毒，烹熟后才能食用。

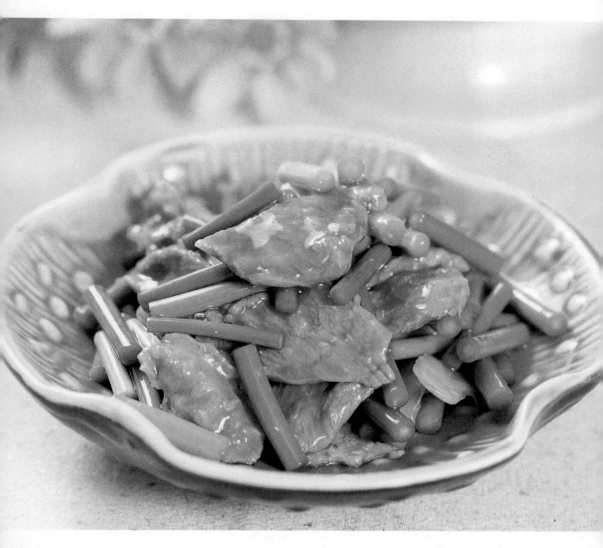

蒜薹炒鸭片

⏱ **16分钟**　🍲 **香韧可口**　😊 **增强免疫力**

本品香韧可口，常食可增强孕妈妈的免疫力。其中的蒜薹与鸭肉搭配，不仅能增加菜品的口感，减少鸭肉的油腻，还有杀菌消毒、预防流感的作用。

原料

鸭肉300克、蒜薹100克、姜2克、淀粉少许、食用油适量、酱油少许、盐3克

做法

1. 将鸭肉洗净切片备用；姜洗净拍扁，切碎，与酱油、淀粉拌入鸭片备用。

2. 蒜薹洗净切段，下油锅略炒，加盐，炒匀备用。

3. 锅洗净，热油，倒入鸭片，用小火炒散，再改大火，倒入蒜薹，加盐、水，炒匀即成。

小贴士

蒜薹烹调时，不宜烹调过烂，否则会降低其营养价值。

莴笋焖腊鸭

🕐 40分钟　🔺 咸淡适中　😊 增强免疫力

本品鲜香爽口，有强壮机体的作用。爽口的莴笋搭配香味浓郁的鸭肉，鲜香可口，很适合胃口不佳的孕妈妈食用。

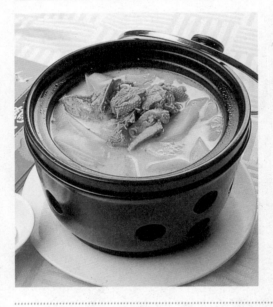

原料

鸭肉350克、莴笋300克、盐3克、食用油适量

做法

1. 鸭肉斩成小块；莴笋去皮，切成滚刀块备用。
2. 锅中加油烧热，下入鸭肉炒至干香后，捞出备用。
3. 瓦罐中加入鸭肉、莴笋及适量清水，以大火煲开，再转小火煲至汤浓，用盐调味即可。

小贴士

将鸭肉去皮可减轻油腻感。

玉米炒蛋

🕐 16分钟　🔺 香韧可口　😊 开胃消食

本品鲜香可口，有开胃消食的作用。富含膳食纤维的玉米和高蛋白质的鸡蛋搭配食用，不仅营养丰富，还能加快胃肠蠕动，有促进消化、增进食欲之功效，适合胃口不佳的孕妈妈食用。

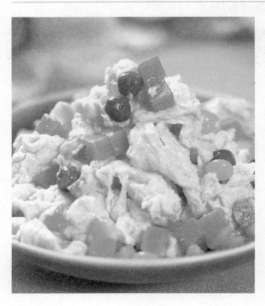

原料

玉米粒150克、鸡蛋3个、熟肉丁15克、青豆5克、胡萝卜丁15克、水淀粉4毫升、盐3克、食用油适量

做法

1. 青豆、玉米粒洗净。
2. 鸡蛋入碗中打散，加入盐和水淀粉调匀。
3. 热油，倒入蛋液炒熟，捞出；另起油锅，放玉米粒、胡萝卜丁、青豆和熟肉丁炒香，然后放入鸡蛋块炒匀，加盐调味即可。

小贴士

炒鸡蛋时，时间不宜过长，否则鸡蛋会变老，影响其鲜嫩口感。

玉米炒鸡丁

⏱ 15分钟　🔖 鲜香脆嫩　😊 增强免疫力

本品鲜香脆嫩，有强健身体、增加孕妈妈免疫力之功效。含有大量膳食纤维和天然维生素E的玉米与补虚强身的鸡肉搭配，不仅营养美味，还能起到补虚强身、美容养颜的功效。

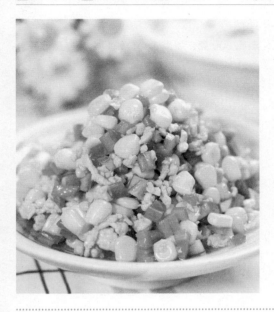

原料

鸡胸肉150克、玉米粒100克、彩椒30克、姜末5克、盐3克、食用油适量

做法

1. 鸡胸肉洗净剁成丁；彩椒洗净去蒂、去子，切丁。
2. 将鸡胸肉加少许盐、姜末腌入味，于锅中滑炒后捞起待用。
3. 锅中加油烧热，炒香玉米粒、彩椒，再入鸡丁炒熟入味，调入盐，即可起锅。

小贴士

孕妈妈食用此菜品时，最好选择非罐装玉米粒。

雪梨鸡块煲

⏱ 35分钟　🔖 清新爽口　😊 养心润肺

本品清香爽口，常食有养心润肺之功效。其中的雪梨是生津润燥、清热化痰之佳品，搭配鸡肉煲汤，很适合孕妈妈秋季滋补身体食用。

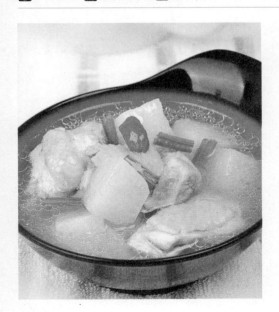

原料

鸡腿肉200克、雪梨1个、芹菜段适量、枸杞子适量、盐3克

做法

1. 将鸡腿肉洗净斩块汆水；雪梨洗净去皮切方块备用。
2. 净锅上火倒入水，调入盐，下入鸡块、雪梨、芹菜段、枸杞子，煲至熟即可。

小贴士

雪梨性寒，生食雪梨时，一次不可食用过多。

银耳香梨煲鸭

🕐 50 分钟　🔺 清新爽口　☺ 增强免疫力

本品馨香爽口，常食有养心润肺、增强免疫力之功效。其中的银耳有补脾养心、安眠健胃的作用，可以安抚孕妈妈的情绪。

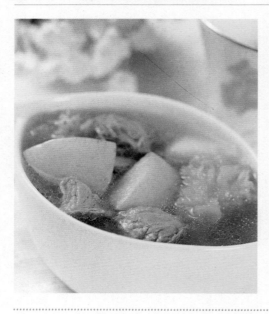

原料

老鸭 300 克、香梨 1 个、银耳 8 克、姜 5 克、盐 3 克

做法

1. 鸭斩段，洗净；香梨去皮，切块；银耳泡发后切小朵；姜去皮，切片。
2. 锅中加水烧沸后，下入鸭块稍焯去血水，捞出。
3. 将鸭块、香梨块、银耳、姜片一同装入炖盅内，加入适量清水，炖煮 40 分钟，调入盐即可。

小贴士

品质上佳的银耳一般无异味，烘干后的颜色略带金黄色。

小白菜火腿煲鸡

🕐 35 分钟　🔺 脆软清爽　☺ 增强免疫力

本品脆软浓香，常食有强身健体、增强免疫力之功效。清爽的小白菜搭配鸡肉煲汤，是补虚强身的佳品，很适合孕妈妈滋补身体食用。

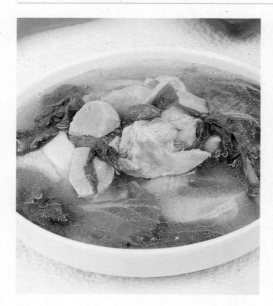

原料

鸡腿肉 200 克、小白菜 50 克、火腿 30 克、枸杞子适量、盐 3 克

做法

1. 将鸡腿肉洗净切块汆水。
2. 小白菜洗净切段。
3. 火腿切块备用。
4. 煲锅上火倒入水，下入鸡块、火腿、枸杞子，煲至快熟时下入小白菜，调入盐即可。

小贴士

本品在煲制过程中，可加些白醋，鸡肉会更酥烂易嚼。

芋头排骨汤

🕐 70 分钟　🔥 汤浓味重　😊 增强免疫力

本品浓郁鲜香、营养丰富，常食可增强孕妈妈的免疫力。其中的排骨有很高的营养价值，常用来煲汤。

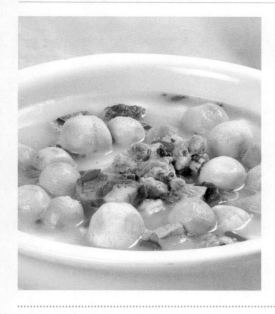

原料

猪排骨 250 克、芋头 300 克、白菜 100 克、枸杞子 10 克、葱花 5 克、盐 3 克、食用油适量

做法

1. 猪排骨洗净，剁块，汆烫后捞出；芋头去皮，洗净；白菜洗净，切碎。
2. 锅倒油烧热，放入排骨煎炒至黄色，加入沸水，撒入枸杞子，炖 40 分钟，加入芋头、白菜煮熟。
3. 加入盐调味，撒上葱花起锅即可。

小贴士

口味清淡者可避免将排骨煎炒，直接清炖即可。

芋头南瓜煲

🕐 45 分钟　🔥 鲜香软糯　😊 补血养颜

本品鲜香软嫩，常食有补血养颜之功效。其中的芋头含有粗蛋白、维生素、钙等多种营养成分，可增强孕妈妈的体质。

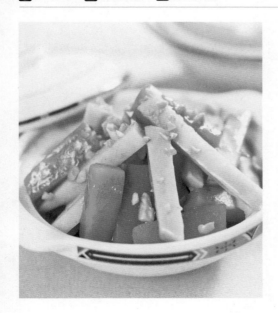

原料

芋头 300 克、南瓜 200 克、花生仁 50 克、牛奶 100 毫升、鸡汤适量、盐 2 克、香油适量

做法

1. 将芋头和南瓜去皮洗净，切长条状；花生去衣拍碎。
2. 砂锅上火，放入芋条、南瓜条，加入鸡汤，调入盐、牛奶，用小火煲熟，待鸡汤快收干时撒上花生仁，淋入香油即可。

小贴士

生芋头含有致痒物质，剥洗时最好戴上手套。

芝麻圆白菜

🕐 5分钟　　🍲 鲜香软嫩　　😊 提神健脑

本品鲜香脆嫩，其中的黑芝麻含有大量的蛋白质、维生素A、维生素E、卵磷脂、钙、铁等营养成分，是孕妈妈的滋补佳品。

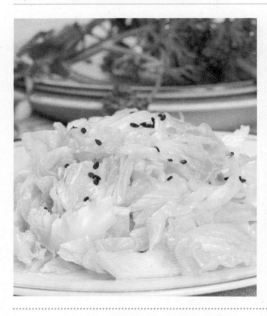

原料

黑芝麻10克、圆白菜嫩心300克、食用油适量、盐适量

做法

1. 黑芝麻洗净，入锅内小火慢炒，当炒至黑芝麻发香时盛出晾凉；圆白菜嫩心洗净，切小片。
2. 炒锅上火，油烧热，投入圆白菜嫩心炒1分钟，加盐，用大火炒至圆白菜熟透发软，起锅装盘，撒上黑芝麻拌匀即成。

小贴士

鉴别真假黑芝麻可用品尝法，吃起来有芝麻香味的为正品，反之则不是。

虾仁娃娃菜

🕐 10分钟　　🍲 清新爽口　　😊 补血养颜

本品清新爽口，很适合胃口不佳的孕妈妈食用。娃娃菜和富含钙、铁等矿物质的虾仁搭配，营养更加丰富，有养神安胎、强健骨骼的作用。

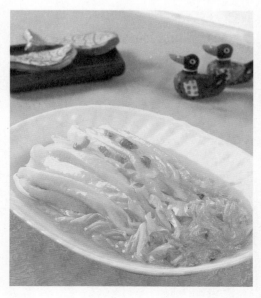

原料

娃娃菜300克、干虾仁30克、淀粉8克、高汤适量、盐2克

做法

1. 娃娃菜洗净，沥干水分，切条，装盘备用；干虾仁泡发，撒在娃娃菜上。
2. 淀粉加水，加入盐、高汤，调匀浇在娃娃菜和虾仁上。
3. 将盘子置于蒸锅中蒸5分钟即可。

小贴士

蒸娃娃菜的时间不宜过长，否则会太烂，失去爽脆口感。

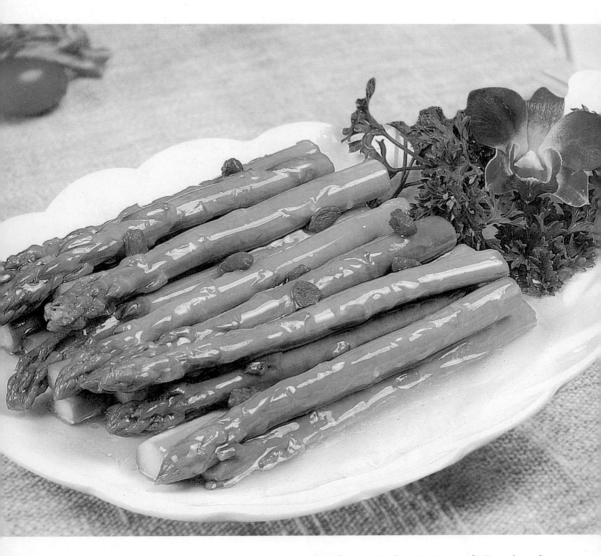

清炒芦笋

🕐 10 分钟　　🔺 清新爽口　　🙂 健胃消食

本品清新爽口，低糖、低脂肪和高维生素，常食有增进食欲、帮助消化的功效，很适合早孕反应强烈、食欲不佳的孕妈妈食用。

原料

芦笋 350 克、枸杞子 3 克、淀粉适量、盐 3 克、醋 5 毫升、食用油适量

做法

1. 将芦笋洗净，沥干水分，切段。

2. 炒锅加入适量油烧至七成热，放入芦笋、枸杞子翻炒，放入适量醋炒匀，用淀粉加少许水勾芡。

3. 最后调入盐，炒入味装盘即可。

小贴士

爱吃酸的孕妈妈可以多加些醋。

卤水豆腐煲鸡

⏱ 45分钟　🔥 浓郁香滑　😊 养心安神

本品清香可口，常食有养心润肺的功效，很适合孕妈妈养神安胎食用。其中的卤水豆腐不仅口感劲道，而且含有丰富的钙、镁等矿物质，有助于脑、肝脏、心脏等的发育。

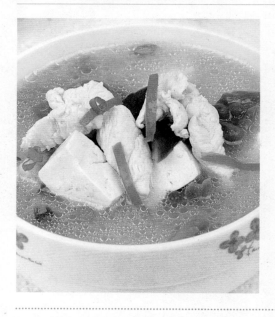

原料

卤水豆腐100克、茄子75克、苦瓜45克、鸡胸肉30克、彩椒丝3克、葱花适量、高汤适量、盐3克、香油少许

做法

1. 将卤水豆腐洗净切块；茄子去皮洗净切块；苦瓜洗净切块，入沸水中焯烫后捞出；鸡胸肉切小块。
2. 炒锅上火，倒入高汤，下入卤水豆腐、茄子、苦瓜、鸡胸肉煲至熟，调入盐、香油，撒上彩椒丝、葱花即可。

小贴士

孕妈妈要少食苦瓜，食用时要经过沸水焯烫。

鸡肉丝瓜汤

⏱ 40分钟　🔥 清鲜淡爽　😊 补血养颜

本品清鲜淡爽、不油腻，常食有补气养血、美容养颜之功效。其中的丝瓜含有粗纤维、钙、磷、铁等物质，适宜孕妈妈食用。

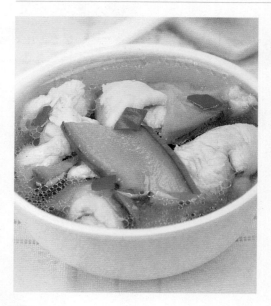

原料

鸡胸肉200克、丝瓜175克、彩椒片少许、清汤适量、盐2克

做法

1. 鸡胸肉洗净切片；丝瓜洗净切片备用。
2. 锅上火倒入清汤，下入鸡胸肉、丝瓜，调入盐煮至熟，撒上彩椒片即可。

小贴士

丝瓜要选用脆嫩的。

洋葱鸡腿煲

⏱ 25分钟　🍲 浓郁香滑　😊 增强免疫力

本品浓郁香滑，常食有增强免疫力的功效。其中的洋葱富含钾、维生素C、叶酸、锌、硒等营养素，可为孕妈妈提供多种身体所需的营养。

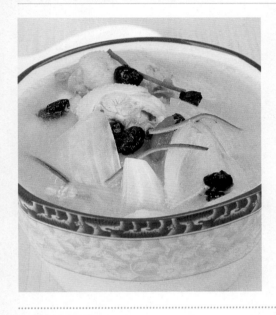

原料

鸡腿300克、洋葱50克、葱2克、姜2克、豆豉3克、彩椒丝适量、枸杞子适量、盐2克

做法

1. 将鸡腿洗净斩块氽水；洋葱洗净切块备用。
2. 煲锅上火倒入水，调入盐、葱、姜、豆豉、枸杞子，下入鸡腿、洋葱煲至熟。
3. 撒上彩椒丝即可食用。

小贴士

豆豉过咸，不可多加，也可以不加。

酸奶鸡片汤

⏱ 35分钟　🍲 浓郁香滑　😊 增强免疫力

本品浓郁香滑，有增强免疫力之功效。其中的酸奶含有多种酶，有促进消化、增进食欲的作用，很适合孕妈妈早期无食欲者食用。

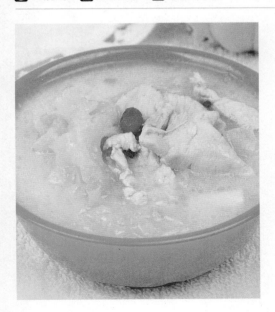

原料

鸡脯肉100克、银耳20克、酸奶200毫升、枸杞子适量、葱花适量、盐少许、白糖3克

做法

1. 将鸡脯肉切片氽水冲净。
2. 银耳洗净泡发，撕成小块备用。
3. 煲锅上火，加入水、酸奶，下入鸡肉、银耳、枸杞子，调入盐、白糖烧沸，撒上葱花即可。

小贴士

身体虚弱、气血不足、营养不良者宜食用此汤品。

金针菇鸡丝汤

⏱ 25分钟　🏠 清新爽口　☺ 增强抵抗力

本品清香爽口，常食有缓解疲劳、益气补血的作用。孕早期的孕妈妈经常食用此汤，不仅能促进食欲，还能补充身体需要的养分，抵抗疾病的侵袭。

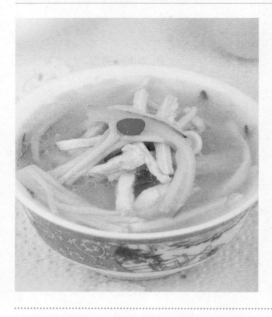

原料

鸡胸肉200克、金针菇150克、黄瓜20克、枸杞子少许、高汤适量、盐2克

做法

1. 将鸡胸肉洗净切丝；金针菇洗净撕散；黄瓜洗净切丝备用。
2. 汤锅上火，倒入水及高汤，调入盐，下入鸡胸肉、金针菇、枸杞子煮至熟，撒入黄瓜丝即可。

小贴士

脾胃虚寒者不宜食用太多金针菇。

芹菜炒香干

⏱ 10分钟　🏠 脆软清爽　☺ 促进食欲

本品馨香爽脆，有清肠利便、补脑益智的作用。其中的芹菜含有丰富的膳食纤维、维生素以及钙、磷等物质，可为孕妈妈提供多种营养。

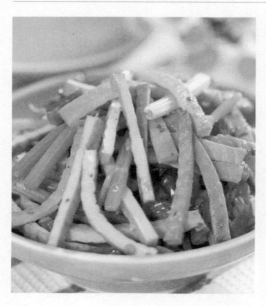

原料

香干300克、芹菜200克、姜末5克、蒜末8克、干红椒3克、盐3克、食用油适量

做法

1. 香干洗净切条；芹菜洗净切段；干红椒剪成小段。
2. 锅加油烧热，下姜末、蒜末、干红椒段炒香，放香干炒至水分干，再下芹菜炒匀，加盐炒至入味即可。

小贴士

此菜偏辣，孕妈妈不可贪吃。

酸菜鸡丝汤

⏱ 35分钟　🔺 酸香脆嫩　😊 健胃消食

本品酸香爽口，有增进食欲、促进消化的作用。补虚益气的鸡肉和酸爽可口的酸菜搭配，有开胃消食的作用，很适合孕早期胃口不佳的孕妈妈食用。

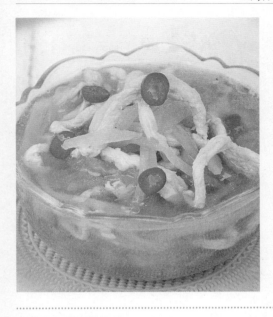

原料
鸡胸肉150克、酸菜30克、红椒圈3克、食用油少许、盐少许、香油少许

做法
1. 将鸡胸肉洗净切丝；酸菜泡去盐分切丝备用。
2. 净锅上火倒入油，将红椒圈爆香，下入鸡丝炒至熟，下入酸菜，倒入水，调入盐，淋入香油即可。

小贴士
酸菜作为腌制品，含盐量较高，孕妈妈食用时，最好多清洗几遍。

酸汤鸭

⏱ 85分钟　🔺 酸香可口　😊 补血养颜

本品酸香可口，有补血养颜、促进孕妈妈食欲的作用。其中的西红柿含有丰富的维生素及矿物质，有消除疲劳、增进食欲的作用。

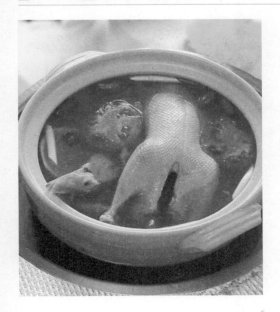

原料
鸭1只、西红柿1个、枸杞子2克、葱段适量、盐3克

做法
1. 鸭处理干净，用少许盐抹匀鸭身。
2. 西红柿洗净，切片。
3. 锅内加水烧开，放入葱段、鸭炖煮1个小时，再放入西红柿、枸杞子同炖10分钟，加剩余的盐即可。

小贴士
西红柿烹熟后食用，营养吸收率更高。

牛蒡烤鸭煲

⏱ 45 分钟　🔥 浓郁香滑　😊 增强免疫力

本品鲜香可口，有养心润肺的功效。其中的牛蒡含菊糖、膳食纤维、蛋白质、钙、磷、铁等人体所需的物质，常食能提高孕妈妈的免疫力。

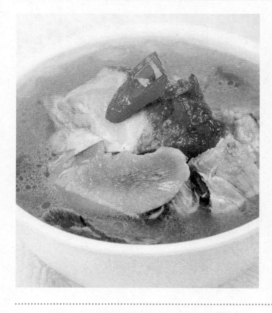

原料

烤鸭 300 克、牛蒡 75 克、枸杞子 5 克、葱花少许、盐少许

做法

1. 将烤鸭斩块。
2. 牛蒡去皮洗净切滚刀块。
3. 枸杞子洗净备用。
4. 净锅上火倒入水，下入烤鸭、牛蒡、枸杞子、葱花，调入盐煲至熟即可。

小贴士

牛蒡有降血糖、降血压的作用，适合血糖高的孕妈妈食用。

绿豆鸭子汤

⏱ 45 分钟　🔥 清新爽口　😊 养心安神

本品清香爽口，有养心安神的作用。其中的绿豆有清热解毒、利尿消暑的作用，和鸭肉煲汤，很适合孕妈妈夏季滋补身体食用。

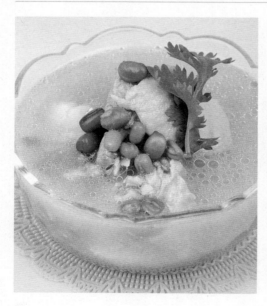

原料

肉鸭 250 克、绿豆 20 克、红豆 20 克、香菜适量、盐适量

做法

1. 肉鸭洗干净切块后汆水。
2. 绿豆、红豆淘洗干净备用。
3. 锅上火倒入水，调入盐，下入鸭肉、绿豆、红豆煲至熟，撒上香菜即可。

小贴士

在存放绿豆的袋子中放些花椒，可预防绿豆生虫。

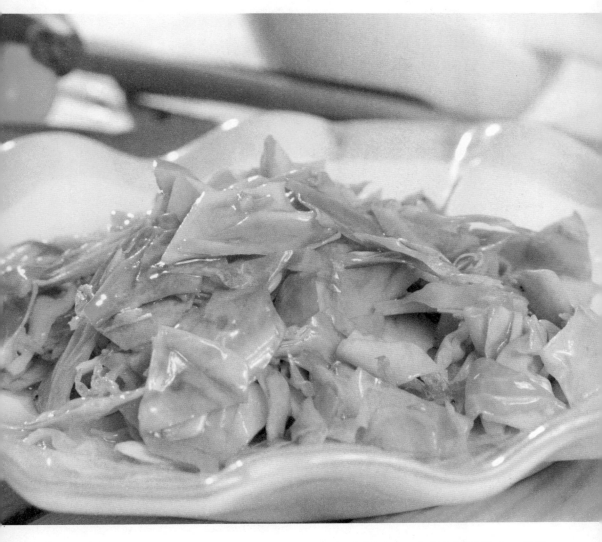

圆白菜炒虾米

⏱ 5分钟　**🔥 鲜香软嫩**　**🙂 增强免疫力**

本品鲜香可口，常食有强健骨骼、增强免疫力之功效。爽脆的圆白菜和富含钙质的虾米搭配，对孕妈妈补充钙质有很好的作用，常食还有利于宝宝的骨骼发育。

原料

圆白菜450克、虾米50克、蚝油5毫升、盐2克、食用油适量

做法

1. 将圆白菜洗净，切片；虾米洗净。
2. 炒锅放油烧热，放入圆白菜和虾米同炒至熟。
3. 加入盐和蚝油调味，起锅装盘。

小贴士

超市购买的免洗虾米可不用清洗，以免营养物质流失。

山药黄瓜煲鸭

🕐 40 分钟　　⏶ 脆软清爽　　☺ 增强免疫力

本品浓郁香滑，有美容养颜、强健机体之功效。鸭肉与山药、黄瓜炖汤食用，能增强孕妈妈的免疫力。

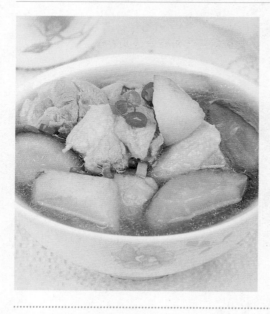

原料

鸭块 300 克、山药 150 克、黄瓜 50 克、葱花 5 克、红椒圈 2 克、食用油少许、盐少许、香油 3 毫升

做法

1. 将鸭块洗净。
2. 将山药去皮，洗净切块；黄瓜洗净切块备用。
3. 炒锅上火倒入油，将葱花、红椒圈爆香，倒入水，调入盐，下入鸭块、山药、黄瓜煲至熟。
4. 淋入香油即可食用。

小贴士

红椒偏辣，孕妈妈不可贪多。

菠萝煲乳鸽

🕐 45 分钟　　⏶ 清新爽口　　☺ 补虚安神

本品清香爽口，有缓解孕吐、补虚益气的作用。其中的乳鸽肉质鲜美、营养丰富，所含的钙、铁、铜等矿物质及维生素比其他肉类食物均高，是孕妈妈的滋补佳品。

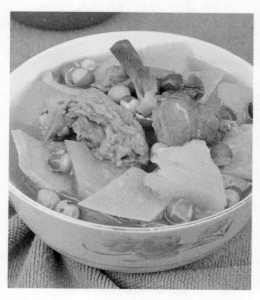

原料

乳鸽肉 350 克、菠萝 150 克、火腿 60 克、芡实 50 克、青菜叶 2 克、高汤适量、盐少许

做法

1. 将乳鸽肉洗净斩块；菠萝洗净切小块；火腿切片；芡实、青菜叶洗净备用。
2. 净锅上火倒入高汤，调入盐，加入乳鸽、芡实、菠萝煲至熟，撒入火腿、青菜叶即可。

小贴士

市场上购买乳鸽，最好选择活的，这样比较新鲜。

鸭肉芡实汤

⏱ 45分钟　🔺 清醇爽口　😊 提神健脑

本品芳香怡口，常食有提神醒脑的作用。其中的芡实药食两用，有开胃助气的作用，适宜胃口不佳、精神不振的孕妈妈食用。

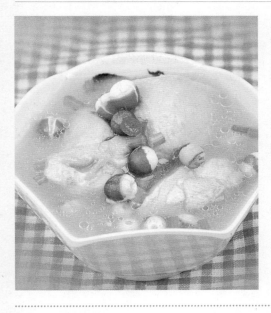

原料

鸭腿肉200克、芡实10克、姜片5克、芹菜丁3克、枸杞子2克、盐3克

做法

1. 将鸭腿肉洗净切小块余水。
2. 芡实用温水洗净备用。
3. 净锅上火倒入水，调入盐，下入鸭块、芡实、芹菜丁、枸杞子、姜片烧开，小火炖熟即可。

小贴士

芡实烹调的时候，要小火慢炖至烂熟。

豆腐鱼头汤

⏱ 25分钟　🔺 清新爽口　😊 提神健脑

本品汤鲜味美，孕妈妈常食有提神健脑的作用。其中的豆腐含有丰富的蛋白质和矿物质，和鱼头熬汤食用，是补脑益智的佳品，孕妈妈食用有助于胎儿大脑的发育。

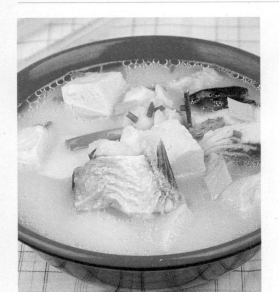

原料

鲢鱼头80克、豆腐200克、葱段2克、姜片2克、香菜末2克、清汤适量、盐3克、香油3毫升

做法

1. 将鲢鱼头处理干净，斩大块。
2. 豆腐洗净切块备用。
3. 净锅上火倒入清汤，调入盐、葱段、姜片，下入鲢鱼头、豆腐煲至熟，淋入香油，撒入香菜末即可。

小贴士

此汤品放些白醋，汤味会更鲜美。

丝瓜鱼头汤

⏱ 45 分钟　🔺 浓郁香滑　😊 增强免疫力

本品浓郁香滑，其中的豆腐皮含有蛋白质、氨基酸，还有铁、钙、钼等人体所必需的矿物质，可以提高孕妈妈的免疫力。

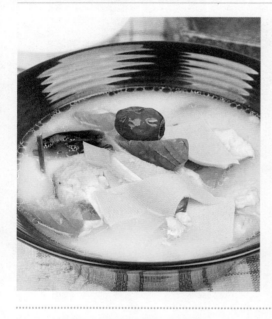

原料
丝瓜 350 克、豆腐皮 30 克、鲢鱼头 200 克、葱末 3 克、姜片 3 克、红枣 2 克、清汤适量、盐 3 克、香油适量

做法
1. 将丝瓜、豆腐皮洗净切块。
2. 鲢鱼头洗净斩块备用。
3. 净锅上火倒入清汤，调入盐、葱、姜片，下入丝瓜、豆腐皮、鲢鱼头、红枣煲至熟，淋上香油即可。

小贴士
豆腐皮易消化，很适合孕妈妈食用。

火腿鱼块汤

⏱ 22 分钟　🔺 浓郁香滑　😊 滋阴润燥

本品浓郁香滑，常食有滋阴润燥的功效。且汤鲜味美、不油腻，胃口不佳的孕妈妈食用，不仅能补养身体，还有开胃、促进食欲的作用。

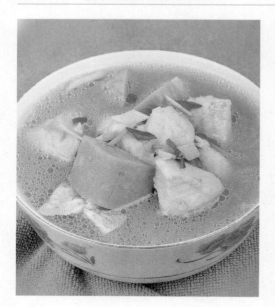

原料
鲢鱼肉 200 克、火腿 100 克、葱段 3 克、姜片 3 克、彩椒丁 3 克、盐少许

做法
1. 将鲢鱼肉处理干净切块。
2. 火腿切块备用。
3. 净锅上火倒入水，调入盐、葱段、姜片、彩椒丁，下入鱼肉、火腿煲至熟即可。

小贴士
滴少许香油，口味更佳。

腊肉老鸭汤

🕐 50分钟　🍲 汤浓味鲜　😊 养胃健脾

本品汤浓味鲜，有滋养肺胃、健脾利水之功效。气血不足、身倦无力、食欲不振的孕妈妈食用此汤，有很好的食疗作用。

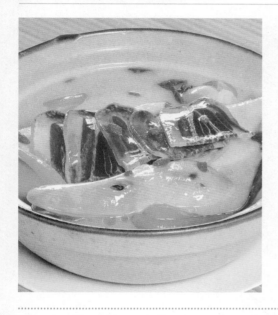

原料

鸭肉400克、腊肉30克、上海青200克、枸杞子10克、高汤适量、盐1克

做法

1. 鸭肉处理干净，剁成大块；腊肉洗净切片，放入沸水中焯去盐分；上海青洗净；枸杞子洗净。
2. 锅中倒入高汤烧开，下入鸭肉、腊肉和枸杞子煮40分钟，然后放入上海青稍煮。
3. 加盐调味即可。

小贴士

腊肉偏咸，孕妈妈不可多食，食用前要焯水去除多余盐分。

猪血煲鱼头

🕐 60分钟　🍲 味美滑嫩　😊 益气补血

本品味美滑嫩，孕妈妈食用有益气补血之功效。其中的猪血富含维生素B_2、维生素C、蛋白质、铁、磷、钙等营养成分，有解毒清肠、补血美容的作用。

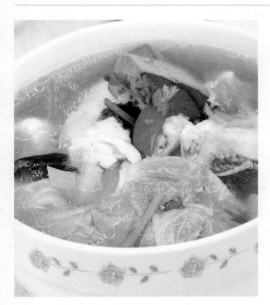

原料

鲢鱼头300克、猪血50克、白菜15克、姜2克、蒜片2克、香菜段2克、彩椒片2克、高汤适量、盐适量

做法

1. 将鲢鱼头洗净斩块。
2. 猪血、白菜洗净，分别切块、切段。
3. 净锅上火，倒入水及高汤，调入盐、姜和蒜片，下入鲢鱼头、猪血、白菜煲至熟。
4. 撒上香菜、彩椒片即可。

小贴士

选购猪血，以颜色深红、捏起来易碎者为佳。

葛菜鱼片汤

🕐 20分钟　🔺 味美滑嫩　☺ 补血养颜

本品味美滑嫩，常食可增强孕妈妈的免疫力。其中的草鱼含有丰富的不饱和脂肪酸和硒元素，不仅能辅助治疗心血管疾病，还能起到美容养颜的作用。

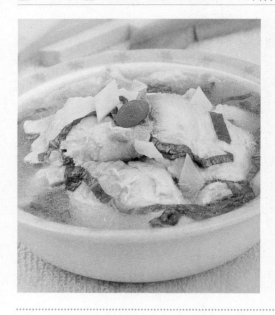

原料

草鱼500克、葛菜200克、姜片10克、枸杞子少许、食用油少许、盐3克、醋3毫升

做法

1. 将草鱼洗净，剔去鱼骨。
2. 鱼肉切成大片。
3. 葛菜洗净切丝。
4. 锅上火倒入油，将姜炝香，倒入适量水，调入盐、醋，放入葛菜、枸杞子、鱼片煮至熟即可。

小贴士

身体虚弱、食欲不振的孕妈妈可多食草鱼。

鲢鱼蒜头豆腐汤

🕐 25分钟　🔺 清醇爽口　☺ 滋阴润燥

本品清香爽口，常食有提神醒脑、滋阴润燥的作用。鲢鱼和豆腐搭配熬汤，味道鲜美，经常食用还有助于孕妈妈保胎和胎儿脑部发育。

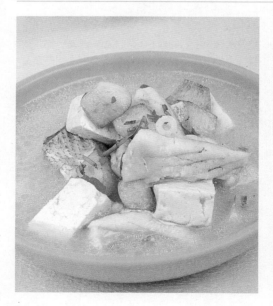

原料

鲢鱼300克、豆腐150克、蒜25克、彩椒末10克、姜末5克、香菜末2克、盐3克、食用油适量

做法

1. 将鲢鱼洗净斩块；豆腐洗净切块；蒜洗净对切。
2. 热锅上油，放入蒜爆香，倒入水，调入盐、姜末，下入鱼肉烧沸，再下入豆腐煲至熟，撒上彩椒末、香菜末即可。

小贴士

此汤品中加些鲜奶，汤色会更乳白，味道也会更鲜美。

果味鱼片汤

🕐 20分钟　🔲 清新爽口　😊 增进食欲

本品清新爽口，有促进孕妈妈食欲的作用。苹果和草鱼搭配熬汤，不仅让汤味更鲜美，还能起到促进食欲、滋润皮肤的作用。

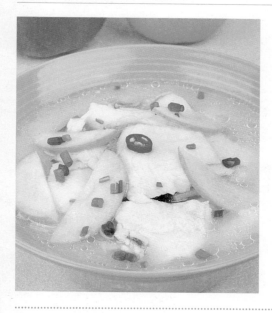

原料

草鱼肉175克、苹果45克、葱花3克、姜片3克、红椒圈少许、食用油适量、盐3克、香油3毫升、白糖2克

做法

1. 将草鱼肉洗净切片。
2. 苹果洗净切片备用。
3. 净锅上火，倒入食用油，将葱、姜炝香，倒入水，调入盐、白糖，下入苹果、鱼片煮至熟，淋入香油，用红椒圈装饰即可。

小贴士

皮肤暗黄、粗糙者可多食用此汤品。

干黄花鱼煲南瓜

🕐 25分钟　🔲 味美滑嫩　😊 提神健脑

本品味美滑嫩，常食有提神醒脑、美容养颜之功效。其中的黄花鱼含有丰富的蛋白质、矿物质和维生素，对孕妈妈有很好的补益作用。

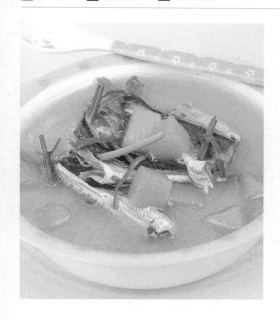

原料

干黄花鱼120克、南瓜100克、香菜段2克、红椒丝适量、盐少许、香油适量

做法

1. 将干黄花鱼洗净，浸泡。
2. 南瓜洗净，去皮，去子，切方块备用。
3. 净锅上火倒入水，调入适量盐，下入干黄花鱼、南瓜煲至熟。
4. 淋上香油，撒入香菜、红椒丝即可。

小贴士

脾胃虚弱、少食腹泻者宜食黄花鱼。

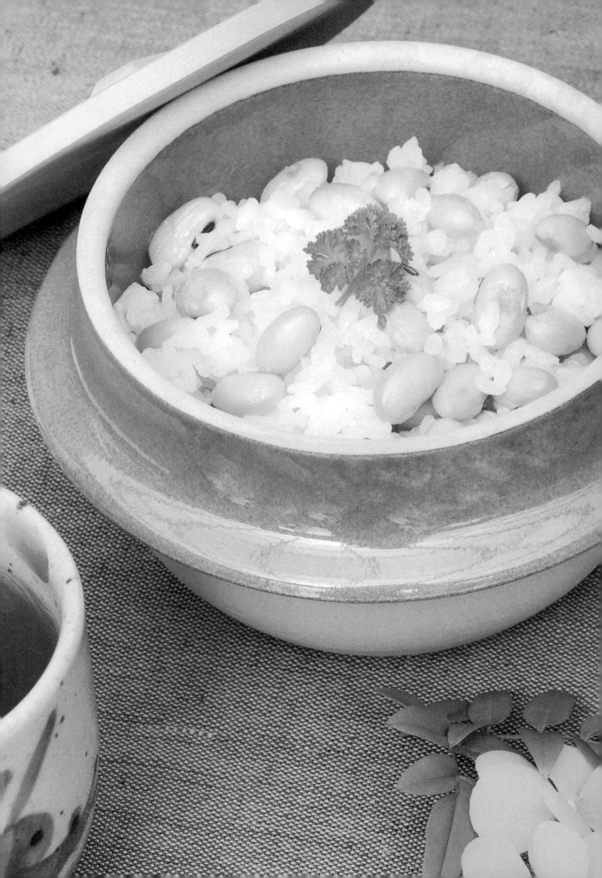

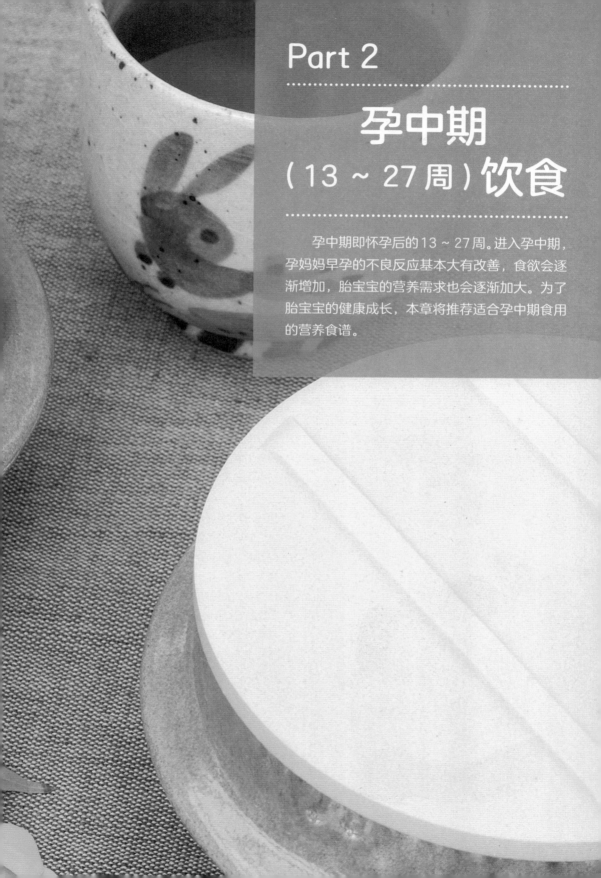

Part 2

孕中期
（13 ～ 27 周）饮食

孕中期即怀孕后的13～27周。进入孕中期，孕妈妈早孕的不良反应基本大有改善，食欲会逐渐增加，胎宝宝的营养需求也会逐渐加大。为了胎宝宝的健康成长，本章将推荐适合孕中期食用的营养食谱。

孕中期饮食指导

早晚进食均衡

有的孕妈妈不吃早餐，晚餐却大量进食，结果造成早晚用餐量不平衡，这对孕妈妈和胎儿均不利。通常上午的工作和劳动量较大，需要相应地供给充足的饮食营养，才能保证身体、精神上的需要。而且从前一天晚餐到第二天早晨相距有十几个小时，不但孕妈妈需要营养供给，胎儿也需要营养供给，如果早餐不吃东西，就意味着要再延长4个小时才能给胎儿营养，这样下去，势必对胎儿造成伤害。

常吃苹果

苹果有生津、健脾胃、补心益气、降压、促消化、通便、润肺化痰、止咳等功效，并且苹果富含锌和碘，有些孕妈妈到了妊娠中后期，会出现妊娠高血压综合征。苹果含有较多的钾，钾可以促进体内钠盐的排出，对水肿、原发性高血压有较好

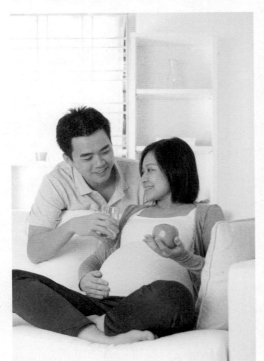

的辅助疗效。但苹果每天食用量不要超过5个，过量食用会损害肾脏。

多摄入优质蛋白质

这一时期，胎儿的器官组织继续生长，体细胞数目持续增多，与此同时，胎儿的个头也在迅速增大，因此需要大量的优质蛋白质供应。孕中期的孕妈妈应比孕早期时每天多摄入15克蛋白质，此时孕妈妈的食谱中应增加鱼、肉、蛋、豆制品等富含优质蛋白质的食物量。

增加主食的摄入量

孕中期，胎儿生长速度开始加快，此时需要增加热量供应，而热量主要从孕妈妈的主食中摄取，如米和面，再搭配吃一些五谷杂粮，如小米、玉米面、燕麦等。如果主食摄取不足，不仅身体所需热能不足，还会使孕妈妈缺乏维生素 B_1，出现肌肉酸痛、身体乏力等症状。

选择适合自己的孕妇奶粉

孕妇奶粉是根据孕期特殊的生理需要而特别配制的，能全面满足孕期的营养需求，比鲜奶更适合孕妇饮用。喝孕妇奶粉，要根据具体情况具体对待。对健康孕妇来说，可以选择添加营养成分比较全面而均衡的奶粉。孕妈妈如果存在缺铁、缺钙等营养缺乏问题，可以着重选择相应营养含量较多的奶粉；如果孕期血脂升高，可以选择低脂奶粉。

孕中期饮食禁忌

忌滥用滋补药品

有些孕妈妈觉得腹中的胎儿所需的营养物质全靠自己供给，"一个人吃，两个人用"，害怕自己营养供给不足，因此便想多吃些滋补药品，希望自己的身体变得更好，以保证胎儿顺利生长发育。然而，孕妈妈滥用补药弊多利少，常常造成事与愿违的后果。

任何药物，包括各种滋补品，都要在人体内进行分解、代谢，均有一定的毒副作用，包括毒性作用和过敏反应。可以说，没有一种药物对人体是绝对安全的。如果使用不当，即使是滋补性药品，也会对人体产生不良影响，给孕妈妈以及腹中的胎儿带来种种伤害。

忌大量食用高脂肪食物

脂肪是热量的重要来源，也是构成脑组织极其重要的营养物质，还是脂溶性维生素的良好溶剂。脂肪缺乏，会导致免疫功能低下，易患多种疾病，对胎儿的生长发育十分不利。

但也应注意，孕妈妈不宜大量食用高脂肪食物，在妊娠期，孕妈妈肠道吸收脂肪的功能有所增强，血脂相应升高，体内脂肪堆积也有所增多。但是，妊娠期能量消耗较多，而糖的储备减少，这对分解脂肪不利，因而常因氧化不足产生酮体，容易引发酮血症。孕妈妈可出现尿中酮体、严重脱水、唇红、头昏、恶心、呕吐等症状。如果孕妈妈长期大量高脂肪饮食，还会增加患生殖系统肿瘤的危险。

忌喝长时间熬煮的骨头汤

不少孕妈妈爱喝骨头汤，而且认为熬汤的时间越长越好，不但味道好，滋补身体也更有效。其实这种做法是错误的。动物骨骼中所含的钙元素是不易分解的，不论多高的温度，也不能将骨骼内的钙元素溶化，反而会破坏骨头中的蛋白质。因此，熬骨头汤的时间过长不但无益，反而有害。

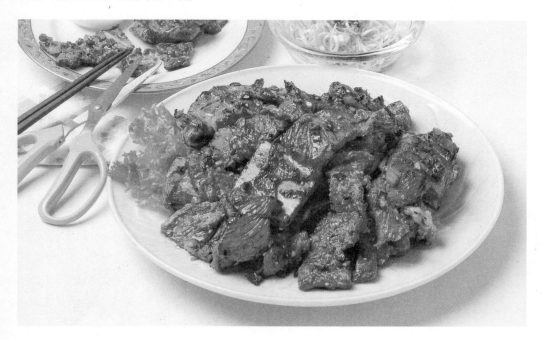

孕中期的必备营养素

铁

铁是构成血红蛋白和肌红蛋白的原料，孕周越长，胎儿发育越完全，需要的铁元素就越多。适时补铁还可以改善孕妈妈的睡眠质量。孕期缺铁会导致孕妈妈患缺铁性贫血，影响身体免疫力，使孕妈妈自觉头晕乏力、心慌气短，并导致胎儿宫内缺氧，干扰胚胎的正常分化、发育和器官的形成，使之生长发育迟缓，甚至造成婴儿出生后贫血及智力发育障碍。

食物来源：铁主要存在于动物性食品中，如动物肝脏、肉类和鱼类中，这种铁能够与血红蛋白直接结合，生物利用率很高。还有部分铁存在于植物性食品中，如深绿色蔬菜、黑木耳、黑米等，它必须经胃酸分解还原成亚铁离子才能被人体吸收，因此生物利用率低，并不是铁的最佳来源。

膳食纤维

膳食纤维属于多糖化合物，一般体积大，食用后能增加消化液分泌和增强胃肠道蠕动，虽然膳食纤维不能被人体吸收，但可以很好地清理胃肠，刺激肠道蠕动，使粪便变软，对预防大便干燥、改善妊娠期常见的便秘、痔疮等疾病有较好的效果。患糖尿病的孕妈妈多食用高膳食纤维饮食，还可以改善高血糖。

食物来源：富含膳食纤维的食物有谷类（特别是一些粗粮）、豆类、蔬菜、薯类及水果等。如果孕妈妈胃肠不好，难以消化谷物、薯类中的膳食纤维，可选用绿叶蔬菜代替。孕妈妈在加餐时可以多吃一些全麦面包、麦麸饼干、甘薯、菠萝片、消化饼等点心，可以很好地补充膳食纤维。

牛磺酸

胎儿体内合成牛磺酸以及肾小管细胞重吸收牛磺酸的能力均较差，如没有外源供应，有可能发生牛磺酸缺乏。营养学家建议通过母体向胎儿及婴儿补充牛磺酸，因此，孕妈妈和产后新妈妈补充牛磺酸是非常必要的。在人类的视网膜中，存在大量的牛磺酸，它能提高视觉功能，促进视

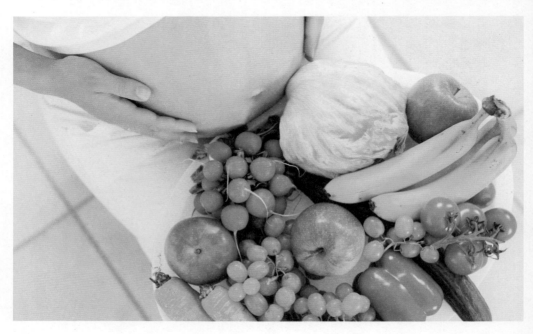

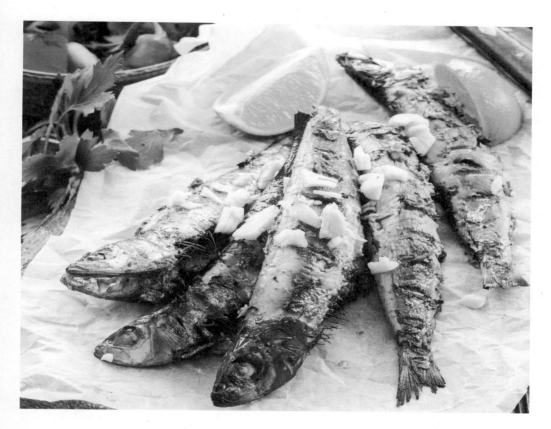

网膜的发育，保护视网膜。当视网膜中的牛磺酸含量降低时，对胎儿的视力发育极其不利。

食物来源：牛肉、动物内脏、牡蛎、青花鱼、蛤蜊、沙丁鱼、墨鱼、虾、奶酪等食物中均含有牛磺酸。

维生素 B_{12}

维生素 B_{12} 是人体三大造血原料之一，还能增加人体的精力，使神经系统保持健康状态，具有消除疲劳、恐惧、气馁等不良情绪的作用。维生素 B_{12} 的缺乏会导致人体肝功能和消化功能出现障碍，孕妈妈缺少维生素 B_{12} 会产生疲劳、精神抑郁、抵抗力降低、记忆力衰退等症状，导致贫血症，还会引起食欲缺乏、恶心、体重减轻，严重影响胎儿的成长。

食物来源：膳食中的维生素 B_{12} 只存在于动物性食品中，如肉类和肉制品、动物内脏、鱼、贝壳类、蛋类，乳类及乳制品中也含有大量维生素 B_{12}。发酵食品中只含有少量维生素 B_{12}；植物性食品中基本不含维生素 B_{12}。

维生素 D

孕期缺乏维生素 D 时，孕妈妈有可能会出现骨质软化。一旦出现骨质软化，骨盆是最先发病的部位，首先出现髋关节疼痛，然后蔓延到脊柱、胸骨、腿及其他部位，严重时会发生脊柱畸形，甚至还会出现骨盆畸形，影响孕妈妈的自然分娩。孕妈妈缺乏维生素 D 还会导致胎儿骨骼钙化不良，出生后牙齿萌出较晚等。

食物来源：鱼肝油是维生素 D 的最佳来源。通常天然食物中维生素 D 含量较低，含脂肪高的海鱼、动物肝脏、蛋黄、奶油等相对较多，瘦肉和奶中含量较少。

木桶水鸭

⏱ 70 分钟　🔥 肉质鲜嫩　😊 增强免疫力

本品肉质鲜嫩,很适合孕妈妈滋补身体食用,常食还有增强免疫力之功效。其中的鸭血含有丰富的钙、铁等矿物质,有补血养颜之功效。

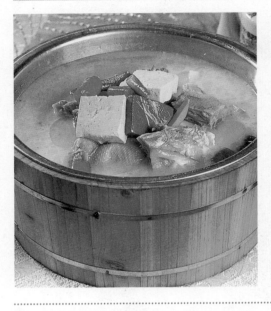

原料

鸭肉 450 克、鸭血 50 克、豆腐 50 克、胡萝卜条 50 克、红椒 5 克、葱段 10 克、盐 3 克、香油少许

做法

1. 鸭肉、鸭血、豆腐洗净,切块;红椒洗净,切段。

2. 煮锅上火,下入鸭肉、葱段煲 25 分钟,下鸭血、豆腐、胡萝卜再煲 15 分钟。

3. 放入盐、香油调味,倒入木桶中,炖煮 15 分钟,撒上红椒装饰即可。

小贴士

本品中的红椒为装饰用,孕妈妈不可贪食。

板栗煨白菜

⏱ 15 分钟　🔥 鲜香软嫩　😊 增强免疫力

本品鲜香软嫩,常食可提高孕妈妈的免疫力。含有丰富营养的板栗和白菜搭配,不仅绵香爽口,还有很好的滋补作用。

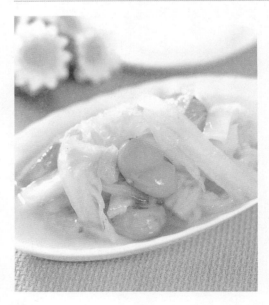

原料

白菜 200 克、生板栗 50 克、葱适量、姜适量、水淀粉适量、鸡汤适量、盐适量、食用油适量

做法

1. 白菜洗净,切段,用开水煮透,捞出;葱洗净切末;姜洗净切末;板栗煮熟,剥去壳。

2. 锅上火,放油烧热,将葱末、姜末爆香,下白菜、板栗炒匀,加入鸡汤,煨入味后用水淀粉勾芡,加入盐,炒匀即可出锅。

小贴士

发霉变质的板栗有毒,应避免食用。

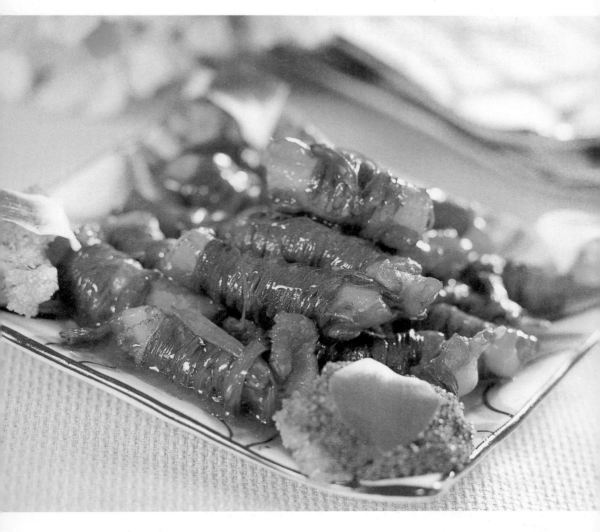

农家柴把肉

🕐 30 分钟　　🔺 肉质鲜嫩　　😊 增强免疫力

本品肉质鲜嫩，常食有增强免疫力的功效。其中的干豆角含有丰富的膳食纤维，适合消化不良、便秘的孕妈妈食用。

原料

五花肉 200 克、干豆角 200 克、姜片 10 克、蒜 10 克、高汤适量、盐 3 克、蚝油 3 毫升、酱油 3 毫升、食用油适量

做法

1. 五花肉洗净切片；干豆角泡发洗净。

2. 用豆角把五花肉片捆紧，即成柴把肉，放入三成热的油锅中炸 2 分钟后捞出。

3. 油锅爆香姜、蒜，下入柴把肉，加入高汤和其余配料，烧至入味即可。

小贴士

优质的干豆角经过高温煮熟，然后晒干或者烘干，颜色为黑色，易碎。

鲍鱼老鸡干贝煲

🕐 45分钟　🔺 浓郁香滑　😊 补气养血

本品浓郁香滑，常食有补气养血的作用。其中的鲍鱼含有丰富的蛋白质，还含有较多的钙、铁、碘和维生素 A 等营养物质，是滋补身体的佳品。

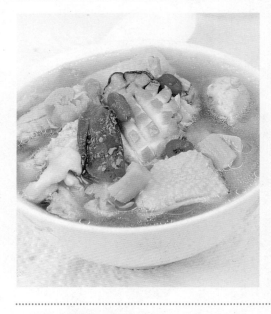

原料

老鸡 250 克、水发干贝 75 克、鲍鱼 1 只、青菜叶 5 克、枸杞子 2 克、盐 3 克、香油 3 毫升

做法

1. 将水发干贝洗净；鲍鱼洗净改刀，入水氽透待用；老鸡洗净斩块，氽水；青菜叶、枸杞子洗净备用。
2. 净锅上火，加入水、调入盐，放入鸡肉、鲍鱼、干贝、枸杞子小火煲至熟，放入青菜叶稍煮片刻，淋入香油即可。

小贴士

鲍鱼补而不燥，适宜孕妈妈食用。

美味鱼丸

🕐 30分钟　🔺 清鲜爽口　😊 健脾养胃

这道菜味道鲜美，多吃不腻，能滋补健胃、利水消肿，其富含的镁元素有利于预防妊娠高血压。

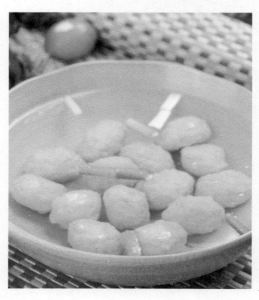

原料

青鱼 1 条、鸡蛋 4 个、姜 15 克、葱 10 克、盐 3 克、香油少许

做法

1. 将青鱼处理干净，剔去鱼刺和鱼皮后取肉；将姜、葱清洗干净，葱切段。
2. 将鱼肉入水中浸泡 40 分钟，放入搅拌机中，再加入鸡蛋清、姜、葱白搅打成肉糜；加入盐后搅打上劲。
3. 将搅打好的肉糜挤成丸子，放入开水中煮，待鱼丸浮起时盛出，放入香油和葱绿即可。

小贴士

一定要将鱼丸搅打上劲，否则容易散掉。

黑豆玉米粥

🕐 30 分钟　　🔺 香甜软糯　　😊 强身健体

黑豆含有丰富的维生素 A、叶酸，有补肾强身的作用，孕妈妈经常食用黑豆，对肾虚体弱、腰痛膝软、身面浮肿有改善作用。

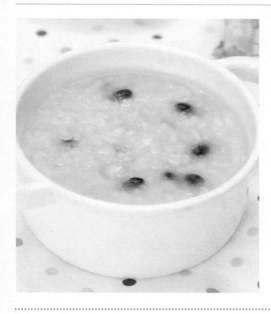

原料

黑豆 30 克、玉米粒 30 克、大米 70 克、白糖 3 克

做法

1. 将大米、黑豆均泡发清洗干净；将玉米粒清洗干净。
2. 锅置火上，倒入清水，放入大米、黑豆煮至水开。
3. 加入玉米粒同煮至浓稠状，调入白糖搅拌均匀即可。

小贴士

将黑豆烹饪至颗粒饱满快要破裂时即可。

红豆玉米

🕐 30 分钟　　🔺 清甜爽口　　😊 增进食欲

本品色泽鲜亮、鲜甜爽口，可令人胃口大开，有开胃健脾、除湿利尿的功效。其中的玉米含卵磷脂、谷物醇、维生素 E 等营养保健物质，很适宜孕妈妈食用。

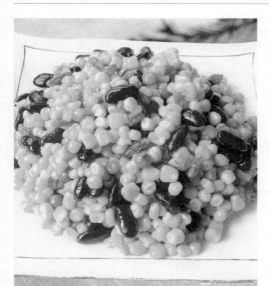

原料

红豆 100 克、青豆 100 克、玉米粒 200 克、葡萄干 50 克、白糖 10 克

做法

1. 锅中加入清水，将红豆、青豆和玉米粒放入锅中煮熟。
2. 等锅中基本无水的时候放入葡萄干，再添加少量清水。小火煮至水分被食材吸收，盛出拌入白糖即可。

小贴士

烹调时火不宜太大，以免煳锅。

参须雪梨乌鸡汤

⏱ 40 分钟　　🔺 清醇爽口　　😊 养心安神

本品清醇爽口，常食有养心安神之功效。其中的黑枣含有丰富的膳食纤维、果胶、维生素和矿物质，很适合孕妈妈食用。

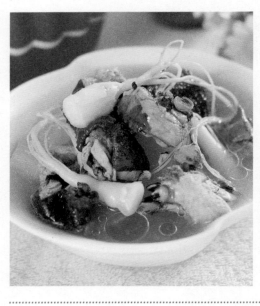

原料

乌鸡 300 克、雪梨 1 个、黑枣 5 枚、参须 10 克、盐 3 克、食用油适量

做法

1. 雪梨洗净，切块去核；乌鸡洗净斩成块；黑枣洗净；参须洗净切大段。
2. 锅中加水烧沸，下乌鸡焯去血水后捞出。
3. 锅中加油烧热，下入乌鸡块爆炒，加适量清水，再加入雪梨、黑枣、参须一起以大火炖 30 分钟，调入盐即可。

小贴士

应避免选用虫蛀、破头的黑枣。

茶树菇鸭汤

⏱ 40 分钟　　🔺 口味香浓　　😊 滋补养身

鸭肉属于热量低、口感较清爽的白肉，特别适合孕妈妈夏天食用。茶树菇富含氨基酸和多种营养成分，还含有丰富的植物纤维素，能吸收汤中多余的油分。

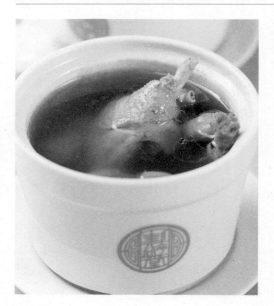

原料

鸭肉 250 克、茶树菇 80 克、盐适量、香油适量

做法

1. 将鸭肉斩成块，清洗干净后焯水；将茶树菇清洗干净。
2. 将鸭块和茶树菇放入盅内蒸 2 个小时。
3. 最后放入盐调味，滴上香油即可。

小贴士

如果用干茶树菇，泡发清洗时一定要细心地多漂洗几遍。

参麦五味乌鸡汤

🕐 40 分钟　🗄 汤浓味香　☺ 增强免疫力

本品汤浓味香，有增强孕妈妈免疫力之功效。其中的人参片有补气养身、生津止渴的作用，对身倦乏力、食欲不振等症有很好的食疗作用。

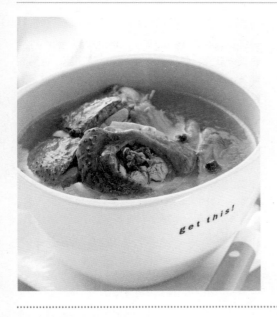

原料

乌鸡腿 100 克、人参片 10 克、麦门冬 5 克、五味子 3 克、盐 3 克

做法

1. 将乌鸡腿剁块，放入沸水中氽烫，捞起洗净。
2. 将乌鸡腿和人参片、麦门冬、五味子放入锅中，加适量的水以大火煮开，转小火续炖 30 分钟。
3. 起锅前加盐调味即成。

小贴士

人参适量即可，不宜过多。

蛋黄鸭脯

🕐 120 分钟　🗄 软糯可口　☺ 健脑益智

本品气味香醇、软糯可口，常食有补脑益智、保护视力的作用。孕妇食用此菜品，可有助于胎儿脑部的发育。

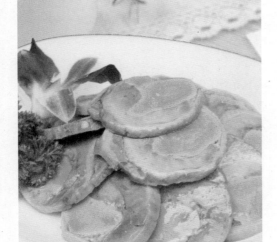

原料

鸭脯 300 克、蛋黄 200 克、姜片适量、葱段适量、盐适量、白糖适量

做法

1. 鸭脯洗净，去骨，下入盐、白糖、姜片、葱段，腌约 1 个小时。
2. 将蛋黄塞入鸭脯内，用纱布包好，上笼用大火蒸 45 分钟后取出。
3. 待冷却后将鸭脯肉切片装盘即可。

小贴士

冠心病、高血压、高胆固醇血证患者不宜吃蛋黄。

鱼头豆腐菜心煲

🕐 25分钟　🔺 清鲜淡爽　🙂 增强免疫力

本汤汤色洁白、口味鲜美。孕中期孕妈妈常食,有健胃养胃、增强免疫力之功效。

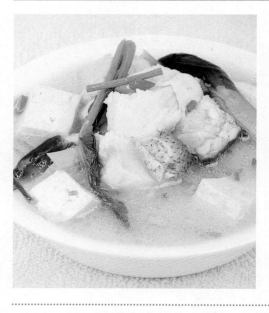

原料

鲢鱼头400克、豆腐150克、菜心50克、姜片4克、香菜段3克、彩椒丁2克、枸杞子2克、食用油适量、盐适量

做法

1. 将鲢鱼头洗净、剁块。
2. 豆腐洗净切块。
3. 菜心洗净备用。
4. 锅上火,倒入油,将姜炝香,下入鲢鱼头煸炒,倒入水,加入豆腐、枸杞子、菜心煲至熟,调入盐,撒入香菜段、彩椒丁即可。

小贴士

本汤品中的豆腐最好选择嫩豆腐,更滑嫩可口。

天麻鱼头汤

🕐 25分钟　🔺 清醇爽口　🙂 增强免疫力

孕中期孕妈妈食用此汤,有养心安神、保胎安胎、增强免疫力的作用。

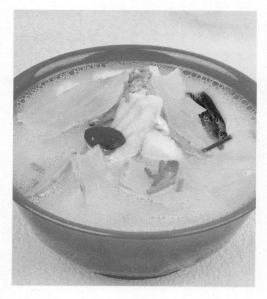

原料

鲢鱼头100克、干天麻5克、香菜段1克、枸杞子少许、盐3克

做法

1. 将鲢鱼头洗净,斩块。
2. 干天麻洗净,浸泡后备用;枸杞子洗净。
3. 净锅上火倒入水,调入盐,下入鲢鱼头、天麻、枸杞子煲至熟,撒上香菜段即可。

小贴士

干天麻浸泡时间不宜过长,以免营养物质流失。

冬瓜鱼片汤

🕐 30 分钟　🔺 清鲜淡爽　😊 美容养颜

本品清鲜淡爽，孕妈妈常食有补脾养胃、美容养颜之功效。其中的鲷鱼富含蛋白质、钙、钾、硒等营养素，有养胃、祛风的作用。

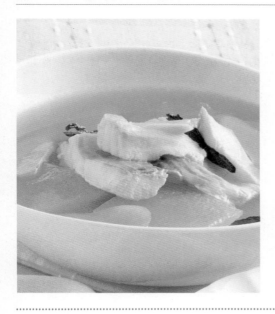

原料

鲷鱼 100 克、冬瓜 150 克、黄连 3 克、知母 3 克、酸枣仁 15 克、嫩姜丝 10 克、盐 3 克

做法

1. 鲷鱼宰杀洗净，切片；冬瓜去皮洗净，切片；全部药材放入棉布袋。
2. 以上全部材料与嫩姜丝放入锅中，加入水，以中火煮沸。
3. 取出棉布袋，加入盐后关火即可。

小贴士

鲷鱼没刺，也可做粥食用，营养又美味。

一锅鲜

🕐 25 分钟　🔺 汤鲜味浓　😊 增强免疫力

本品汤鲜味浓，孕妈妈食用有增强免疫力之功效。其中的蛤蜊含有丰富的矿物质及维生素，具有滋阴润燥、利尿消肿等作用。

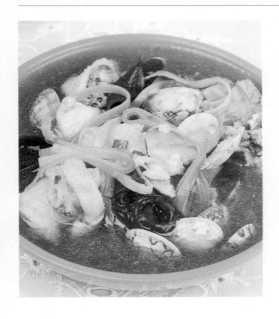

原料

土鸡 200 克、排骨 100 克、蛤蜊 80 克、水发黑木耳 20 克、宽粉条 10 克、葱花 5 克、姜末 5 克、食用油适量、盐少许

做法

1. 将土鸡斩块；排骨剁小块，和土鸡块一同汆水。
2. 蛤蜊洗净；黑木耳撕成小块；粉条用温水浸泡至软切段备用。
3. 炒锅上火，倒入油，将葱、姜炒香，倒入水，调入盐，下入鸡块、排骨、蛤蜊、黑木耳、粉条煲至熟即可。

小贴士

黑木耳不可多放，孕妈妈要少食黑木耳。

高汤娃娃菜

🕐 12分钟　△ 脆软清爽　😊 补血养颜

本品脆软清爽，常食有补虚养颜之功效。其中的香菇素有"山珍之王"之美誉，是高蛋白、多维生素、低脂肪的孕妈妈保健佳品。

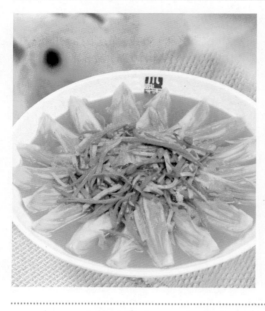

原料

娃娃菜400克、四季豆200克、香菇100克、枸杞子20克、食用油适量、盐3克、酱油5毫升

做法

1. 娃娃菜洗净，切成瓣，入水焯熟，装盘；四季豆去筋，洗净切丝；香菇洗净，切丝；枸杞子泡发备用。
2. 锅中倒油烧热，入四季豆、香菇煸炒至变色，调入盐、酱油，加适量水，放入枸杞子，烧开。
3. 将汤汁浇在娃娃菜上即可。

小贴士

生四季豆有毒，一定要烹调至熟方可食用。

笋片炒肉片

🕐 20分钟　△ 鲜香脆嫩　😊 开胃消食

本品鲜香脆嫩，孕妈妈食用有开胃消食的作用。冬笋含有丰富的蛋白质和多种氨基酸、维生素、矿物质及膳食纤维，能促进肠道蠕动，既有助于消化，又能预防便秘。

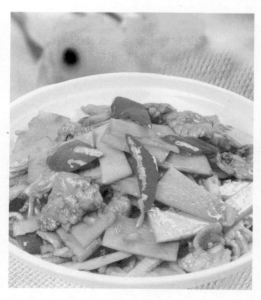

原料

冬笋100克、猪肉200克、彩椒片5克、淀粉少许、盐3克、食用油适量、蚝油4毫升

做法

1. 将冬笋去壳，洗净，切成片；猪肉洗净，切片，加盐和淀粉腌渍。
2. 锅中加水，笋片焯去异味后，捞出沥干。
3. 锅中加油烧热，下入猪肉片炒至变白后加入笋片、彩椒，一起炒熟，再加盐、蚝油调味即可。

小贴士

冬笋要选择新鲜脆嫩的。

鸽子绿豆汤

🕐 50 分钟　🍶 清醇爽口　😊 增强免疫力

本品清香可口，常食有补虚益气、增强免疫力之功效。其中的生地味甘性寒，有凉血补血、补肾利水的作用。

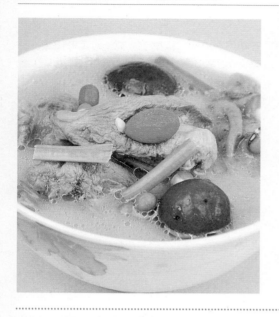

原料

绿豆100克、鸽子肉150克、红枣4克、生地3克、芹菜段2克、枸杞子少许、清汤适量、盐3克

做法

1. 将绿豆淘洗干净，提前泡发。
2. 鸽子洗净斩块。
3. 红枣用温水洗净；枸杞子洗净备用。
4. 净锅上火倒入清汤，下入生地，调入盐，下入绿豆、鸽子肉、红枣、芹菜段、枸杞子烧开，打去浮沫，小火煲至熟即可。

小贴士

有腹泻问题的孕妈妈不宜饮用此汤。

芥菜青豆

🕐 15 分钟　🍶 清新爽口　😊 提神健脑

本品清新爽口，可增加孕妈妈的食欲。维生素含量丰富的芥菜和富含大豆磷脂的青豆搭配，不仅口感清爽，还有助于补脑益智。

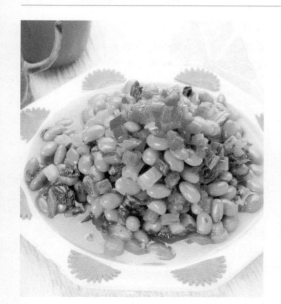

原料

芥菜100克、青豆200克、彩椒1个、香油3毫升、盐3克、白醋5毫升

做法

1. 将芥菜择洗干净，焯烫后切成小段；彩椒去蒂、子，切丁。
2. 青豆择洗干净，放入沸水中煮熟。
3. 将芥菜、青豆、彩椒丁装盘，调入香油、白醋、盐拌匀即可食用。

小贴士

芥菜吃多易上火，孕妈妈不可贪多。

红烧肉扒板栗

🕐 30分钟　△ 香绵酥糯　😊 增强免疫力

本品香绵酥糯，常食有强健筋骨、增强免疫力之功效。健脾益气的板栗和补虚强身的五花肉搭配，美味营养，很适合孕妈妈滋补身体食用。

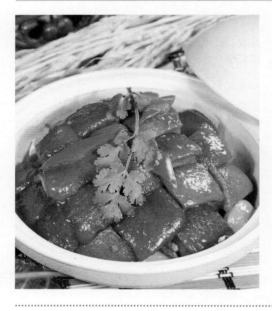

原料

五花肉300克、板栗200克、香菜叶适量、彩椒适量、盐3克、白糖3克、食用油适量

做法

1. 五花肉洗净切块，入水煮沸捞出；板栗去壳焯熟，捞出沥干，装在煲内；香菜叶洗净；彩椒洗净，切片。
2. 起油锅，入白糖烧至起大泡时入肉块迅速翻炒，放入盐，加一点水，煮至汤汁收浓，盛在板栗上，用香菜、彩椒点缀即可。

小贴士

此菜偏油腻，孕妈妈不可贪食。

香菇猪尾汤

🕐 50分钟　△ 口味香浓　😊 美容养颜

黄豆芽含有丰富的维生素，孕妈妈春天多吃些黄豆芽可以有效地预防维生素 B_2 缺乏症。另外，黄豆芽含有维生素 C，可使孕妈妈的头发保持乌黑光亮，对面部雀斑也有较好的淡化效果。

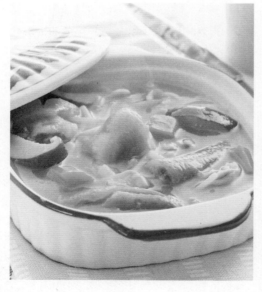

原料

猪尾220克、水发香菇100克、胡萝卜35克、黄豆芽30克、盐3克

做法

1. 将猪尾清洗干净，斩段氽水；将水发香菇清洗干净、切片；将胡萝卜去皮，清洗干净，切块；将黄豆芽清洗干净备用。
2. 净锅上火倒入水，调入盐，下入猪尾、水发香菇、胡萝卜、黄豆芽煲至熟即可。

小贴士

如黄豆芽看起来肥胖鲜嫩，但有难闻的化肥味，可能含有激素，最好不要食用。

鸡块多味煲

🕐 20分钟　🔺 汤浓味鲜　😊 补血安神

本品汤浓味鲜，孕妈妈食用有补虚益气、补血养颜之功效。其中的枸杞子是药食两用的滋补佳品，有养肝滋肾、补虚益精等多重功效。

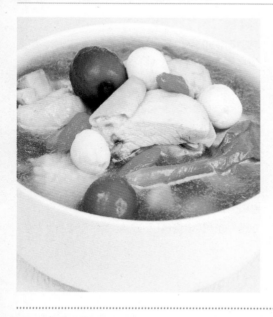

原料

鸡肉350克、枸杞子10克、红枣5克、水发莲子8颗、上海青5克、葱10克、姜10克、盐3克、食用油适量

做法

1. 将鸡肉洗净斩块焯水；枸杞子、红枣、水发莲子洗净备用；上海青洗净备用。
2. 净锅上火倒入色拉油，炝香葱、姜，下入鸡块煸炒，倒入水，调入盐烧沸，下入枸杞子、红枣、水发莲子煲至熟，撒入上海青煮片刻即可。

小贴士

红枣是补气养血的圣品，贫血的孕妈妈应多食。

黄鳝煲鸡

🕐 30分钟　🔺 浓郁香滑　😊 补气养血

本品浓郁香滑，常食有补气养血之功效。其中的鳝鱼含有丰富的营养物质，是孕妈妈的滋补佳品。

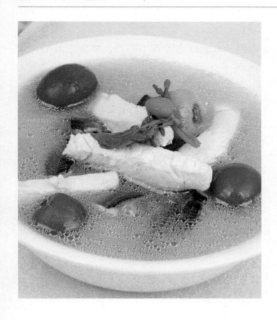

原料

鸡胸肉300克、黄鳝100克、荔枝1颗、红枣20克、葱5克、姜5克、青菜叶3克、枸杞子少许、高汤适量、食用油适量、盐3克

做法

1. 将鸡胸肉洗干净，切条余水。
2. 黄鳝洗净切小段。
3. 荔枝去外壳和红枣一起洗净。
4. 锅上火倒入食用油，将葱、姜炝香，加入高汤，下入鸡胸肉、黄鳝、荔枝、红枣、枸杞子，再调入盐，煲至熟，撒入青菜叶即可。

小贴士

荔枝不要放多，孕妈妈不宜多食。

土鸡煲鲍鱼菇

🕐 30分钟　⚠ 浓郁香滑　😊 增强免疫力

本品浓郁香滑，有增强免疫力之功效。其中的鲍鱼菇营养丰富，肉质肥厚，含有8种人体必需氨基酸，是孕妈妈很好的滋补食物。

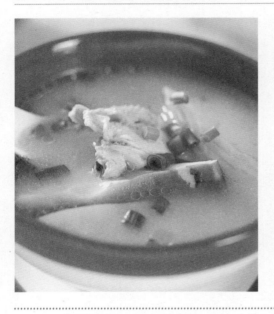

原料

鲍鱼菇150克、土鸡肉200克、姜10克、葱适量、盐3克

做法

1. 鲍鱼菇洗净切片；姜洗净，切成片。
2. 土鸡肉洗净，斩件；葱洗净，切葱花。
3. 将鲍鱼菇、土鸡肉、姜放入煲内，加水没过材料，用大火烧开，转小火煲20分钟，调入盐，撒上葱花即可。

小贴士

选购鲍鱼菇，以肉厚、不破碎、颜色灰褐色者为佳。

竹笋老鸭汤

🕐 35分钟　⚠ 汤浓味鲜　😊 增强免疫力

本品汤浓味鲜，孕妈妈食用有强健身体、提高免疫力之功效。其中的上海青不仅能使汤品更清爽，还富含维生素和粗纤维，有促进消化、改善便秘的作用。

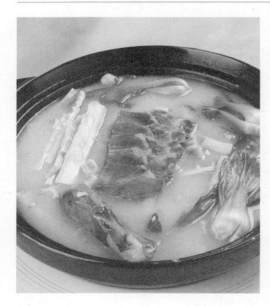

原料

老鸭200克、上海青100克、竹笋150克、火腿30克、盐2克

做法

1. 将老鸭洗净，斩成块；竹笋洗净，切片；火腿洗净切片；上海青洗净。
2. 砂锅加水烧开，下入鸭肉、火腿煮开，再放入笋片。
3. 煮至快熟时，下入上海青，待各材料煮熟，调入盐即可。

小贴士

火腿偏咸，不可过多食用。

金针菇鸡块煲

🕐 45 分钟　🔺 浓郁香滑　☺ 提神健脑

本品浓郁香滑，常食有补虚、提神醒脑的作用。有"增智菇"之称的金针菇和补虚的鸡肉搭配，对孕妈妈有很好的补益作用。

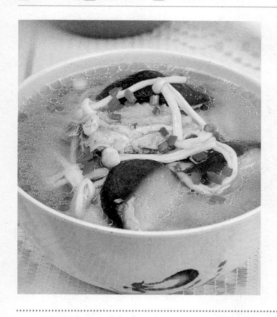

原料

鸡腿肉 250 克、金针菇 30 克、香菇 20 克、葱花 2 克、彩椒丁 2 克、姜片 2 克、盐少许

做法

1. 将鸡腿肉洗净斩块汆水；金针菇洗净撕散；香菇洗净切块备用。
2. 净锅上火倒入水，下入鸡块、金针菇、香菇、姜片，调入盐煲至熟，撒上葱花、彩椒丁即可。

小贴士

要将金针菇的硬质根部去除。

韭菜炒鸡蛋

🕐 10 分钟　🔺 清新可口　☺ 增强免疫力

本品软香可口，常食有增强免疫力之功效。补肾温阳的韭菜和富含蛋白质的鸡蛋搭配烹炒，既简单方便，又强身健体，孕妈妈食用，还有助于宝宝脑力的发育。

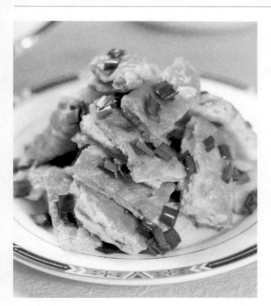

原料

鸡蛋 4 个、韭菜 15 克、盐 3 克、食用油适量

做法

1. 韭菜洗净，切成碎末备用。
2. 鸡蛋打入碗中，搅散，加入盐搅匀备用。
3. 锅置火上，放入油，将备好的鸡蛋液入锅中煎至两面金黄色，放入韭菜翻炒片刻即可。

小贴士

孕妈妈不可过多食用韭菜，少量即可。

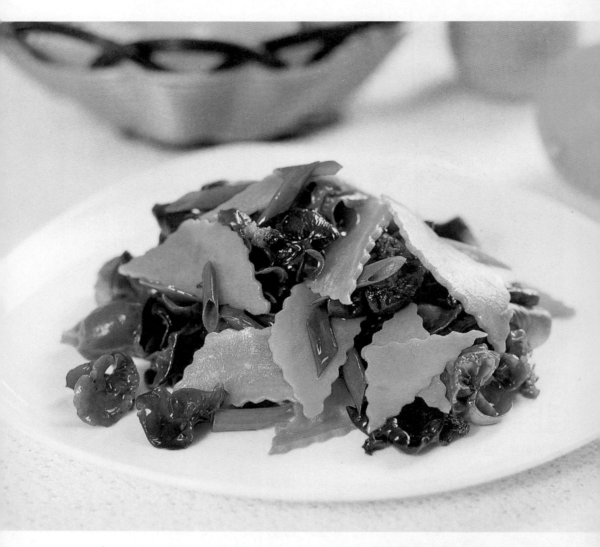

胡萝卜烩木耳

🕐 10 分钟　　🔺 清醇爽口　　😊 提神健脑

　　本品香脆爽口，孕妈妈食用有排毒养颜、提神醒脑之功效。其中的黑木耳是著名的山珍，药食两用，有养血驻颜、疏通胃肠的作用。

原料

胡萝卜200克、黑木耳20克、葱段10克、姜片5克、盐3克、白糖3克、食用油适量

做法

1. 黑木耳用冷水泡发洗净；胡萝卜洗净，切片。

2. 锅置火上倒油，待油烧至七成热时，放入姜片、葱段煸炒，随后放黑木耳稍炒一下，再放胡萝卜片炒至熟，依次放盐、白糖，炒匀即可。

小贴士

黑木耳营养丰富，孕妈妈可适量食用，但不可贪多。

豆腐扣碗肉

🕐 35分钟　🔺 鲜香软嫩　😊 补虚强身

本品鲜香软嫩，有补虚益气之功效。有"绿色健康食品"之称的豆腐和五花肉搭配食用，香软滑嫩、易消化，孕妈妈食用可滋补身体。

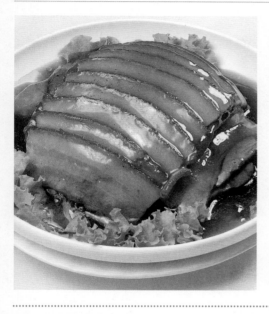

原料

五花肉300克、豆腐300克、生菜少许、姜片适量、水淀粉适量、高汤适量、盐3克、蚝油适量、白糖适量

做法

1. 五花肉洗净，加盐、姜片入沸水中煮熟，冷却后切成薄片。
2. 豆腐洗净，切块，装盘，将五花肉码在上面，淋入高汤、蚝油、水淀粉，撒上白糖，放入蒸锅蒸熟。
3. 用生菜装饰即可。

小贴士

此菜脂肪含量高，不可多食。

梨子肉丁

🕐 15分钟　🔺 香爽可口　😊 增进食欲

本品香爽可口，常食有宽肠通便、美容养颜之功效。梨、胡萝卜、玉米粒都是高纤维食物，和瘦肉搭配食用，不仅营养更丰富，还有助于消化、促进食欲，适合胃口不佳的孕妈妈食用。

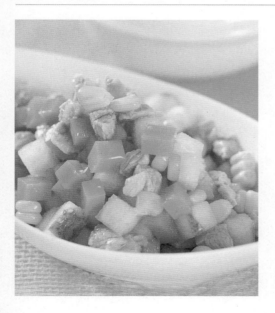

原料

雪梨1个、胡萝卜80克、玉米粒50克、瘦肉200克、淀粉适量、食用油适量、白糖3克、蚝油5毫升、盐3克

做法

1. 将雪梨洗净削皮，去核后切小块；胡萝卜洗净去皮，切小块。
2. 瘦肉洗净切小块，加入少许白糖、淀粉、蚝油腌匀。
3. 油锅烧热，将瘦肉炒至半熟，加入其他原料炒熟，加入剩余白糖、盐炒匀即成。

小贴士

玉米富含粗纤维，孕妈妈经常食用，有助于消化，并可预防便秘。

老鸭莴笋煲

⏱ 45分钟　🔺味美滑嫩　😊补气养血

本品味美滑嫩，常食有补气养血之功效。老鸭和莴笋搭配，不仅能增强爽脆口感、减少油腻，常食还能补血，让孕妈妈气色更红润。

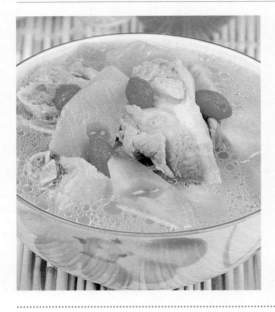

原料

莴笋250克、老鸭150克、枸杞子10克、姜片2克、蒜片2克、盐3克

做法

1. 将莴笋去皮洗净切块。
2. 老鸭洗净斩块氽水。
3. 枸杞子洗净备用。
4. 煲锅上火倒入水，调入盐、姜片、蒜片，下入莴笋、老鸭、枸杞子煲至熟即可。

小贴士

本品最适宜孕妈妈夏季滋补身体食用。

魔芋丝炖老鸭

⏱ 35分钟　🔺浓郁香滑　😊排毒养颜

本品味美滑嫩，常食有补血养颜之功效。其中的魔芋含有丰富的魔芋多糖、膳食纤维等营养成分，有降脂降糖、润肠通便、排毒养颜等多重作用。

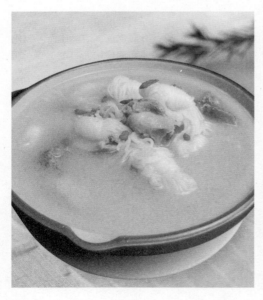

原料

鸭肉300克、魔芋丝200克、枸杞子8克、姜片5克、盐3克

做法

1. 将鸭肉、魔芋丝、枸杞子分别洗净。
2. 鸭肉氽水，捞起控干，切块。
3. 将鸭块、魔芋丝、枸杞子、姜片一起倒入砂锅中，加适量清水，大火煮开后下盐，转小火炖30分钟即可。

小贴士

魔芋一次不可食用过多，以免引起消化不良。

萝卜丝老鸭煲

🕐 35分钟　🔺 浓郁香滑　😊 润肺补气

本品浓郁香滑，孕妈妈食用能润肺通便。其中的白萝卜是下气消食、除疾润肺、解毒生津、利尿通便之佳品。

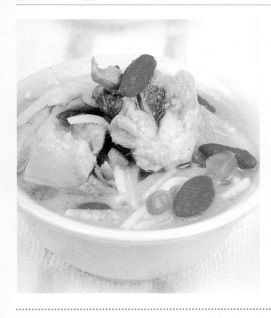

原料

老鸭350克、白萝卜50克、枸杞子15克、葱花3克、盐少许、食用油适量

做法

1. 将老鸭洗净斩块汆水；白萝卜洗净切丝。
2. 枸杞子洗净备用。
3. 炒锅上火倒入油，将葱炝香，下入白萝卜丝略炒，倒入水，调入盐，加入老鸭、枸杞子煲至熟即可。

小贴士

本品很适合孕妈妈秋季滋补身体食用。

白萝卜片炒香菇

🕐 15分钟　🔺 鲜香脆嫩　😊 增强免疫力

本品鲜香脆嫩，常食有增强免疫力之功效。香菇属于高蛋白、低脂肪的健康食品，可增强孕妈妈的免疫力。

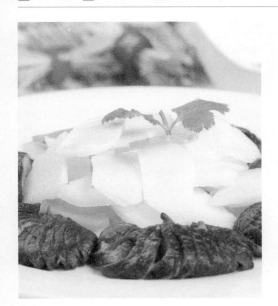

原料

白萝卜400克、香菇(鲜)200克、胡萝卜片15克、水淀粉8毫升、香菜段2克、盐3克、香油5毫升、食用油少许

做法

1. 将白萝卜洗干净，削去外皮，切片。
2. 香菇去蒂，开水烫一下，再用冷水洗净，切片。
3. 锅置火上，加食用油烧至七成热，煸炒香菇、胡萝卜片，加盐和白萝卜片翻炒，用水淀粉勾芡，淋入香油，摆盘，撒上香菜段即成。

小贴士

水发干香菇没有鲜香菇味道滑嫩。

排骨海带煲鸡

⏱ 40分钟　🏠 香浓可口　😊 美容养颜

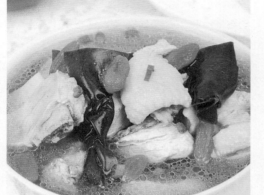

本品香味浓郁、可口，常食有补虚益气、美容养颜之功效。其中的海带含有丰富的矿物质碘，有助于孕妈妈获取必需的碘，有利于胎儿的发育。

原料

鸡肉250克、猪肋排200克、海带结100克、枸杞子2克、葱花3克、姜片3克、盐适量、食用油适量

做法

1. 将鸡肉洗净斩块；猪肋排洗净剁块；海带结洗净；枸杞子洗净备用。
2. 净锅上火，入油烧热，爆香葱、姜，下入海带翻炒几下，倒入水，加入鸡块、排骨、枸杞子，调入盐，小火煲至熟即可。

小贴士

缺碘性甲状腺肿大患者应多食海带。

牛肝菌炒肉片

⏱ 15分钟　🏠 鲜香脆嫩　😊 提神健脑

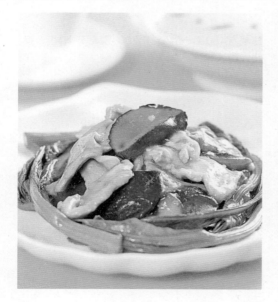

本品鲜香脆嫩，常食有提神醒脑之功效。其中的牛肝菌既是美食，又是妇科良药，有解烦、养血和中的作用，对妇科白带症还有很好的辅助治疗作用。

原料

牛肝菌100克、猪瘦肉250克、菜心适量、姜丝6克、水淀粉5毫升、盐3克、食用油适量

做法

1. 将牛肝菌洗净，切成片；猪瘦肉洗净，切成片；菜心洗净，取菜梗剖开。
2. 猪瘦肉放入碗内，加入水淀粉，用手抓匀稍腌。
3. 起油锅，下入姜丝煸出香味，放入猪瘦肉片炒至断生，加入牛肝菌、菜心炒熟，加盐调味即可。

小贴士

本品最适合孕妈妈夏季滋补身体食用。

皮蛋鱼片汤

⏱ 15分钟　🍲 味美滑嫩　😊 增进食欲

本品味美滑嫩、芳香可口。鱼肉和豆腐、皮蛋搭配煲汤，不仅能使汤品更加浓郁可口，还可以增加孕妈妈的食欲。

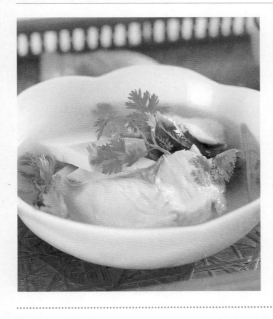

原料

鲜鱼肉100克、皮蛋1个、豆腐300克、姜片1片、香菜3克、盐适量、香油少许

做法

1. 鱼肉洗净切片；皮蛋及豆腐洗净切块；香菜洗净切段。
2. 锅置火上，加入水、姜片、皮蛋与豆腐，水开后，加入盐、鱼肉。
3. 煮熟撒上香菜，淋上香油即可。

小贴士

皮蛋是腌制品，孕妈妈适当食用会增进食欲，但不可多食。

平菇虾米鸡丝汤

⏱ 40分钟　🍲 浓郁香滑　😊 提神健脑

本品浓郁香滑，孕妈妈食用有强身健体、提神健脑之功效。其中的平菇含有硒、多糖体等物质。

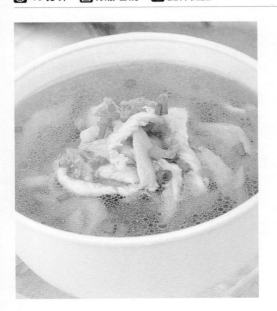

原料

鸡胸肉200克、平菇45克、虾米5克、葱花5克、高汤适量、盐2克、香油适量

做法

1. 将鸡胸肉洗净切丝汆水。
2. 平菇洗净撕成条。
3. 虾米洗净稍泡备用。
4. 净锅上火倒入高汤，下入鸡胸肉、平菇、虾米烧开，调入盐煲至熟，撒上葱花，淋上香油即可。

小贴士

平菇勿用刀切，可直接用手撕。

芹菜拌花生仁

🕐 10 分钟　　🔺 鲜香脆嫩　　😊 提神健脑

本品鲜香脆爽，常食有宽肠通便、增强记忆力之功效。其中的花生含有丰富的维生素 B_2、钙、铁、卵磷脂等多种营养成分，有促进胎儿脑部发育的作用。

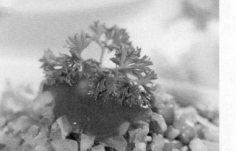

原料

芹菜 250 克、花生仁 200 克、芹菜叶 1 克、番茄酱适量、食用油适量、盐 3 克

做法

1. 将芹菜洗净，切碎，入沸水锅中焯水，沥干，装盘；花生仁洗净，沥干。
2. 炒锅注入适量油烧热，下入花生仁炸至表皮泛红色后捞出，沥油，倒在芹菜上。
3. 加入盐搅拌均匀，淋上番茄酱，用芹菜叶装饰即可。

小贴士

油炸花生仁一次不可食用过多。

鱼片汤

🕐 30 分钟　　🔺 味美滑嫩　　😊 美容养颜

本品味美滑嫩，常食有补脑益智、美容养颜之功效。鱼肉的营养十分丰富，孕妈妈食用不仅能增强体质，还有利于胎儿的脑部发育。

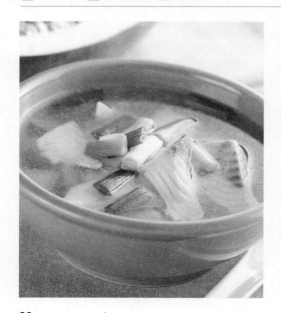

原料

鱼肉片 200 克、青葱 5 克、姜片 2 克、盐 2 克

做法

1. 鱼肉片洗净；青葱洗净，切段。
2. 将鱼肉片、青葱段、姜片放入锅中，加水没过材料，以大火煮沸，转小火续煮 20 分钟。
3. 最后加盐即可食用。

小贴士

加少许香油汤味更鲜美。

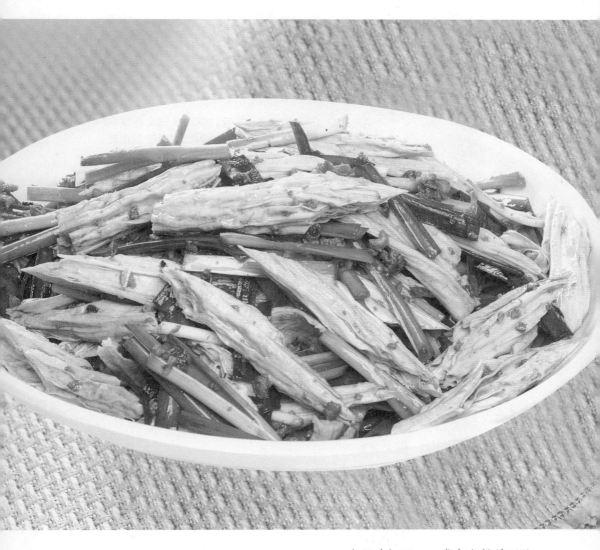

肉末韭菜炒腐竹

🕐 11分钟　🍲 香韧可口　😊 提神健脑

本品香韧可口，常食有提神醒脑、提高免疫力之功效。其中的腐竹含有多种矿物质，尤其是钙的含量最为丰富，孕妈妈食用有利于补充人体所需的钙质。

原料

猪瘦肉100克、韭菜50克、腐竹300克、盐3克、食用油适量

做法

1. 猪瘦肉洗净，剁成末；韭菜洗净，切段；腐竹泡发洗净，切段。

2. 锅注油烧热，放入猪瘦肉末煸炒，装盘待用；锅再注油烧热，放入腐竹段爆炒，再放入韭菜段、猪瘦肉末炒匀。

3. 加盐调味，装盘即可。

小贴士

孕妈妈不可多吃韭菜，可搭配其他食物少量食用。

香干鸡片汤

🕐 22分钟　　⚑ 馨香可口　　☺ 养心润肺

本品馨香可口，常食有养心润肺之功效。其中的香干含有丰富的蛋白质、维生素A、B族维生素、钙、铁、镁、锌等营养素，对孕妈妈来说有很高的营养价值。

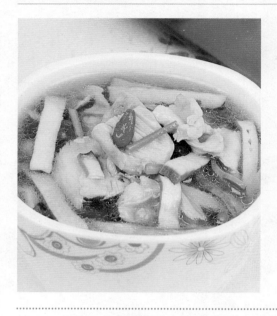

原料

香干100克、鸡胸肉65克、香菜10克、葱段4克、枸杞子少许、食用油适量、盐适量

做法

1. 香干洗净切片；鸡胸肉洗净切片；香菜择洗干净切成段备用；枸杞子洗净。
2. 锅上火倒入油，将葱段炝香，下入鸡胸肉略炒，倒入水，调入盐烧沸，下入香干、枸杞子，炖煮20分钟，撒上香菜即可。

小贴士

香干含钠量较高，高血压、高脂血症患者应少食香干。

山药菌菇炖鸡

🕐 50分钟　　⚑ 清香爽口　　☺ 提神健脑

本品清香爽口，常食有补虚益气、提神醒脑之功效。其中老母鸡的营养比一般的鸡仔丰富，是孕妈妈以及体虚者滋补身体的佳品。

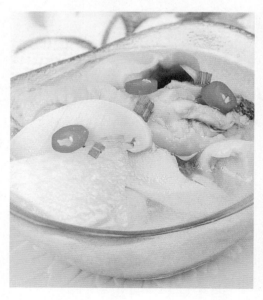

原料

老母鸡400克、蟹味菇50克、山药100克、葱花3克、红椒圈3克、高汤适量、盐适量、食用油适量

做法

1. 将老母鸡洗净，斩块，汆水。
2. 蟹味菇浸泡，洗净，切片。
3. 山药洗净切块备用。
4. 炒锅上火倒入油，将葱花爆香，加入高汤，下入老母鸡、蟹味菇、山药，调入盐，煲至熟，撒入葱花、红椒圈装饰即可。

小贴士

红椒为装饰之用，孕妈妈不可贪吃。

熟地鸭肉汤

🕐 30分钟　　🍲 汤味浓郁　　☺ 补气养血

本品汤味浓郁，孕妈妈食用有补气养血之功效。其中的熟地是药食两用的佳品，有补血养阴、填精益髓的作用。

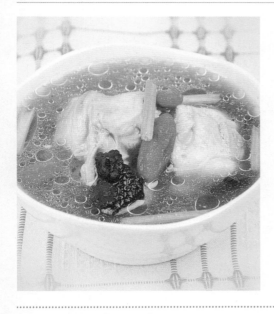

原料

鸭肉300克、枸杞子10克、熟地5克、芹菜段3克、姜片3克、盐3克

做法

1. 将鸭肉洗净斩块汆水；芹菜段洗净焯水；枸杞子、熟地洗净备用。
2. 净锅上火倒入水，调入盐，放入鸭肉、枸杞子、姜片、熟地，煲至熟，装盘，撒上芹菜段即可。

小贴士

痰多、便溏者忌食熟地。

火腿香菇鸡汤

🕐 55分钟　　🍲 浓郁香滑　　☺ 美容养颜

本品浓郁香滑，孕妈妈食用有强身益气、美容养颜之功效。其中的黑豆含有丰富的卵磷脂、钙、铁以及膳食纤维，有益脾补肾、改善贫血、排毒养颜的作用。

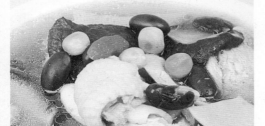

原料

鸡肉300克、火腿100克、水发香菇50克、黑豆30克、青豆20克、葱段5克、枸杞子少许、盐适量、香油3毫升、食用油适量

做法

1. 鸡肉洗净斩块汆水。
2. 火腿切片。
3. 香菇去根洗净切块。
4. 黑豆、青豆、枸杞子分别洗净。
5. 净锅上火，倒入油，将葱炝香，倒入水，调入盐，加入鸡肉、火腿、香菇、黑豆、青豆、枸杞子煲至熟，淋入香油即可。

小贴士

黑豆一次不宜食用过多，否则易造成消化不良。

素拌西蓝花

⏱ 8分钟　🔖 清鲜淡爽　😊 健脾养胃

本品清鲜淡爽，孕妈妈食用有健脾养胃之功效。其中的西蓝花含有丰富的维生素 C、钾、叶酸、维生素 A 等，是补脾和胃、健脑的佳品。

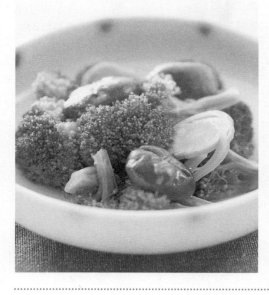

原料

西蓝花200克、胡萝卜15克、香菇15克、盐适量、香油少许

做法

1. 西蓝花洗净，切朵；胡萝卜洗净，切片；香菇洗净去蒂。
2. 将适量的水烧开后，分别将胡萝卜、西蓝花和香菇放入开水中焯熟。
3. 装盘，加入盐、香油拌匀即可。

小贴士

西蓝花焯水至断生即可，焯水时间过长会影响其爽脆口感。

土豆红烧肉

⏱ 30分钟　🔖 肉质鲜嫩　😊 补血养颜

本品肉质鲜嫩，孕妈妈食用有补脾养胃、增强免疫力之功效。其中的土豆含有丰富的维生素 C、B 族维生素和膳食纤维，有和胃调中、降血压等作用。

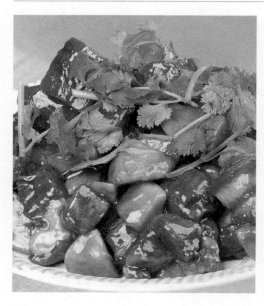

原料

五花肉400克、土豆200克、香菜10克、水淀粉适量、盐3克、白糖3克、酱油适量、醋适量、食用油适量

做法

1. 五花肉洗净，切块。
2. 土豆去皮洗净，切块。
3. 香菜洗净，切段。
4. 锅下油烧热，放入五花肉翻炒片刻，再放入土豆一起炒，加盐、白糖、酱油、醋炒至八成熟时，加适量水淀粉焖煮至汤汁收干，装盘，用香菜点缀即可。

小贴士

五花肉略肥，孕妈妈不可过多食用。

蒜香白切肉

🕐 25分钟　🔺 鲜香可口　😊 美容养颜

本品鲜香可口，孕妈妈食用有补虚、美容养颜之功效。蒜泥和白切肉搭配，不仅能减少油腻，还有杀菌消毒、预防感冒的作用。

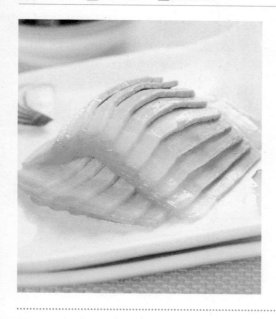

原料

带皮五花肉250克、黄瓜片10克、蒜泥适量、姜末适量、香油适量、盐适量

做法

1. 五花肉洗净切薄片，入开水中汆烫后捞出沥干，装盘。
2. 将五花肉放入蒸锅里蒸熟，取出，用黄瓜片装饰。
3. 将蒜泥、姜末、香油、盐调成料汁，蘸汁食用。

小贴士

食用此菜品后，在口中咀嚼些茶叶，可减轻口中的蒜味。

土豆泥

🕐 28分钟　🔺 软糯可口　😊 开胃消食

本品软糯可口，有开胃消食之功效。土豆泥不仅美味可口，并且热量低，有和胃调中、健脾益气的作用，孕妈妈、小孩以及老人最宜食用。

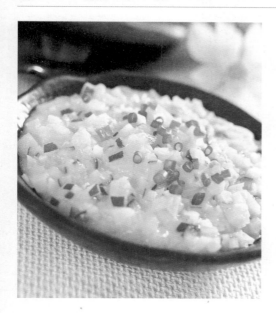

原料

土豆300克、洋葱1个、鸡蛋1个、葱花适量、盐2克、香油适量

做法

1. 土豆去皮洗净，切片，入沸水中煮熟后，捣成泥状。
2. 洋葱洗净，切碎；鸡蛋煮熟，将蛋白切成小粒状，蛋黄捣碎。
3. 土豆泥、洋葱末、粒状蛋白和碎蛋黄一起入锅，加适量的水煮开后停火，加入盐和香油，拌匀，撒上葱花即可。

小贴士

土豆也可放入蒸锅中蒸熟，去皮捣泥。

肉丝炒年糕

🕐 15分钟　🔺 香嫩酥软　☺ 增强免疫力

本品香嫩酥软,常食有增强免疫力之功效。其中的雪里蕻含有丰富的维生素C、胡萝卜素和膳食纤维,孕妈妈适量食用可开胃消食。

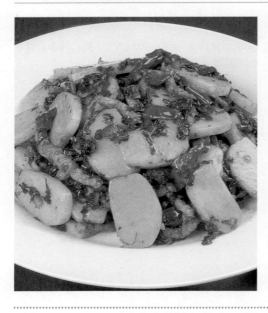

原料

猪肉200克、年糕300克、雪里蕻30克、干红椒2克、盐3克、酱油5毫升、食用油适量

做法

1. 猪肉洗净,切成丝。
2. 年糕洗净,切成薄片,入锅中煮软后,捞出。
3. 雪里蕻洗净,切碎。
4. 干红椒洗净,切段。
5. 炒锅注油烧热,放入干红椒段爆炒,放入肉丝拌炒,然后加入盐、酱油炒至肉丝呈金黄色,放入年糕片、雪里蕻末翻炒,起锅装盘即可。

小贴士

此菜微辣,孕妈妈不要贪多。

西红柿肉片

🕐 16分钟　🔺 清鲜爽脆　☺ 开胃消食

本品清香爽脆,孕妈妈食用有开胃消食之功效。其中的西红柿含胡萝卜素、维生素C、B族维生素等营养物质,有止血降压、健胃消食、凉血平肝等多种功效。

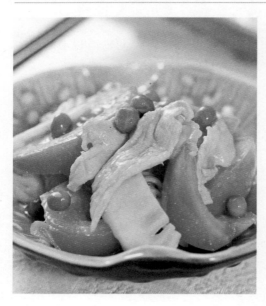

原料

猪瘦肉300克、豌豆15克、冬笋25克、西红柿2个、淀粉10克、盐适量、食用油适量

做法

1. 冬笋洗净切成梳状片;西红柿洗净切块;豌豆洗净焯熟;猪瘦肉洗净切片,加盐调味,再加入淀粉拌匀。
2. 锅中油烧热,放入肉片滑散后捞出。
3. 锅内留油,放入西红柿、冬笋、豌豆、肉片炒匀,加水,待沸后勾芡,加盐调味即成。

小贴士

每日喝一杯西红柿汁,可起到祛斑、滋润皮肤的作用。

娃娃菜炒五花肉

🕐 12分钟　🥘 香爽可口　😊 增强免疫力

本品香爽可口，常食有补虚益气、增强免疫力之功效。五花肉和清爽的娃娃菜搭配烹调，在减少油腻的同时，营养更加丰富，很适合孕妈妈滋补身体食用。

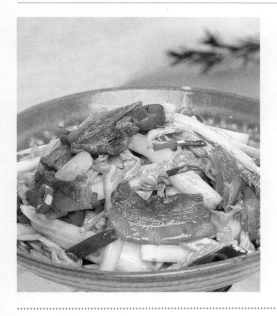

原料

五花肉200克、娃娃菜200克、红椒少许、葱5克、盐3克、食用油适量、醋适量

做法

1. 五花肉洗净，切片；娃娃菜洗净，切条；红椒去蒂洗净，切圈；葱洗净，切段。
2. 热锅下油，放入五花肉稍炒一会儿，再放入娃娃菜、红椒一起炒，加盐、醋炒至入味，待熟，放入葱段略炒，起锅装盘即可。

小贴士

此菜微辣，孕妈妈不可贪多。

腰果炒西芹

🕐 15分钟　🥘 鲜香脆嫩　😊 提神健脑

本品鲜香脆嫩，常食有提神醒脑之功效。其中的腰果含有丰富的维生素 B_1 及钙，孕妈妈食用可补充体力、缓解疲劳、补脑益智。

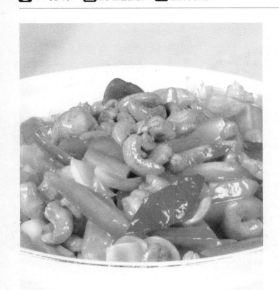

原料

西芹200克、百合100克、腰果100克、彩椒10克、胡萝卜8克、水淀粉适量、盐3克、白糖2克、食用油适量

做法

1. 将西芹洗净，切段；百合洗净，剥片；彩椒去蒂洗净，切片；胡萝卜洗净，切片；腰果洗净。
2. 锅下油烧热，放入腰果略炸一会儿，放入西芹、百合、彩椒、胡萝卜一起炒，加盐、白糖炒匀，待熟用水淀粉勾芡，装盘即可。

小贴士

腰果含有多种过敏源，过敏体质的孕妈妈慎食。

坛肉干鲜菜

🕐 40分钟　🔺 鲜香可口　😊 补血养颜

本品鲜香可口，孕妈妈食用有补血养颜之功效。萝卜干富含的 B 族维生素以及铁质有降血压、开胃、清热生津、消油腻的作用。

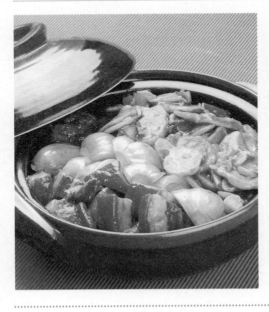

原料

五花肉200克、上海青100克、萝卜干150克、高汤适量、盐3克、白糖3克、食用油适量、醋适量

做法

1. 五花肉洗净切块；萝卜干泡发，洗净；上海青洗净，焯水后捞出沥干，装入坛内。
2. 起油锅，放入白糖烧化，放入肉块翻炒，加盐、醋、水，煮至汤汁收浓，和萝卜干一起装在坛内。
3. 加入高汤和适量的开水，小火慢炖30分钟即可。

小贴士

五花肉含脂肪较多，孕妈妈要适量食用。

香菇冬笋煲鸡

🕐 60分钟　🔺 清醇爽口　😊 保胎安胎

本品香味浓郁、清香溢口，常食有补虚益气、保胎安胎、增强免疫力之功效，很适合孕妈妈滋补身体食用。

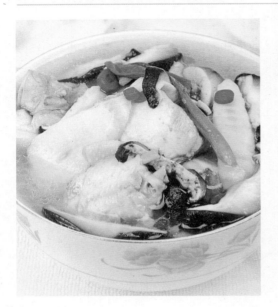

原料

鸡肉250克、鲜香菇100克、冬笋65克、上海青5克、姜片3克、红椒圈适量、盐少许、食用油适量

做法

1. 将鸡肉处理干净，剁块汆水；香菇去根洗净；冬笋洗净切片；上海青洗净备用。
2. 炒锅上火倒入油，将姜爆香，倒入水，放入鸡肉、香菇、冬笋，调入盐烧沸，放入上海青，撒上红椒圈即可。

小贴士

煲鸡时，也可选用高压锅，这样鸡肉更易炖烂，并且可节省时间。

西芹炒胡萝卜粒

🕐 12 分钟　　🔺 清脆爽口　　😊 美容养颜

本品清脆爽口，常食有清肝明目、排毒养颜之功效。其中的西芹富含膳食纤维和铁质，孕妈妈食用可养血补虚。

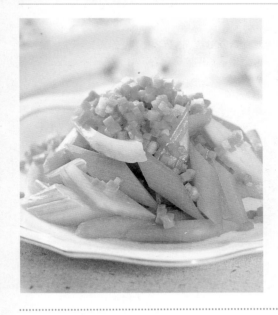

原料

西芹250克、胡萝卜150克、香油5毫升、盐3克、食用油适量

做法

1. 将西芹洗净，切菱形块，入沸水锅中焯水；胡萝卜洗净，切成粒。
2. 锅注油烧热，放入西芹爆炒至熟，调入香油、盐调味，盛入盘中。
3. 另起锅，将胡萝卜粒炒熟，放在西芹上。

小贴士

西芹叶含有丰富的胡萝卜素和维生素C，食用的时候尽量不要丢弃。

洋葱炒猪肝

🕐 25 分钟　　🔺 香脆可口　　😊 补气养血

本品香脆可口，孕妈妈常食有补气养血之功效。其中的猪肝含有丰富的蛋白质、维生素A以及铁，是补肝明目、养血的佳品。

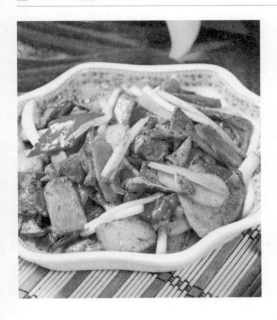

原料

猪肝150克、洋葱100克、土豆片10克、葱10克、姜2克、彩椒2克、盐适量、芝麻酱适量、食用油适量

做法

1. 猪肝洗净，切小块，加盐腌15分钟；葱洗净，切段；姜、彩椒、洋葱洗净，切片。
2. 炒锅置火上，放油烧至六成热，下入彩椒、姜片、葱段炒香，放入猪肝、土豆片炒熟，加洋葱炒香。
3. 下盐、芝麻酱调味，翻炒均匀，出锅盛盘即可。

小贴士

生猪肝有毒，烹调至熟方可食用。

洋葱炖猪排

🕐 60 分钟　🔺 鲜香可口　😊 补虚强身

本品脆软馨香，孕妈妈常食有强健身体、增强免疫力之功效。其中的洋葱能缓解压力、预防感冒，还有防老抗衰的作用。

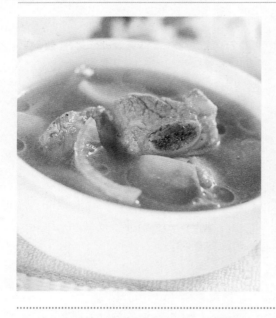

原料

猪排骨 400 克、洋葱 250 克、姜末 5 克、白糖 3 克、盐适量、食用油适量

做法

1. 将洋葱洗净切成块；猪排骨洗净，剁块，和洋葱放在一起，加姜末、盐腌 15 ~ 30 分钟。
2. 平底锅放油，油热后将猪排骨煎至八成熟。
3. 换炒锅放油，放入洋葱爆香后，倒入排骨及腌排骨的汁，加水，用小火炖 20 分钟后，放白糖煮入味出锅。

小贴士

此菜品也可放入一些白醋，味道会更浓郁可口。

椰子银耳鸡汤

🕐 40 分钟　🔺 清香可口　😊 美容养颜

本品清香可口，常食有补虚益气、美容养颜之功效。其中的椰肉含有大量的蛋白质、维生素及矿物质，孕妈妈食用对胎儿有益。

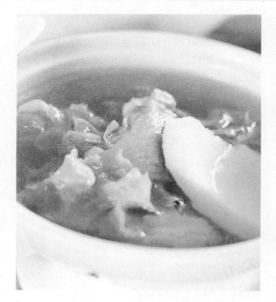

原料

椰子 1 个、净鸡 1 只、银耳 20 克、姜片 2 克、蜜枣 4 颗、盐 3 克

做法

1. 鸡洗净，剁成小块；椰子去壳取肉。
2. 银耳放清水中浸透，剪去硬梗，撕成小朵；椰子肉、蜜枣分别洗净。
3. 锅中放入适量水，加入所有原料，待水开后转小火煲 30 分钟，放盐调味即成。

小贴士

选购椰子时，可用手摇一摇，水声响则汁液多，否则椰肉多。

芥蓝炒虾仁

🕐 8分钟　🔺 清香爽口　😊 增进食欲

本品清香爽口，孕妈妈食用有促进消化、强健骨骼之功效。其中的芥蓝有利水解毒、解疲乏、助消化的作用。

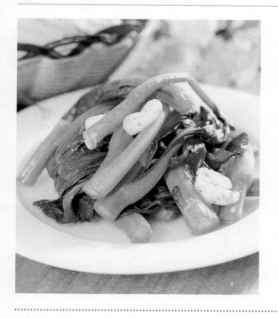

原料

虾仁30克、芥蓝100克、盐适量、食用油少许

做法

1. 将芥蓝洗净后切成段，用沸水焯一下，备用。
2. 将虾仁洗净，除去虾线，用水浸泡片刻，下油锅翻炒。
3. 再下入芥蓝，加盐炒熟即可。

小贴士

本品清香爽口，适宜胃口不佳的孕妈妈食用。

薏苡仁鸡块汤

🕐 40分钟　🔺 清香爽口　😊 补血养颜

本品清香爽口，有补血养颜、滋补强壮之功效，中晚期孕妈妈适量食用可以滋补身体。

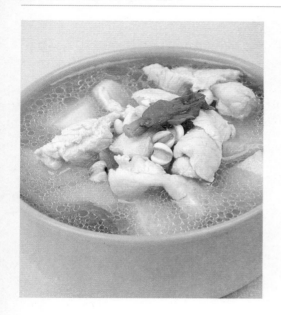

原料

鸡腿肉200克、山药50克、薏苡仁20克、青菜叶10克、枸杞子2克、盐3克

做法

1. 将鸡腿肉洗净，斩块，氽水；青菜叶洗净备用。
2. 山药去皮洗净，均切成块。
3. 薏苡仁淘洗浸泡至回软备用。
4. 汤锅上火倒入水，下入鸡块、山药、薏苡仁、枸杞子，调入盐煲至熟，加青菜叶烧煮片刻即可。

小贴士

薏苡仁性寒，孕早期孕妈妈应尽量避免食用，孕中期可以适当吃些，对健康有利，但一次不可食用过多。

西芹鸡柳

🕐 30分钟　　🔺 鲜香脆嫩　　😊 养心安神

本品鲜香脆嫩，常食有增强体力、养心安神之功效。养血补虚、平肝降压的西芹和补虚强身的鸡肉搭配，不仅营养美味，对妊娠性高血压还有一定的食疗功效。

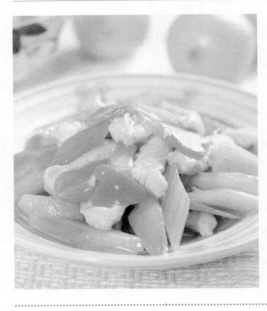

原料

西芹300克、鸡胸肉200克、胡萝卜20克、蒜片2克、鸡蛋清1个、淀粉适量、盐适量、食用油适量

做法

1. 鸡胸肉洗净切条，加入鸡蛋清、盐、淀粉拌匀，腌15分钟。
2. 西芹去筋洗净，切菱形，放入沸水中焯水片刻；胡萝卜洗净切片。
3. 油锅烧热，爆香蒜片，加入鸡肉、胡萝卜和西芹炒熟，用淀粉加水勾芡炒匀，加盐调味即成。

小贴士

西芹除了炒食外，还可以榨汁饮用。

玉米芦笋

🕐 12分钟　　🔺 清新爽口　　😊 开胃消食

本品清爽可口，常食有增进食欲、消肿降压之功效。其中的玉米笋含有丰富的维生素、蛋白质、矿物质，对孕妈妈有益。

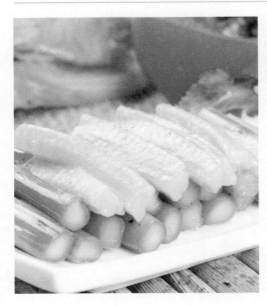

原料

芦笋400克、玉米笋200克、蒜末5克、姜汁适量、水淀粉适量、盐适量、白糖适量、食用油适量

做法

1. 芦笋洗净，切段。
2. 玉米笋用沸水焯一下，捞起，沥干水分。
3. 锅中加油烧热，下蒜末爆香，倒入玉米笋及芦笋段，烹入姜汁翻炒片刻，加盐、白糖及清水，烧开后用水淀粉勾芡即可。

小贴士

孕妈妈常食玉米笋，在增进食欲的同时，还能预防孕期水肿。

玉米笋炒芹菜

⏱ 15分钟　🍲 鲜香脆嫩　😊 润肠通便

本品鲜香脆嫩，常食有润肠通便、降低血压之功效。爽口的玉米笋和芹菜搭配，富含膳食纤维，可以辅助治疗孕期便秘。

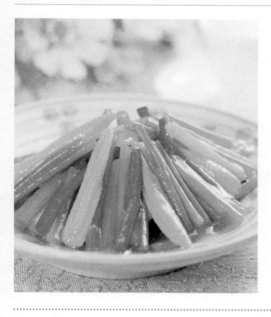

原料

芹菜250克、玉米笋100克、彩椒丝10克、姜末10克、蒜末10克、盐3克、食用油适量

做法

1. 玉米笋洗净，从中间剖开一分为二；芹菜洗净，切成与玉米笋长短一致的长度。
2. 将上述材料一起下入沸水锅中焯水，捞出，沥干水分。
3. 炒锅置大火上，下油爆香姜、蒜、彩椒丝，再倒入玉米笋、芹菜一起翻炒均匀，待熟时，下入盐调味即可。

小贴士

芹菜对妊娠高血压也有疗效。

芋头烧肉

⏱ 25分钟　🍲 浓郁香滑　😊 补中益气

本品绵软浓香，孕妈妈食用有补中益气之功效。其中的芋头含有丰富的黏液皂素及多种微量元素，和五花肉搭配，缓解油腻的同时，还能促进消化、增进食欲。

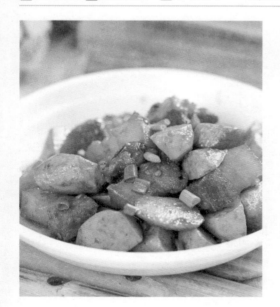

原料

五花肉250克、芋头150克、葱花5克、鲜汤适量、豆瓣少许、白糖适量、盐适量、食用油适量

做法

1. 五花肉洗净，切小块；芋头去皮洗净，切滚刀块。
2. 将五花肉和芋头过油后，捞出备用。
3. 锅中油烧热，下豆瓣炒香，放入葱花略炒，掺鲜汤熬汁后，放进五花肉，肉熟时下芋头烧至熟软，下白糖、盐调味即可。

小贴士

孕妈妈可以吃些芋头，但不宜过量食用。

竹笋鸡汤

⏱ 30 分钟　　🔺 清新爽口　　😊 养心安神

本品汤味浓郁、清淡爽口，常食有养心安神之功效。心烦意乱、食欲不佳的孕妈妈宜常食此汤，有很好的养神安胎作用。

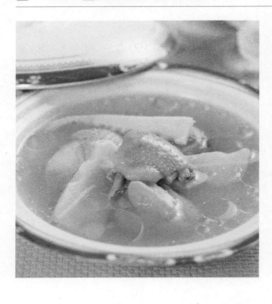

原料

鸡肉 300 克、竹笋 3 根、姜片 2 克、盐 3 克

做法

1. 鸡肉洗净，剁块，放入锅内汆烫，汆去血水捞出，冲净。
2. 另起锅放水烧开，下入鸡块和姜片，大火烧开，改小火烧 15 分钟。
3. 竹笋去壳，洗净后切成厚片，放入鸡汤内同煮至熟软（约 10 分钟），然后加盐调味，即可熄火盛出。

小贴士

竹笋不易消化，孕妈妈不可多食。

蒸肉卷

⏱ 30 分钟　　🔺 口味浓郁　　😊 滋补强身

本品荤素搭配均匀，五花肉搭配白菜叶、彩椒丝，不仅营养丰富、清香溢口，还少油腻，很适合孕妈妈滋补身体食用。

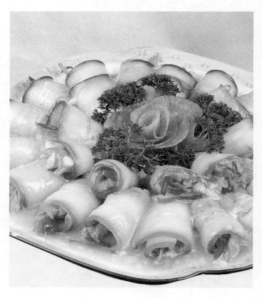

原料

五花肉 300 克、彩椒丝 20 克、白菜叶 150 克、刀刻萝卜花 1 朵、芹菜叶适量、水淀粉适量、盐适量

做法

1. 将五花肉洗净，切成厚薄均匀的片，加盐搅拌均匀；锅中加水烧开，加盐，用水淀粉勾芡。
2. 每片五花肉卷上彩椒丝、白菜叶，整齐放入盘中，淋上芡汁。
3. 用大火蒸至熟烂，出锅，用萝卜花、芹菜叶装饰即可。

小贴士

本品微辣，孕妈妈不宜多食。

鸡腿菇煲排骨

🕐 40分钟　🔺 口味浓郁　😊 增进食欲

鸡腿菇和排骨的营养都十分丰富，经常食用这道菜有助于增进食欲、促进消化、增强人体免疫力，尤其适合孕妈妈食用。

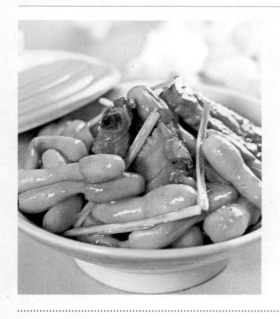

原料

排骨250克、鸡腿菇100克、葱段5克、姜片5克、酱油5毫升、盐适量

做法

1. 先将排骨洗净，斩段，用少许盐、酱油稍腌；将鸡腿菇清洗干净，对切。
2. 将排骨放入砂锅，加入水及葱、姜，以及适量盐煲熟，捞出装盘，并保留砂锅中的汁水，下入鸡腿菇略煮，盛出铺入装有排骨的碗中即可。

小贴士

鸡腿菇不要先切后洗。

芥蓝炒核桃

🕐 15分钟　🔺 清新爽脆　😊 增进食欲

核桃仁含有较多的蛋白质以及人体营养必需的不饱和脂肪酸；将核桃与有增进食欲作用的芥蓝共同烹调，对胎儿的发育极为有益。

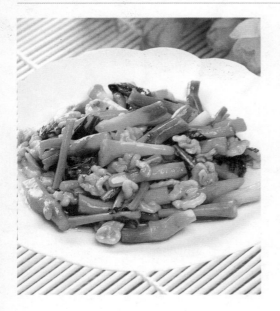

原料

芥蓝350克、核桃仁200克、盐3克、食用油适量

做法

1. 将芥蓝清洗干净，切段；将核桃仁清洗干净，入沸水锅中余水，捞出沥干待用。
2. 锅注油烧热，下入芥蓝爆炒，再倒入核桃仁一起翻炒片刻。
3. 调入盐炒匀，装盘即可。

小贴士

将芥蓝梗除去硬皮，味道会更好。

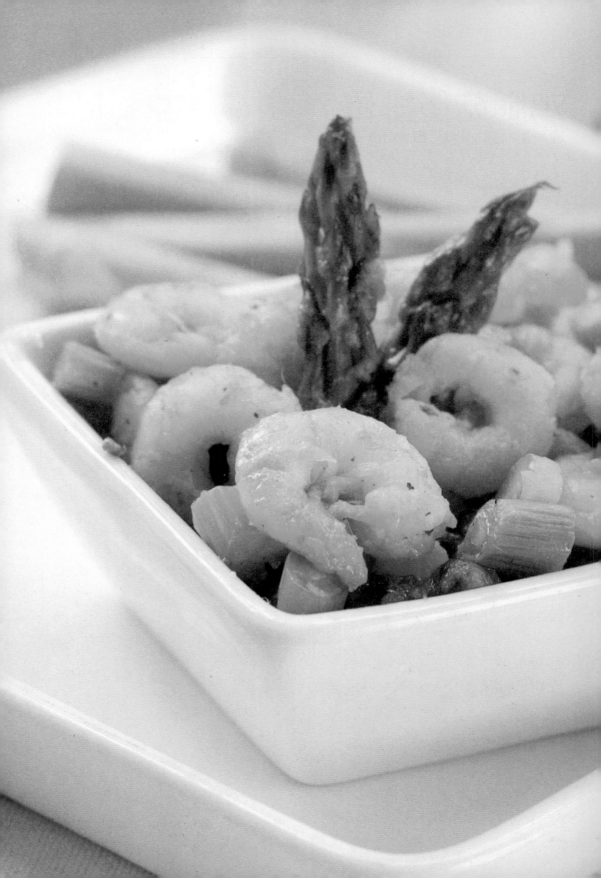

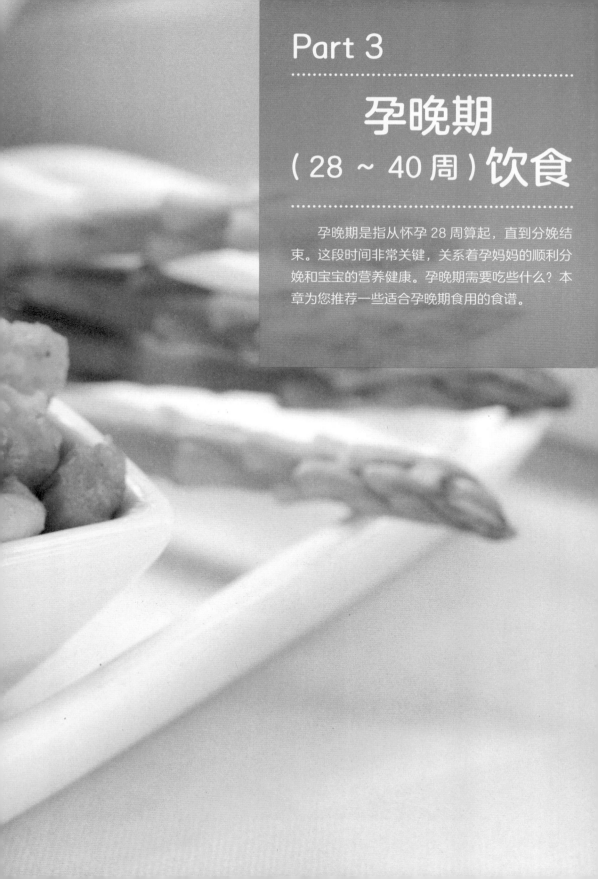

Part 3

孕晚期
（28 ～ 40 周）饮食

孕晚期是指从怀孕 28 周算起，直到分娩结束。这段时间非常关键，关系着孕妈妈的顺利分娩和宝宝的营养健康。孕晚期需要吃些什么？本章为您推荐一些适合孕晚期食用的食谱。

孕晚期饮食指导

多喝酸牛奶

酸牛奶改变了牛奶的酸碱度，使牛奶的蛋白质发生变性凝固，结构松散，更容易被人体内的蛋白酶消化。酸牛奶中的乳糖经发酵，已分解成能被小肠吸收的半乳糖与葡萄糖，因此可避免某些人喝牛奶后出现腹胀、腹痛、稀便等乳糖不耐受症状。由于乳酸能产生一些抗菌作用，因而酸牛奶对伤寒杆菌以及肠道中的有害生物的生长繁殖有一定的抑制作用，并且在人的肠道里合成人体必需的多种维生素。

调理饮食，控制体重

孕妈妈肥胖可导致分娩巨大胎儿，并易导致妊娠期糖尿病、妊娠期高血压、剖宫产、产后出血增多等症状，因此妊娠期一定要合理膳食，平衡营养，不可暴饮暴食，注意防止肥胖。已经肥胖的孕妈妈，不能通过药物来减肥，可在医生的指导下，通过饮食调节来控制体重。

挑选适当的食用油

亚油酸几乎存在于所有植物油中，而亚麻酸仅存在于大豆油、亚麻籽油、核桃油等少数的油种中。孕妈妈还可以选择以深海鱼为原料提炼而成的鱼油。用坚果当加餐，坚果脂类含量丰富，可以作为不吃鱼的孕妈妈的一种营养补充剂。做菜时多选用植物油，植物油如大豆油、菜籽油、橄榄油等，它们是不饱和脂肪酸的良好来源，但孕妈妈要控制用量。

适当喝点淡绿茶

妊娠期的孕妈妈最好不要喝茶太多、太浓，特别是饮用浓红茶。不过，倘若孕妈妈嗜好喝茶，可以在这一时期适当饮用一些淡绿茶。绿茶中含有茶多酚、芳香油、矿物质、蛋白质、维生素等上百种成分，其中含锌量极为丰富。孕妈妈如能每日喝 3 ~ 5 克淡绿茶，可加强心肾功能，促进血液循环，帮助消化，防止妊娠水肿，对促进胎儿生长发育也是大有好处的。

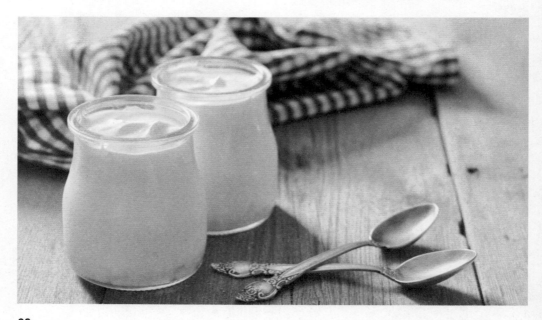

孕晚期饮食禁忌

忌常食温热补品

不少孕妈妈经常吃些人参、桂圆之类的补品，以为这样可以使胎儿发育得更好。其实，这类补品对孕妈妈和胎儿都是利少弊多，还有可能造成不良后果。妊娠期间，妇女月经停闭，脏腑经络之血皆注于冲任以养胎，母体全身处于阴血偏虚、阳气相对偏盛的状态，因此容易出现"胎火"。如果孕妈妈经常服用温热性的补药、补品，势必导致阴虚阳亢，出现水肿、原发性高血压、便秘等症状。

忌大量吃夜宵

孕晚期胎儿生长快，孕妈妈消耗的能量多，很容易感觉到饿，因此不少孕妈妈会吃夜宵。不过，营养专家建议孕妇不要大量吃夜宵。夜晚是身体休息的时间，吃下夜宵之后，容易增加胃肠的负担，让胃肠道在夜间无法得到充分的休息。

此外，夜间身体的代谢率会下降，热量消耗也最少，因此很容易将多余的热量转化为脂肪在体内堆积起来，造成体重过大。有一些孕妇到了孕晚期，容易产生睡眠问题，如果再吃夜宵，有可能会影响孕妇的睡眠质量。

如果一定要吃夜宵，宜选择易消化且低脂肪的食物，如水果、五谷杂粮面包、燕麦片、低脂奶、豆浆等，最好在睡前2~3个小时进食；避免高油脂、高热量的食物，因为油腻的食物会使消化变慢，加重胃肠负荷，甚至可能影响到隔天的食欲。

忌贪食荔枝

荔枝富含糖、蛋白质、脂肪、钙、磷、铁及多种维生素等营养成分。孕妈妈吃荔枝每日以100~200克为宜，如果大量食用可引起高血糖。血糖浓度过高，会导致糖代谢紊乱，使糖从肾脏

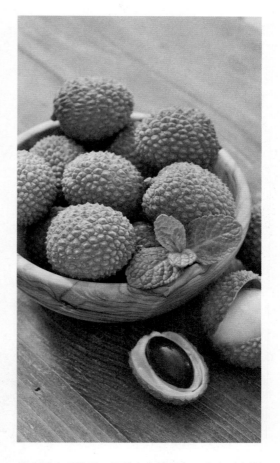

排出而出现糖尿。虽然高血糖可在2个小时内恢复正常，但是，反复大量食用荔枝可使血糖浓度持续增高，易导致胎儿巨大，容易并发难产、滞产、死产、产后出血及感染等。

孕晚期必备营养素

DHA

DHA 是一种不饱和脂肪酸,和胆碱、磷脂一样,都是构成大脑皮层神经膜的重要物质,它能促进大脑细胞特别是神经传导系统的生长、发育;DHA 还能预防孕妈妈早产,增加胎儿出生时的体重,保证胎儿大脑和视网膜的正常发育。从孕期18 周开始直到产后 3 个月,是胎宝宝大脑中枢神经元分裂和成熟最快的时期,持续补充高水平的 DHA,将有利于胎儿的大脑发育。

食物来源:核桃仁等坚果类食品在母体内经肝脏处理能生成 DHA。海鱼、海虾、鱼油、甲鱼等食物中 DHA 含量较丰富。如果对鱼类过敏或者不喜欢鱼腥味的孕妈妈,可以在医生的指导下服用 DHA 制剂。

卵磷脂

卵磷脂既是神经细胞间信息传递介质的重要来源,也是大脑神经髓鞘的主要物质来源。充足的卵磷脂可提高信息传递的速度和准确性,使人思维敏捷,注意力集中,记忆力增强,如果孕期缺乏卵磷脂,孕妈妈会感觉疲劳,容易出现心理紧张、反应迟钝、头昏头痛、失眠多梦等症状,同时也会影响胎儿大脑的正常发育。

食物来源:富含卵磷脂的食物有蛋黄、大豆、谷类、小鱼、动物肝脏、鳗鱼、玉米油、葵花籽油等,但营养较完整、含量较高的是大豆、蛋黄和动物肝脏。

α - 亚麻酸

α - 亚麻酸是维系人类脑进化和构成人体大脑细胞的重要物质,为人体必需脂肪酸,是组成大脑细胞和视网膜细胞的重要物质。α - 亚麻酸能控制基因表达,优化遗传基因,转运细胞物质原料,控制养分进入细胞,影响胎宝宝脑细胞的

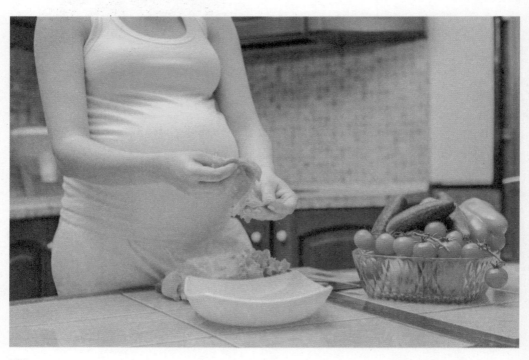

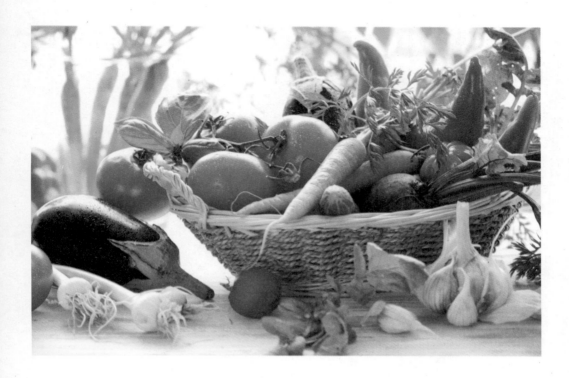

生长发育，降低神经管畸形和各种出生缺陷的发生率。α-亚麻酸在人体内不能自主合成，必须要从外界摄取。

食物来源：富含 α-亚麻酸的食物有深海鱼虾类，如石斑鱼、鲑鱼、海虾等；坚果类，如核桃等。在含有 α-亚麻酸的食物中，亚麻籽油的含量是比较高的。孕妈妈每天吃几个核桃或者用亚麻籽油炒菜都可以补充 α-亚麻酸。

维生素K

维生素K是一种脂溶性维生素，能合成血液凝固所必需的凝血酶原，加快血液的凝固速度，减少出血，降低新生儿出血性疾病的发病率。孕妈妈在孕期如果缺乏维生素K，可能会导致孕期骨质疏松症或骨软化症的发生；也会造成胎儿体内凝血酶低下，容易发生消化道、颅内出血等症状。

食物来源：富含维生素K的食物有绿色蔬菜，如菜花、莴笋、萝卜等；烹调油，主要是豆油和菜籽油。另外，奶油、乳酪、干酪、蛋黄、动物

肝脏中的维生素K含量也较为丰富。

β-胡萝卜素

β-胡萝卜素是孕晚期的重要营养素，既有利于胎儿和母体，又有利于将来的哺乳。β-胡萝卜素在人体内能够转化成维生素A，可促进骨骼发育，有助于细胞、黏膜组织、皮肤的正常生长，增强人体的免疫力，对母体的乳汁分泌也有益。孕妈妈缺乏 β-胡萝卜素会直接影响胎儿的心智发展，此外，还会提高胎儿的患病率，易使新生儿出现反复性的气管、支气管等呼吸道炎症和肺部炎症。

食物来源：通常食物的颜色越深，其含有的 β-胡萝卜素越多。富含 β-胡萝卜素的食物主要有红色、橙色、黄色的蔬菜、水果以及绿色蔬菜，如西蓝花、生菜等。

白菜烧小丸子

⏱ 20分钟　🔺香嫩酥软　😊增强免疫力

本品香嫩酥软，常食有强壮身体、增强免疫力之功效。白菜和猪肉丸子搭配，能帮孕妈妈清热除烦、解渴利尿，还有润肠通便、促进食欲的作用。

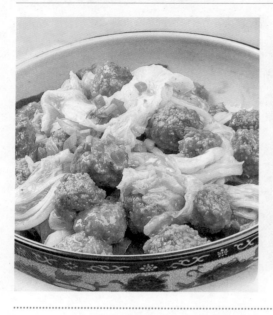

原料

白菜叶400克、猪肉丸子200克、葱5克、淀粉适量、盐2克、食用油适量

做法

1. 白菜叶洗净切段；葱洗净，切葱花；淀粉加水拌匀备用。
2. 锅中倒油加热，下白菜叶炒熟，倒入猪肉丸子，加适量水烧熟。
3. 加盐调味，最后倒入淀粉水勾芡，出锅撒上葱花即可。

小贴士

白菜性偏寒凉，气虚胃寒的人忌多吃。

白灼西蓝花

⏱ 10分钟　🔺清新爽口　😊开胃消食

本品清新爽口，有开胃消食、降低血糖之功效。其中的西蓝花中的营养成分不仅含量高，而且全面，对孕妈妈和胎儿有益。

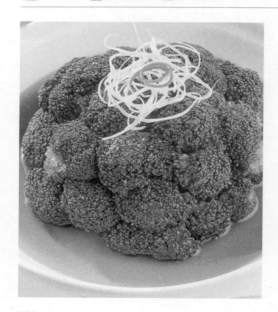

原料

西蓝花300克、葱白适量、彩椒适量、盐适量、酱油适量

做法

1. 西蓝花洗净，用手掰成小朵；葱白洗净，切丝；彩椒去蒂洗净，切丝。
2. 锅入水烧开，放入西蓝花焯熟，装盘，入酱油、盐调味，用葱白丝、彩椒丝点缀其上即可。

小贴士

西蓝花能增强孕妈妈的免疫力，促进铁质的吸收，保护胎儿的神经系统。

草菇红烧肉

🕐 75分钟　🔺 鲜香软嫩　😊 增强免疫力

本品鲜香软嫩，常食有增强免疫力之功效。其中的草菇能消食祛热、补脾益气，是适合孕妈妈的营养保健食品。

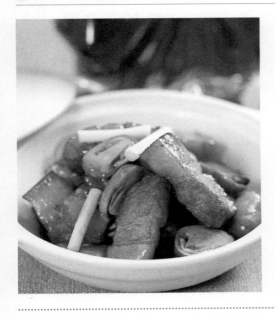

原料

五花肉300克、草菇50克、葱段5克、姜片5克、白糖3克、盐2克、食用油适量

做法

1. 草菇去蒂洗净，对切后沥干；五花肉刮洗干净，切成块。
2. 油锅置火上，放入白糖炒色，然后放五花肉块煸炒，加入葱段、姜片略炒后倒入砂锅。
3. 放入草菇，加适量水大火烧沸，改小火焖1个小时，加盐再焖至五花肉块酥烂即可。

小贴士

草菇清洗时，不可浸泡时间过长，以免营养物质流失。

茶树菇炒五花肉

🕐 18分钟　🔺 鲜香软嫩　😊 保胎安胎

本品鲜香软嫩、浓郁可口，有补虚益气、增强免疫力之功效。孕妈妈经常食用，还有保胎安胎的作用。

原料

五花肉300克、茶树菇150克、蒜5克、蒜苗10克、彩椒8克、盐3克、食用油适量、豆豉酱适量

做法

1. 五花肉洗净，切片；茶树菇洗净；蒜去皮洗净，切末；蒜苗洗净，切段；彩椒去蒂洗净，切片。
2. 锅下油烧热，入蒜爆香，放入五花肉炒至五成熟，放入茶树菇、彩椒翻炒，加盐、豆豉酱调味。
3. 待熟，放入蒜苗略炒，起锅盛盘即可。

小贴士

茶树菇营养丰富，建议孕妈妈煲汤食用。

大白菜包肉

⏱ 20分钟　🔥 鲜香软嫩　😊 补血养颜

本品鲜香软嫩，常食有补血养颜、增强免疫力之功效。经常吃些大白菜，可以促进机体新陈代谢，对孕妈妈和胎儿都有好处。

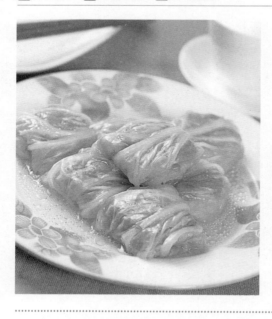

原料

大白菜300克、猪肉馅150克、葱末5克、姜末5克、淀粉适量、高汤适量、盐3克、香油适量、酱油适量

做法

1. 大白菜取嫩叶择洗干净。
2. 猪肉馅加上葱末、姜末、盐、酱油、淀粉搅拌均匀；将调好的肉馅放在菜叶中间，包裹好。
3. 将包好的菜包放入盘中，加高汤，入蒸锅用大火蒸10分钟至熟，取出淋上香油即可食用。

小贴士

不可食用腐烂的大白菜。

冬笋鱼块煲

⏱ 25分钟　🔥 清鲜淡爽　😊 补气养血

本品清鲜淡爽，常食有补气养血、提神醒脑之功效。孕妈妈经常食用此菜品，不仅能使肤色更红润，对胎儿也有很好的滋补作用。

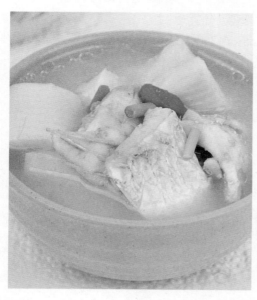

原料

草鱼300克、清水冬笋100克、葱花3克、枸杞子少许、盐少许

做法

1. 将草鱼处理干净斩块。
2. 清水冬笋洗净切块备用。
3. 净锅上火倒入水，调入盐，下入鱼块、清水冬笋、葱花、枸杞子煲至熟即可。

小贴士

鱼肉含优质蛋白质，氨基酸含量高，适合孕妈妈食用。

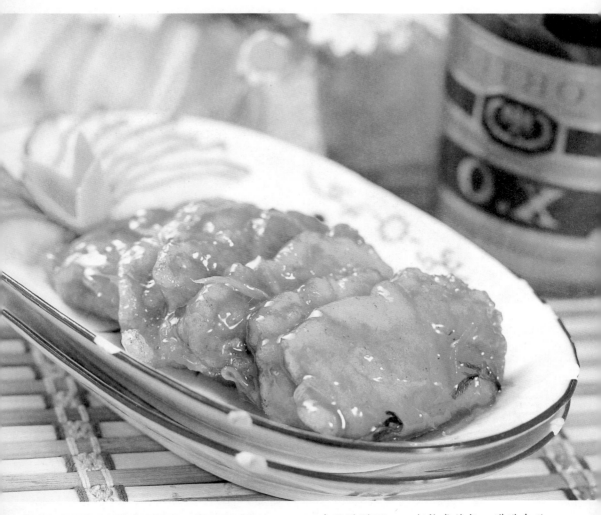

番茄酱锅包肉

🕐 15分钟　　🔺 酸甜适中　　☺ 增进食欲

本品酸甜可口，有补虚益气、增进食欲之功效。孕期食欲不佳的孕妈妈适宜食用此菜品，有促进食欲的作用。

原料

猪里脊肉400克、胡萝卜丝5克、水淀粉10毫升、葱丝5克、姜丝4克、白糖3克、醋5毫升、番茄酱10克、食用油适量

做法

1. 将猪里脊肉洗净切片，用水淀粉挂糊上浆备用。

2. 热锅下油，投入猪里脊肉炸至外焦里嫩、色泽金黄时捞出。

3. 锅留底油，下入葱丝、姜丝、胡萝卜丝炒香，放入白糖、醋、番茄酱烧开，放入猪里脊肉快速翻炒几下即可。

小贴士

孕妈妈一次不要食用过多，以免引起消化不良。

粉丝蒸大白菜

⏱ 15分钟　🔺 清醇爽口　😊 养心润肺

本品清醇爽口，常食有促进食欲、养心润肺之功效。孕妈妈食欲不佳时，不妨尝试食用此菜品。

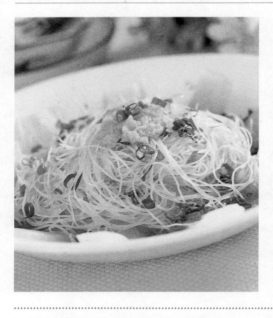

原料

粉丝200克、大白菜100克、蒜蓉5克、枸杞子10克、葱花少许、盐2克、香油适量

做法

1. 粉丝洗净泡发；枸杞子洗净；大白菜洗净切成大片。
2. 将大片的大白菜垫在盘中，再将泡好的粉丝、枸杞子置于大白菜上。
3. 将备好的材料入锅蒸10分钟，取出，用蒜蓉、盐、香油拌匀，撒上葱花即可。

小贴士

市场上的粉丝有不少是食用胶做成的，孕妈妈购买的时候一定要谨慎。

豆筋红烧肉

⏱ 25分钟　🔺 香韧可口　😊 补虚强身

本品香韧可口，孕妈妈食用有补虚强身之功效。其中的豆筋含有丰富的蛋白质及多种营养成分，是高蛋白、低脂肪的天然营养品。

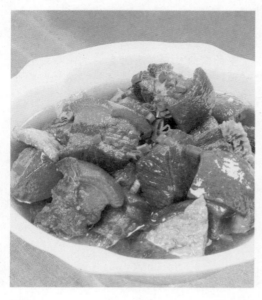

原料

五花肉400克、豆筋150克、葱10克、盐3克、白糖适量、醋适量、食用油适量

做法

1. 五花肉洗净，切块；豆筋泡发洗净，切块；葱洗净切葱花。
2. 锅入水烧开，放入五花肉焯水，捞出沥干备用。
3. 起油锅，入白糖，炒出糖色，放入五花肉炒至出油，再放入豆筋一起炒，加盐、醋炒匀，加适量清水，煮熟盛盘，撒上葱花即可。

小贴士

本品虽营养丰富，但孕妈妈不可多食。

富贵缠丝肉

🕐 25分钟　🔺 浓郁香滑　☺ 养心润肺

本品浓郁馨香，常食有养心润肺、强身健体之功效。其中的五花肉含有多种营养成分，适量食用对孕妈妈和胎儿有益。

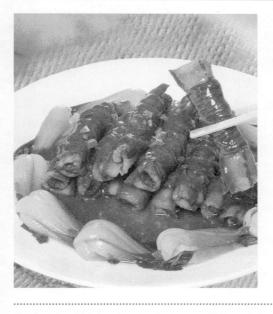

原料

五花肉 250 克、上海青 200 克、彩椒丁 10 克、葱花 10 克、泡菜适量、水淀粉适量、盐 3 克、食用油适量、番茄酱适量、醋适量

做法

1. 五花肉洗净切片。

2. 上海青洗净，焯水后摆盘。

3. 将五花肉用泡菜叶包裹成肉卷备用。

4. 锅下油烧热，放入肉卷略煎一会儿，加盐、番茄酱、醋、水淀粉调味，稍微加点水，烧到汤汁变浓，待熟，摆盘，撒上彩椒丁、葱花，放入装有上海青的盘里即可。

小贴士

泡菜属于腌制食品，孕妈妈适量食用。

枸杞子大白菜

🕐 25分钟　🔺 清新爽口　☺ 养心补血

本品鲜香软嫩、晶莹剔透，有补血养颜、开胃消食之功效。白菜中含有的维生素 C 可以促进人体对枸杞子中铁元素的吸收，孕妈妈常食能预防贫血。

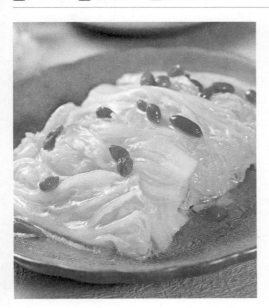

原料

大白菜 300 克、枸杞子 10 克、上汤适量、水淀粉 15 毫升、盐 3 克

做法

1. 将大白菜洗净切片。

2. 枸杞子入清水中浸泡后洗净。

3. 锅中倒入上汤煮开，放入大白菜煮至软。

4. 放入枸杞子，加盐调味，用水淀粉勾芡即成。

小贴士

在清洗大白菜时，将其撕片放在盐水中浸泡 10 分钟，可有效去除农药残留。

山药牛肉汤

🕐 30 分钟　🔺 浓郁香滑　😊 滋补强身

本品浓郁香滑，有补脾益气、补血养颜之功效。身体瘦弱、酸软无力的孕妈妈最宜用此汤滋补身体。女性经常食用此汤，还能起到滋润皮肤的作用。

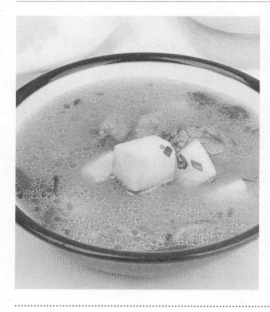

原料

山药 200 克、牛肉 125 克、枸杞子 5 克、香菜末 3 克、盐 3 克

做法

1. 将山药去皮洗净切块。
2. 牛肉洗净切块汆水。
3. 枸杞子洗净备用。
4. 净锅上火倒入水，调入盐，下入山药、牛肉、枸杞子煲至熟，撒入香菜末即可。

小贴士

孕妈妈每周吃一次牛肉即可。

鱼香鹌鹑蛋

🕐 20 分钟　🔺 口味浓郁　😊 补血益气

鹌鹑蛋的营养价值很高，可补气益血、强筋壮骨。黄瓜肉质脆嫩，含有蛋白质、脂肪、维生素、纤维素以及钙、磷、铁、钾等物质，可为孕妈妈提供丰富的营养。

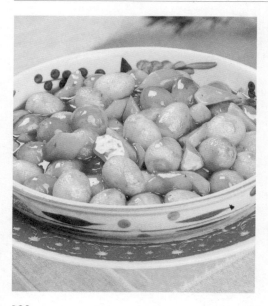

原料

黄瓜 100 克、鹌鹑蛋 250 克、水淀粉适量、盐 3 克、酱油适量、蚝油少许

做法

1. 将黄瓜清洗干净，切块；将鹌鹑蛋煮熟，去壳放入碗内，放入黄瓜，调入少许酱油和盐，入锅蒸约 10 分钟后取出。
2. 炒锅置火上，加少许蚝油和水烧开，用水淀粉勾薄芡后淋入碗中即可。

小贴士

黄瓜块要切得小一点，与鹌鹑蛋大小相近最好。

蚝油鸡片

🕐 23分钟　📊 肉质鲜嫩　😊 提神健脑

本品鲜香脆嫩，常食有补虚、提神、醒脑之功效。其中的蚝油尤其适合缺锌的孕妈妈。

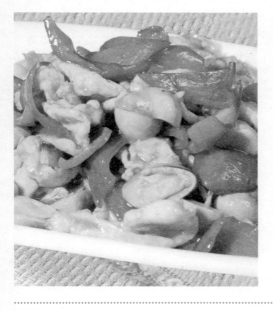

原料

鸡肉300克、草菇200克、彩椒100克、盐3克、食用油适量、蚝油5毫升

做法

1. 鸡肉洗净，切片，加盐腌15分钟；彩椒、草菇洗净，切片，分别入水焯一下。
2. 炒锅上火，加油烧至六成热，下鸡肉炒至颜色发白，加彩椒、草菇炒香。
3. 加蚝油、盐调味，盛盘即可。

小贴士

孕妈妈注意要选择不辣的彩椒。

菜花炒西红柿

🕐 12分钟　📊 脆嫩清爽　😊 开胃消食

本品脆嫩清爽，有开胃消食、促进食欲之功效。菜花和西红柿搭配，含有丰富的维生素和矿物质，孕妈妈食用不仅能补充营养，还能辅助治疗便秘。

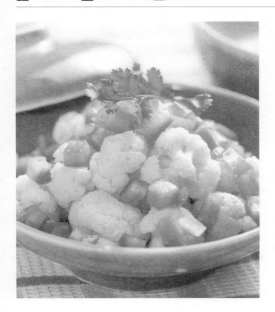

原料

菜花250克、西红柿200克、香菜3克、盐适量、食用油适量

做法

1. 菜花去除根部，切成小朵，用清水洗净，焯水，捞出沥干水待用；香菜洗净切小段。
2. 西红柿洗净，切小丁。
3. 锅中加油烧至六成热，将菜花和西红柿丁放入锅中，再调入盐翻炒均匀，盛盘，撒上香菜段即可。

小贴士

孕妈妈常吃菜花可以预防产后出血。

黄豆芽拌荷兰豆

⏱ 8分钟　🔼 清鲜淡爽　☺ 增强免疫力

本品清鲜淡爽，常食有补脑益智、增强免疫力之功效。其中的黄豆芽含有丰富的蛋白质、膳食纤维、维生素及矿物质，孕妈妈食用有补气养血的作用。

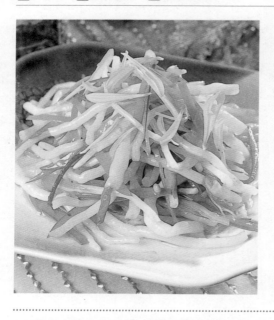

原料
黄豆芽100克、荷兰豆80克、菊花瓣10克、彩椒3克、盐3克、酱油10毫升、香油10毫升

做法
1. 黄豆芽掐去头尾，洗净，放入沸水中焯一下，沥干水分，装盘；荷兰豆洗净，放入开水中烫熟，切成丝，装盘。
2. 菊花瓣洗净，放入开水中焯一下；彩椒洗净，切丝。
3. 将盐、酱油、香油调匀，淋在黄豆芽、荷兰豆上拌匀，撒上菊花瓣、彩椒丝即可。

小贴士
黄豆芽性寒，慢性腹泻及脾胃虚寒尿多的孕妈妈忌食。

芥菜叶拌豆丝

⏱ 11分钟　🔼 脆软清爽　☺ 开胃消食

本品脆软清爽，常食有开胃消食、强健骨骼之功效。孕妈妈食欲不佳者，可尝试食用此菜品。

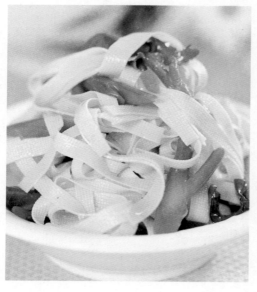

原料
芥菜叶100克、豆腐皮100克、盐3克、白糖3克、香油适量

做法
1. 将豆腐皮洗净后切成长细丝，入沸水中焯熟备用。
2. 将芥菜叶清洗干净切段，放沸水锅中烫熟即捞出，晾凉，沥水。
3. 将豆腐丝、芥菜放在盘内，加入盐、白糖、香油拌匀即可。

小贴士
孕妈妈可以适量吃新鲜的芥菜，多吃容易上火。

清蒸武昌鱼

🕐 35分钟　🔺 清鲜淡爽　☺ 增强免疫力

这道菜鱼肉鲜美，汤汁清澈，原汁原味，淡爽鲜香。此菜容易消化吸收，能补充蛋白质、多种维生素以及矿物质，有利于胎儿的生长发育。

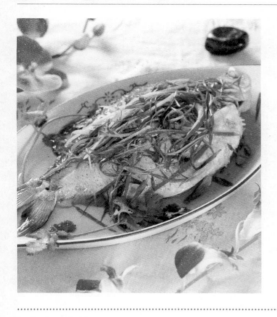

原料

武昌鱼500克、姜丝10克、葱丝10克、彩椒10克、香菜5克、盐适量、生抽适量、香油适量

做法

1. 将武昌鱼处理干净；将彩椒清洗干净，切丝。
2. 将武昌鱼放入盘中，抹上少许盐腌渍约5分钟。
3. 将鱼放入蒸锅，撒上姜丝，蒸至熟后取出，撒上葱丝、彩椒丝、香菜，淋上用生抽、香油调成的味汁。

小贴士

为使鱼更入味，可在鱼身上打上花刀。

南瓜红烧肉

🕐 45分钟　🔺 香嫩酥软　☺ 增强免疫力

本品香嫩酥软，常食有补虚强身、增强免疫力之功效。其中的南瓜含有丰富的胡萝卜素和维生素C，适合孕妈妈食用。

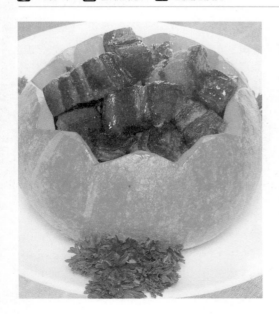

原料

五花肉300克、南瓜1个、食用油适量、盐3克、白糖适量

做法

1. 五花肉洗净，切块。
2. 南瓜洗净，将瓜囊掏空，做成一个容器状。
3. 起油锅，入白糖烧化，倒入肉块迅速翻炒，加入盐，稍微加一点水，小火煮20分钟。
4. 等汤汁收浓，起锅盛在南瓜内，上蒸锅蒸20分钟即可。

小贴士

南瓜性温，味甘无毒，孕妈妈可放心食用。

金牌一碗香

🕐 30 分钟　⚠ 清醇爽口　😊 补虚养颜

本品鲜香脆嫩，荤素搭配均匀，营养丰富全面，有补虚强身的作用，很适合滋补身体食用。

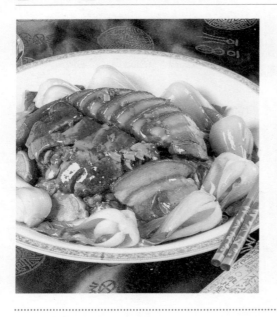

原料

五花肉 400 克、上海青 200 克、卤蛋 1 个、葱花适量、高汤适量、食用油适量、盐 3 克、白糖 3 克、排骨酱适量

做法

1. 将五花肉洗净，入油锅稍炸，捞出待凉后切片。
2. 上海青洗净，入开水中焯熟。
3. 卤蛋对半切开备用。
4. 五花肉加白糖、盐、排骨酱拌匀，和卤蛋一起摆盘，淋入高汤。
5. 用大火蒸熟，取出，摆上上海青，撒上葱花即可。

小贴士

上海青含有丰富的钙、磷、铁，于孕妈妈和胎儿有益。

韭黄肉丝

🕐 14 分钟　⚠ 鲜香脆嫩　😊 保胎安胎

本品鲜香脆嫩，含有丰富的蛋白质、脂肪、糖类以及矿物质钙、磷、铁等营养素，对孕妈妈有较好的滋补作用。

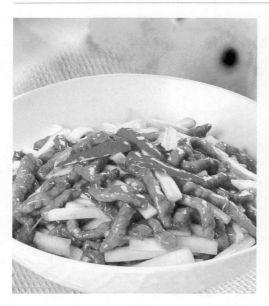

原料

猪肉 200 克、韭黄 100 克、彩椒 5 克、水淀粉适量、食用油适量、盐适量、香油适量

做法

1. 猪肉洗净，切丝，加盐、水淀粉腌渍上浆。
2. 韭黄洗净，切段；彩椒洗净切块。
3. 油锅烧热，入肉丝滑熟，盛出。
4. 再热油锅，入彩椒炒香，下韭黄略炒，放入肉丝，调入盐炒匀，淋上香油即可。

小贴士

冬天是吃韭黄的最佳季节，此菜很适合孕妈妈冬季食用。

荷兰豆煎藕饼

🕐 20 分钟　🧂 香嫩酥软　😊 养心润肺

本品香酥可口，营养丰富。其中的莲藕富含淀粉、蛋白质和维生素，孕妈妈食用可补养五脏、强壮筋骨、滋阴养血。

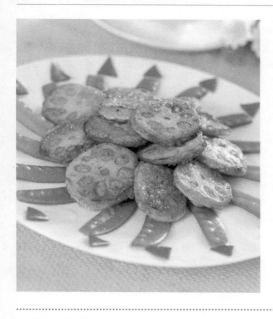

原料

莲藕250克、猪肉200克、荷兰豆50克、彩椒适量、盐3克、白糖3克、食用油适量

做法

1. 莲藕去皮洗净，切成连刀片；彩椒洗净，去子，切小片。
2. 猪肉剁成末，拌入盐和白糖；荷兰豆去筋，焯水至熟。
3. 将猪肉馅放入藕夹中，入油锅煎至金黄色，装盘，再摆上荷兰豆，饰以彩椒片即可。

小贴士

本品是油炸品，孕妈妈一次不可食用过多，否则易消化不良。

魔芋煲鸭

🕐 65 分钟　🧂 鲜香味美　😊 美容养颜

本品鲜香美味，常食有补虚益气、美容养颜之功效。魔芋和鸭肉搭配食用，可提高孕妈妈的免疫力。

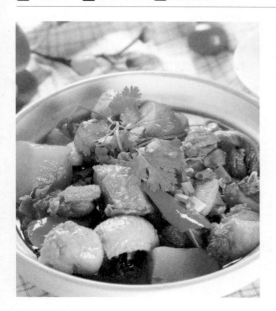

原料

鸭肉200克、魔芋80克、彩椒块5克、葱花3克、姜2克、香菜段2克、盐3克、食用油适量、香油适量

做法

1. 鸭肉洗净切块；姜洗净切片；魔芋洗净切块备用。
2. 将鸭肉块入锅氽水，捞起沥干。
3. 油锅烧热，放入姜、彩椒块炒香，下入鸭肉、魔芋爆炒片刻，放入煲中，加水，用小火煲制50分钟。
4. 待鸭熟透后，加入盐，撒上葱花、香菜段，淋上香油即可。

小贴士

孕妈妈要注意生魔芋有毒，必须煎煮至熟才可食用。

肉末蒸茄子

⏱ 20 分钟　🔥 咸香酸辣　😊 补血养颜

本品咸香可口，常食有补血养颜、补虚强身、缓解疲劳之功效。其中的茄子能促进人体对维生素 C 的吸收，对孕妈妈有益。

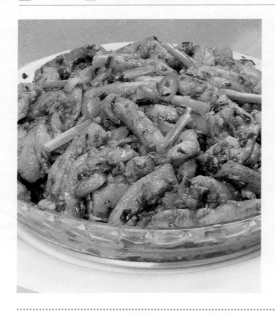

原料

猪肉 100 克、茄子 300 克、橄榄菜 50 克、葱 5 克、彩椒 5 克、盐 3 克、醋适量

做法

1. 猪肉洗净，切末；茄子去蒂洗净，切条。
2. 将橄榄菜洗净，切末；葱洗净，切段；彩椒去蒂洗净，切圈。
3. 锅入水烧开，放入茄子焯烫片刻，捞出沥干，与肉末、橄榄菜、盐、醋混合均匀，装盘，放上葱段、彩椒，入锅蒸熟即可。

小贴士

孕妈妈食用的茄子最好选择当季新鲜的茄子，避免选择秋后的老茄子。

牛腩蒸白菜

⏱ 35 分钟　🔥 香嫩酥软　😊 增强免疫力

本品鲜香脆嫩，常食有补虚益气、增强免疫力之功效。其中的牛腩含有丰富的蛋白质和氨基酸，还是孕妈妈所需铁元素的最佳来源。

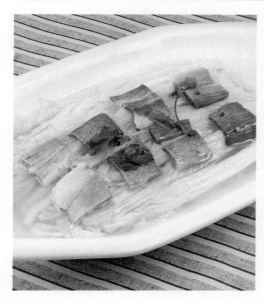

原料

牛腩 100 克、白菜 200 克、香菜段适量、盐 3 克、白醋适量、香油适量

做法

1. 牛腩洗净切片，加盐腌渍，汆水后捞出；白菜洗净，切长条，摆入盘中，放上牛腩。
2. 将盐、白醋、香油调成味汁，淋在牛腩、白菜上。
3. 将备好的材料入锅蒸至熟透，撒上香菜段即可。

小贴士

孕妈妈应适量食用本品，不可过多食用。

木耳白菜油豆腐

🕐 20分钟　　🍲 鲜香软嫩　　😊 降低血糖

本品劲道美味，有排毒养颜、降低血糖的作用。豆腐是豆制品的精华，适合孕妈妈食用。

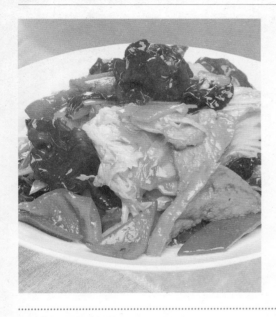

原料

黑木耳200克、白菜200克、油豆腐150克、胡萝卜30克、彩椒块20克、白糖3克、醋3毫升、盐3克、食用油适量

做法

1. 黑木耳泡发，洗净，撕成片；白菜洗净，撕成片；油豆腐、胡萝卜洗净，切片。
2. 锅倒油烧热，放入白菜片、油豆腐、黑木耳炒至微软，倒入白糖、醋，倒入胡萝卜、彩椒，翻炒至熟。
3. 加入盐炒匀，出锅即可。

小贴士

黑木耳性凉，孕妈妈不宜多食。

千层圆白菜

🕐 10分钟　　🍲 清新爽口　　😊 开胃消食

本品清新爽口，有开胃消食、促进食欲之功效。其中的圆白菜热量低，营养价值高，能提高人体免疫力，非常适合孕妈妈食用。

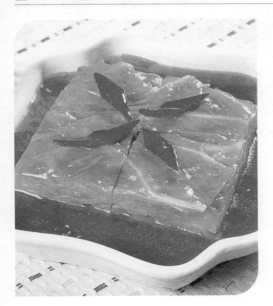

原料

圆白菜300克、彩椒30克、白芝麻少许、盐3克、酱油适量、醋适量、香油适量

做法

1. 圆白菜、彩椒洗净，切块，放入开水中稍烫，捞出，沥干水分，装盘。
2. 用盐、酱油、醋、香油调成味汁，淋入盘中。
3. 彩椒放在圆白菜上，最后撒上白芝麻即可。

小贴士

优质圆白菜相当坚硬结实，放在手上很有分量，孕妈妈在挑选时应该注意质量。

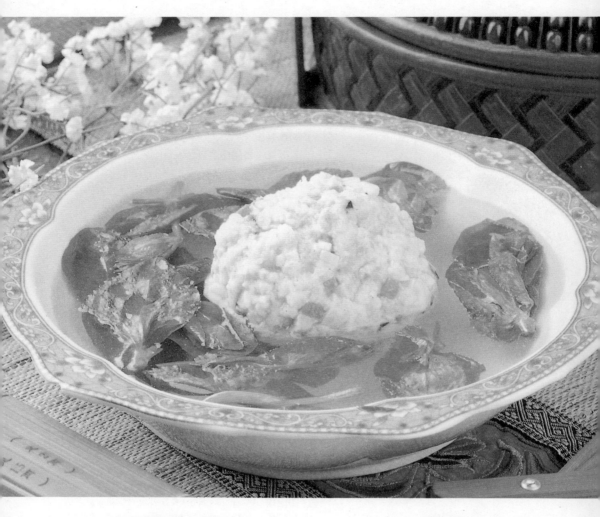

清汤狮子头

🕐 40分钟　🔥 鲜香软嫩　😊 养心润肺

本品鲜香软嫩，常食有强身健体、养心润肺之功效。孕妈妈应当多吃胡萝卜，增加胡萝卜素的摄入量，提高自身免疫力。

原料

猪肉300克、木耳菜30克、胡萝卜50克、荸荠20克、淀粉适量、盐适量

做法

1. 把猪肉、荸荠、胡萝卜处理干净，剁碎，加入适量盐、淀粉拌匀，挤捏成丸子；木耳菜洗净备用。

2. 锅内加入水，水开后放入丸子，煮30分钟。

3. 快起锅时，把木耳菜放入锅里的汤中烧约2分钟至熟，加盐调味即可。

小贴士

木耳菜、荸荠性寒，孕妈妈不宜多食。

青葱爆肉

🕐 15分钟　🔺 清新爽口　☺ 增强免疫力

本品鲜香可口，常食有强身健体、增强免疫力之功效。其中的青葱有祛风发汗、解毒消肿的作用，于孕妈妈有益。

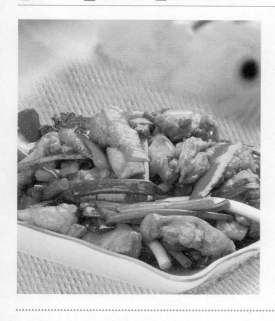

原料

五花肉350克、彩椒条8克、青葱段适量、盐3克、食用油适量

做法

1. 五花肉洗净，切块备用。
2. 油锅烧热，下五花肉炒熟，入彩椒、青葱同炒片刻，用盐调味即可。

小贴士

青葱有刺激性气味，孕妈妈一定要煮熟食用。

肉末炒宽粉

🕐 20分钟　🔺 味美滑嫩　☺ 养心安神

本品鲜香滑嫩，孕妈妈食用有增进食欲、补虚强身的作用。

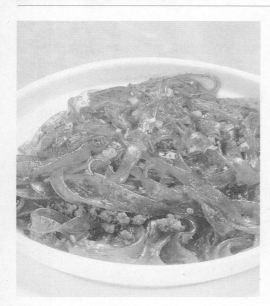

原料

猪瘦肉200克、宽粉条300克、葱5克、彩椒末3克、盐适量、食用油适量

做法

1. 猪瘦肉洗净，剁成末；宽粉条泡发，洗净；葱洗净，切葱花。
2. 锅加水烧开，倒入宽粉条煮至熟，过冷水冲洗后，捞出沥干水分。
3. 锅倒油烧热，下入彩椒末、肉末炒至熟后，加入宽粉条，调入盐快速翻炒，起锅，撒上葱花即可。

小贴士

孕妈妈食用粉条最好到正规、有质量保证的地方购买。

肉末粉丝小白菜

本品鲜香美味、清爽可口，食欲不佳的孕妈妈可尝试食用此菜品。

🕐 18 分钟　🔺 清新爽口　😊 开胃消食

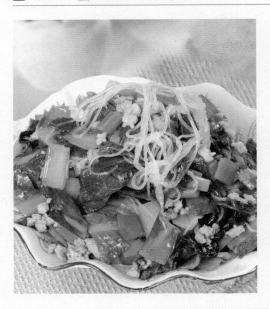

原料

猪肉 300 克、小白菜 200 克、粉丝 50 克、彩椒适量、淀粉 5 克、盐 3 克、食用油适量

做法

1. 猪肉洗净，切末，用淀粉拌匀；小白菜洗净，切小段；粉丝用水泡软；彩椒洗净，切块。
2. 油锅烧热，将肉末入锅翻炒至变色，放小白菜入锅，用大火快炒片刻，放入粉丝和彩椒翻炒，加盐调味，起锅装盘即可。

小贴士

小白菜可提供丰富的维生素，还能润泽皮肤，孕妈妈可以多吃。

乳鸽炖洋葱

本品肉质鲜美、汤味浓郁，对孕妈妈有补虚强身、增强免疫力之功效。

🕐 55 分钟　🔺 肉质鲜嫩　😊 增强免疫力

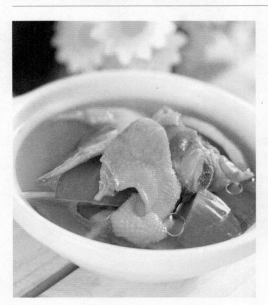

原料

乳鸽 300 克、洋葱 250 克、姜 5 克、高汤适量、白糖 3 克、食用油适量、盐适量

做法

1. 将乳鸽洗净，切成小块；洋葱洗净，切成角状；姜去皮洗净，切片。
2. 锅中加油烧热，下入洋葱片、姜片爆炒至出味。
3. 再下入乳鸽，加入高汤及水，用小火炖 30 分钟，放白糖、盐煮至入味后出锅即可。

小贴士

鸽肉营养丰富，适合孕妈妈食用。

乳鸽煲三脆

🕐 50 分钟　📦 鲜香脆嫩　☺ 增强免疫力

本品鲜香脆嫩、营养全面，有补虚益气、增强免疫力之功效，很适合孕妈妈滋补身体食用。

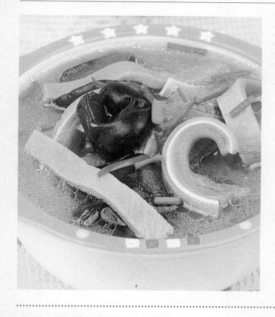

原料

乳鸽 1 只、猪耳 100 克、牛百叶 100 克、黑木耳 20 克、葱末 5 克、姜片 5 克、彩椒适量、香菜梗适量、高汤适量、食用油适量、盐适量

做法

1. 将乳鸽洗干净，斩块汆水，捞出沥干。

2. 猪耳、牛百叶均洗净切条。

3. 黑木耳洗净，撕成小块备用。

4. 彩椒洗净，切成条；香菜梗洗净，切段。

5. 炒锅上火，倒入油，将葱、姜爆香，倒入高汤，调入盐，下入鸽肉、猪耳、牛百叶、黑木耳煲至熟，撒上彩椒条、香菜梗即可。

小贴士

猪耳富含胶质，对于胎儿的软骨生长有一定的帮助，孕妈妈可适当食用。

板栗红烧肉

🕐 30 分钟　📦 软糯可口　☺ 滋补强身

本品软糯可口，常食有养心润肺、补虚强身的作用。其中的板栗营养丰富，对孕妈妈有滋补作用。

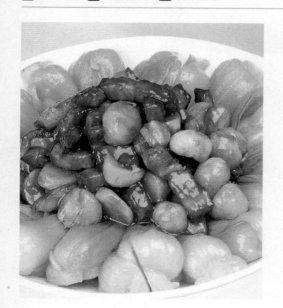

原料

五花肉 300 克、板栗 200 克、上海青 200 克、水淀粉适量、盐 3 克、白糖 3 克、食用油适量

做法

1. 五花肉洗净，切丁；板栗去壳后洗净；上海青洗净备用。

2. 锅入水烧开，入上海青焯水，捞出沥干摆盘。

3. 锅下油烧热，入白糖化开，放入五花肉翻炒，再入板栗一起炒，加盐调味，加适量水焖熟，待汤汁快收干时以水淀粉勾芡，盛在盘中的上海青上即可。

小贴士

板栗容易引起腹胀，孕妈妈不宜多食。

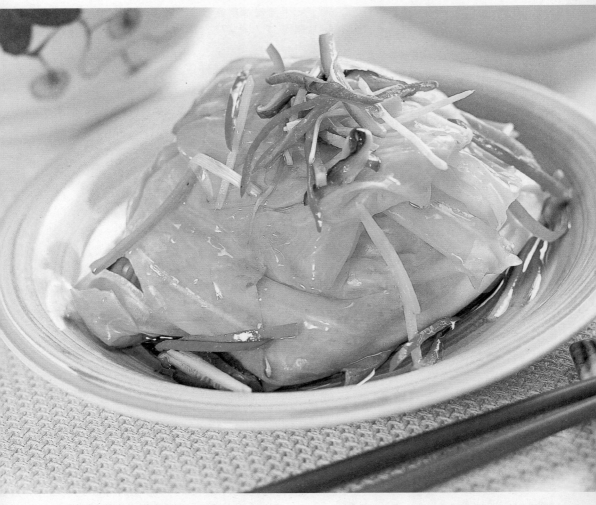

珊瑚圆白菜

🕐 10分钟　　🔺 清新爽口　　😊 开胃消食

本品清新爽口，有开胃消食、促进食欲之功效。孕妈妈食用此菜品，不仅能补充身体所需的维生素，还能润肠通便，辅助治疗便秘。

原料

圆白菜 200 克、彩椒 10 克、冬笋 50 克、泡发香菇 20 克、葱 15 克、姜 10 克、盐 3 克、白糖 3 克、醋少许、食用油适量

做法

1. 将除圆白菜外的所有原料洗净切丝；圆白菜洗净撕片，放入开水中焯烫，捞出装盘。

2. 锅中油烧热，放入葱丝、姜丝、香菇丝、冬笋丝、彩椒丝、盐翻炒。

3. 加入清水，煮开后调入白糖，浇入装有圆白菜的盘中，淋入醋，拌匀即可。

小贴士

香菇里所含成分基本是碳水化合物和含氮化合物，以及少量的无机盐和维生素等，所以适合孕妈妈食用。

竹笋老鸭煲

⏱ 60分钟　🍲 浓郁香滑　😊 增强免疫力

本品汤鲜肉嫩、浓郁香滑，孕妈妈食用有补虚益气、增强免疫力之功效。

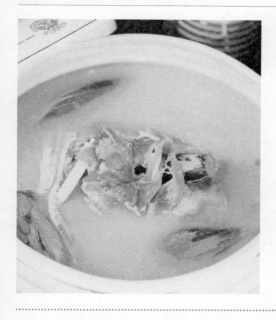

原料

鸭肉300克、竹笋30克、火腿20克、上海青适量、枸杞子适量、盐3克

做法

1. 鸭肉洗净，切块；竹笋洗净，切成条；火腿洗净，切片；上海青洗净，撕片；枸杞子洗净。
2. 锅内注水，放入鸭块、火腿、竹笋、枸杞子焖煮至汤色变浓时，加入上海青。
3. 煮至上海青熟后，加入盐调味，起锅即可。

小贴士

鸭肉里所含的蛋白质和氨基酸对孕妈妈和胎儿都有好处。

上海青红烧肉

⏱ 35分钟　🍲 肉质鲜嫩　😊 增强免疫力

本品肉质鲜美、可口，有滋阴润燥、补虚养肝之功效。五花肉肥瘦相当，是孕妈妈的滋补佳品。

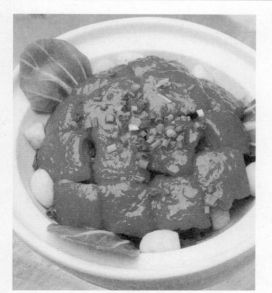

原料

五花肉300克、上海青200克、葱花适量、鸡汤适量、蒜15克、白糖3克、盐3克、食用油适量

做法

1. 五花肉洗净，汆水后切方块。
2. 上海青洗净；蒜去皮洗净。
3. 锅内入油，加白糖炒上色，放入五花肉、盐、蒜、鸡汤煨至肉烂浓香。
4. 上海青焯熟置碗底，将红烧肉摆放正中，撒上葱花即可。

小贴士

本品偏油腻，孕妈妈应该适量食用。

双耳煲鸡

⏱ 35 分钟　⚖ 味美滑嫩　☺ 养心润肺

本品味美滑嫩，常食有养心润肺之功效。其中的银耳有益气清肠、滋阴润肺的作用，适合孕妈妈食用。

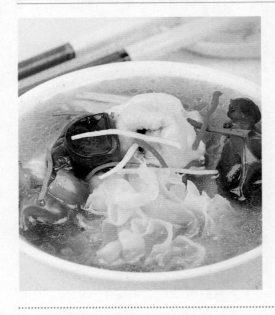

原料

鸡肉 250 克、黑木耳 20 克、银耳 50 克、姜 3 克、葱丝 3 克、彩椒丝适量、盐少许、香油适量、食用油适量

做法

1. 将鸡肉洗净剁小块；黑木耳、银耳均洗净撕成小块。
2. 姜洗净切丝。
3. 净锅上火，倒入油，将姜丝炝香，下入鸡块、黑木耳、银耳同炒，倒入水调入盐煲至熟，淋入香油，撒入葱丝、彩椒丝即可。

小贴士

本品营养丰富，为孕妈妈的滋补佳品。

笋干老鸭煲

⏱ 40 分钟　⚖ 浓郁香滑　☺ 补气养血

本品鲜香美味，常食有补气养血、强健身体之功效，是孕妈妈的滋补佳品。

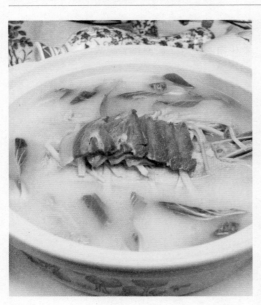

原料

老鸭 1 只、笋干 50 克、火腿 20 克、上海青 80 克、盐 3 克

做法

1. 老鸭处理干净，切成大块；笋干泡发后洗净，切成长条；火腿洗净，切成薄片；上海青洗净。
2. 煲内注水，烧沸，放入老鸭煮至汤色变浓时，加入笋干、火腿焖煮 30 分钟。
3. 加入上海青煮熟，加入盐调味即可。

小贴士

火腿属烟熏制品，孕妈妈应尽量少食。

豌豆煮鸡腿

🕐 40 分钟　🔺 鲜香软嫩　😊 补血养颜

本品鲜香可口。健脾养胃、调颜养身的豌豆和补虚益气的鸡肉搭配食用，有补血养颜、强身健体的作用，有益于孕妈妈滋补身体。

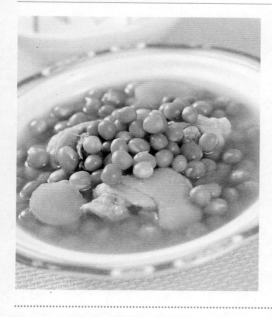

原料

豌豆 300 克、鸡腿 100 克、姜 5 克、盐 3 克

做法

1. 鸡腿处理干净，切成块；姜洗净，切片。
2. 锅上火，加水烧沸，下入豌豆、鸡腿稍焯后捞出。
3. 锅加水烧热，下入豌豆、鸡腿、姜，煮熟，调入盐即可。

小贴士

为防止叶酸缺乏，豌豆是孕妈妈不可忽视的食物，但应避免一次食用过多。

娃娃菜蒸腊肉

🕐 15 分钟　🔺 咸辣适中　😊 增强免疫力

本品鲜香可口，孕妈妈常食有增强免疫力之功效。

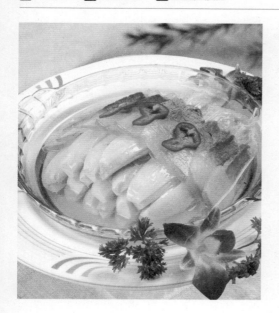

原料

娃娃菜 600 克、腊肉 50 克、高汤适量、彩椒 5 克、盐 2 克

做法

1. 娃娃菜洗净后沥干，竖切成瓣，装盘备用。
2. 腊肉洗净切薄片，摆在娃娃菜上。
3. 彩椒去子，洗净切圈，摆在腊肉上。
4. 将盐放入高汤中搅匀，浇在盘中。
5. 将盘子放入蒸锅中蒸 7 分钟即可。

小贴士

孕妈妈应挑选正宗的娃娃菜，以个头小、手感结实的为佳。

虾米白萝卜丝

🕐 40分钟　　🔺 鲜香软嫩　　😊 增进食欲

本品清新爽口。富含钙质的虾米和维生素含量丰富的白萝卜搭配食用，有强健骨骼、刺激食欲的作用，适合孕妈妈食用。

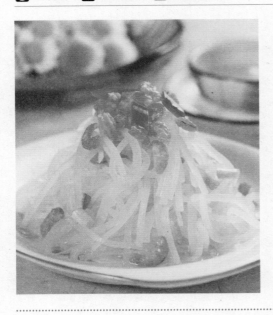

原料

虾米50克、白萝卜100克、姜1块、彩椒1个、葱段适量、盐2克、食用油适量

做法

1. 将虾米泡涨；白萝卜洗净切丝；姜洗净切丝；彩椒洗净切小片待用。
2. 炒锅置火上，加水烧开，下白萝卜丝焯水，倒入漏勺滤干水分。
3. 炒锅上火，加入食用油，炝香姜丝、葱段，下白萝卜丝、彩椒片、虾米翻炒熟，放入盐，炒匀出锅即可。

小贴士

孕妈妈多吃虾米可以促进胎儿骨骼的生长发育。

蒜末鸡汤娃娃菜

🕐 15分钟　　🔺 清鲜淡爽　　😊 增强免疫力

本品清香爽口，常食有开胃消食、增强免疫力之功效。孕妈妈吃娃娃菜可以补充叶酸，还有润肠通便的作用。

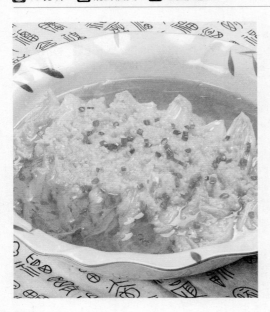

原料

娃娃菜300克、粉丝100克、蒜5克、彩椒10克、葱5克、鸡汤适量、盐4克

做法

1. 娃娃菜洗净，切四瓣，置于粉丝上；蒜去皮，洗净切末，撒在娃娃菜上；彩椒、葱洗净，切末备用。
2. 将盐加入鸡汤中，调匀，淋在娃娃菜和蒜末上。
3. 将娃娃菜放入蒸锅蒸10分钟，出锅时撒上葱末和彩椒末即可。

小贴士

孕妈妈不要一味单一食用娃娃菜，易造成营养失衡。

黑豆炖鸭

🕐 60分钟　🔺 酥烂可口　☺ 养心安神

本品酥烂馨香。补血养颜的黑豆和补阴益血的鸭肉搭配食用，对孕妈妈有很好的补血养气、养心安神作用。

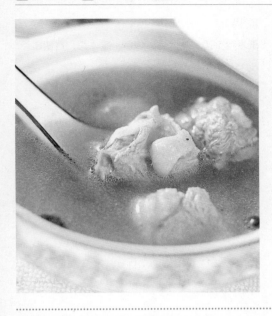

原料

黑豆10克、鸭肉300克、盐适量、醋适量

做法

1. 将鸭肉洗净，用少许盐抹一遍，让咸味入内。
2. 黑豆洗净，用清水提前浸泡5~6个小时。
3. 将鸭肉、黑豆放入锅中，加入适量的清水，大火煮开后，小火炖制50分钟至鸭熟软，食前滴少许醋调味即可。

小贴士

黑豆含有丰富的膳食纤维，孕妈妈有便秘症状宜食。

香炒白菜帮

🕐 15分钟　🔺 清新爽口　☺ 开胃消食

本品酸甜可口、不油腻，有促进消化、刺激食欲之功效。孕妈妈口淡无味、食欲不振者适宜食用此菜品。

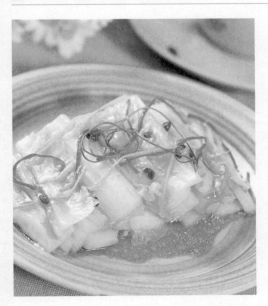

原料

白菜帮400克、姜10克、彩椒10克、葱丝适量、盐2克、醋5毫升、白糖3克、食用油适量

做法

1. 白菜帮洗净，竖切条；姜去皮，洗净切丝；彩椒去子，洗净切丝。
2. 锅中倒油烧热，下姜丝、葱丝和彩椒丝，加入白菜帮，翻炒至断生。
3. 加入盐、醋、白糖，炒匀即可。

小贴士

白菜帮切过后，可用盐腌制2~3分钟，这样可避免烹炒过程中出水太多。

凉拌玉米

🕐 10分钟　⬛ 清鲜淡爽　☺ 开胃消食

本品清香爽口。口淡无味、食欲不振、经常便秘的孕妈妈适宜食用此菜品。

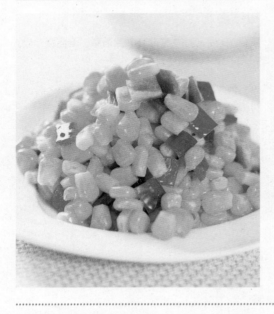

原料

玉米粒300克、彩椒20克、盐3克、香油适量

做法

1. 将彩椒洗净去蒂、去子，切成粒状。
2. 锅上火，加水烧沸后，将玉米粒下入稍焯，捞出，盛入碗内。
3. 玉米碗内加入彩椒粒、盐、香油，拌匀即可。

小贴士

玉米含有丰富的维生素E，孕妈妈食用有助于胎儿的大脑发育。

香芹肉丝

🕐 8分钟　⬛ 清新爽口　☺ 养心润肺

本品清香爽口。补虚强身、滋阴润燥的猪肉和凉血止血、清肠利便的芹菜搭配食用，可预防便秘、养心润肺。

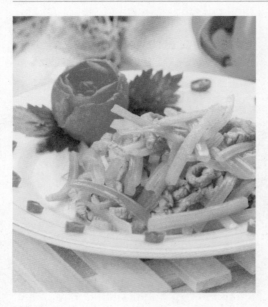

原料

猪肉200克、芹菜200克、彩椒15克、盐3克、食用油适量

做法

1. 将猪肉洗净，切丝；芹菜洗净，切段；彩椒去蒂洗净，切圈。
2. 锅下油烧热，放入肉丝略炒片刻，再放入芹菜，加盐调味，炒熟装盘，用彩椒装饰即可。

小贴士

多吃芹菜可以防止孕妈妈便秘。

香菜豆腐鱼头汤

⏱ 60分钟　🔺 浓郁香滑　😊 提神健脑

本品浓郁香滑。补脑益智、延缓衰老的鳙鱼头和宽中益气、清热润燥的豆腐搭配，有很好的提神醒脑作用，对孕妈妈和胎儿有益。

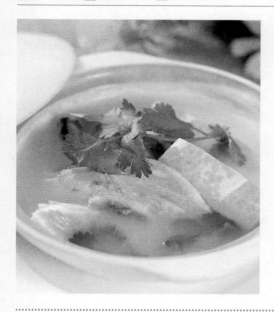

原料

鳙鱼头450克、豆腐250克、香菜5克、姜2片、食用油适量、盐适量

做法

1. 鱼头去鳃，剖开，用盐腌20分钟，洗净；香菜洗净。
2. 豆腐洗净，沥干水，切块；将豆腐、鱼头入油锅两面煎至金黄色，捞出。
3. 锅中下入鱼头、姜，加入沸水，大火煮沸后，加入煎好的豆腐，煲30分钟，放入香菜，用盐调味即可。

小贴士

孕晚期孕妈妈常食此菜品，有助于胎儿脑部发育。

洋葱肚丝

⏱ 15分钟　🔺 清新爽口　😊 增进食欲

洋葱、彩椒和猪肚搭配，香韧可口，让人食欲大开。其中的猪肚有补虚损、健脾胃的作用，适合孕妈妈食用。

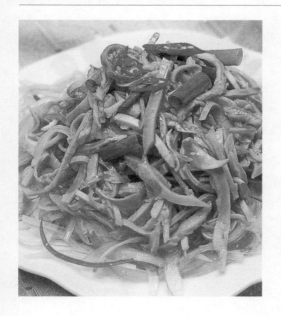

原料

猪肚250克、洋葱150克、彩椒10克、葱10克、蒜10克、香油适量、盐3克、酱油适量

做法

1. 将猪肚洗净，用盐腌去腥味，洗去盐分，入沸水余熟，捞出沥干水分，切丝。
2. 洋葱洗净切丝，入沸水中焯熟；葱洗净切葱花；彩椒洗净切圈；蒜去皮洗净，剁成蒜蓉。
3. 将葱、蒜、彩椒、香油、酱油、盐拌匀，淋到猪肚丝、洋葱丝上，拌匀即可。

小贴士

不要购买组织松弛、有腐败恶臭气味的猪肚。

芋儿大白菜

🕐 24分钟　🔺 软糯可口　☺ 增进食欲

本品软糯可口，常食有增进食欲、美容养颜之功效。其中的芋头含有大量的淀粉、矿物质及维生素，很适合孕妈妈食用。

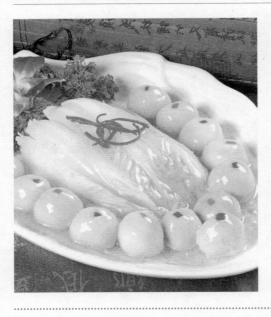

原料

娃娃菜300克、小芋头300克、彩椒适量、淀粉适量、鸡汤适量、盐3克

做法

1. 娃娃菜洗净切成6瓣，装盘；小芋头去皮洗净，摆在娃娃菜周围。
2. 彩椒洗净，部分切丝，撒在娃娃菜上；剩余彩椒切丁，摆在小芋头上。
3. 淀粉加鸡汤及水，调入盐，搅匀浇在盘中，入锅蒸15分钟即可。

小贴士

芋头膳食纤维含量高，孕妈妈不宜过量食用。

油爆虾仁

🕐 15分钟　🔺 鲜香脆嫩　☺ 强健骨骼

本品脆嫩可口，常食有强健骨骼的作用，适合孕妈妈食用。

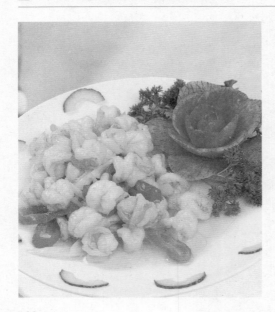

原料

虾仁300克、彩椒10克、黄瓜15克、盐3克、食用油适量

做法

1. 虾仁洗净；彩椒去蒂洗净，切圈；黄瓜洗净，切成片。
2. 油锅烧至五成热，放入虾仁翻炒一会儿，再放入彩椒同炒，加盐调味，炒熟装盘。
3. 将切好的黄瓜片摆盘即可。

小贴士

本品微辣，孕妈妈应该适量食用。

洋葱牛肉丝

🕐 18分钟　　🍲 鲜香脆嫩　　😊 补气养血

本品鲜香脆嫩。提神醒脑、缓解压力的洋葱和补中益气、滋养脾胃的牛肉搭配，孕妈妈食用可补虚强身、养血益气。

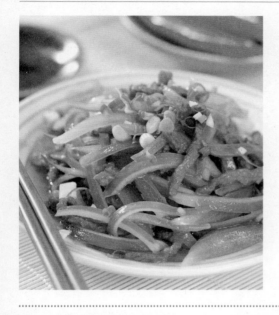

原料

洋葱150克、牛肉150克、姜末3克、蒜末5克、葱花适量、食用油适量、盐适量

做法

1. 牛肉洗净，去筋后切丝；洋葱洗净，切丝。

2. 将牛肉丝用盐腌渍。

3. 锅上火，加油烧热，放入牛肉丝快火煸炒，再放入蒜末、姜末，待牛肉炒出香味，放入洋葱丝略炒，用盐调味，撒上葱花即可。

小贴士

对于孕妈妈来说，不管是洋葱还是牛肉，一次都不宜食用过多。

芋头烧鸡

🕐 25分钟　　🍲 咸辣香软　　😊 增强免疫力

芋头和鸡肉搭配，营养丰富，具有补气养肾、健脾胃的功效，很适合孕妈妈秋季滋补食用。

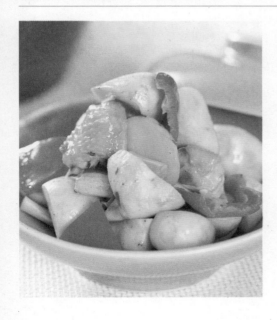

原料

鸡肉300克、芋头200克、彩椒10克、姜片5克、葱段5克、盐3克、食用油适量

做法

1. 将芋头洗净，切成块；鸡肉洗净，剁成块；彩椒洗净，切块。

2. 将鸡肉块、芋头下入沸水中汆烫后，捞出。

3. 锅中加油烧热，炝香姜片和葱段，下入鸡肉炒开，加入芋头、彩椒、盐炒至熟即可。

小贴士

本品营养丰富，但孕妈妈不可一味食用，要注意营养均衡。

芋头扣鸭肉

🕐 75分钟　　🔺 肉质鲜嫩　　😊 增强免疫力

本品鲜香酥软。益胃宽肠、补肝益肾的芋头和补虚强身的鸭肉搭配，孕妈妈食用可增强免疫力。

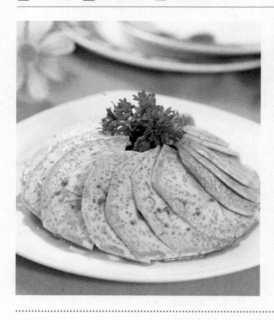

原料

鸭肉 200 克、芋头 200 克、淀粉 5 克、蒸肉粉 8 克、盐 3 克、番茄酱适量

做法

1. 鸭肉洗净，剁块；芋头去皮，切成薄片后摆入碗底。
2. 鸭肉加蒸肉粉、淀粉拌匀，然后倒入芋头碗中。
3. 锅内注入适量水，上蒸架，放鸭肉、芋头入锅，撒上盐，拌上番茄酱，蒸 1 个小时，取出扣入盘中即可。

小贴士

孕妈妈购买芋头时，尽量避免购买硬化、干萎以及有斑点的芋头。

菜香东坡肉

🕐 15分钟　　🔺 鲜香软嫩　　😊 补虚强身

本品色泽红亮，味醇汁浓，软糯可口，对孕妈妈有补虚强身之功效。

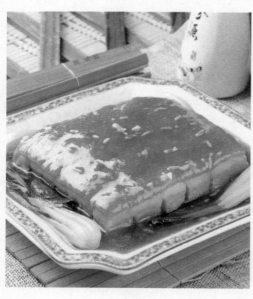

原料

五花肉 450 克、菜心 50 克、淀粉适量、盐 3 克、白糖 3 克、食用油适量

做法

1. 将一整块五花肉洗净，连着表皮，在肉上切方丁；菜心洗净备用。
2. 锅入水烧开，放入菜心焯水，捞出沥干后摆盘。
3. 将一整块五花肉摆在菜心上，一起入蒸锅蒸熟后取出。
4. 起油锅，将其余配料一起做成味汁，均匀地淋在五花肉上即可。

小贴士

本品的五花肉，宜选用肥瘦各半的优质猪肋肉。

红烧蹄髈

⏱ 50分钟　🔺 软糯可口　😊 补气养血

蹄髈含有较多的蛋白质、脂肪和碳水化合物，可加速新陈代谢，延缓机体衰老，很适合四肢乏力的孕妈妈食用。

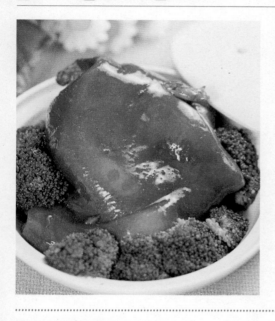

原料

蹄髈1个、葱段15克、姜片10克、焯水西蓝花适量、盐适量、冰糖适量

做法

1. 蹄髈处理干净备用。
2. 锅上火，加水适量，放入配料、葱段、姜片和蹄髈，用大火烧开。
3. 转小火炖至八成烂时，将蹄髈翻身，炖至酥烂，装盘后用西蓝花装饰。

小贴士

胃肠消化功能较弱的孕妈妈，一次不要食用此菜品过多。

青螺炖鸭

⏱ 40分钟　🔺 浓郁香滑　😊 养心润肺

本品汤醇鸭香，青螺肉鲜嫩，色泽诱人，风味独特，孕妈妈食用可养心润肺、补虚益气。

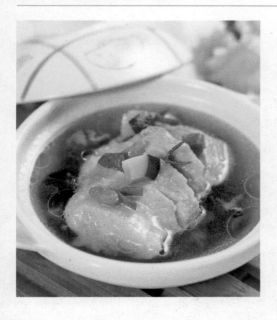

原料

鸭半只、鲜青螺肉30克、熟火腿25克、水发香菇150克、葱花10克、姜片10克、枸杞子适量、盐适量、冰糖适量

做法

1. 鸭洗净，汆水后放砂锅中，加水将其淹没，大火烧开，撇去浮沫，转小火炖至六成熟时加盐、姜、冰糖，炖至九成熟。
2. 火腿、香菇洗净切丁，与青螺肉、枸杞子一同入砂锅，加水用大火烧约10分钟。
3. 捞起鸭，剔去大骨，保持原形，大骨垫汤碗底，鸭肉盖上面，浇上原汤，撒上葱花即成。

小贴士

此品虽为孕妈妈滋补佳品，但一次不宜食用过多。

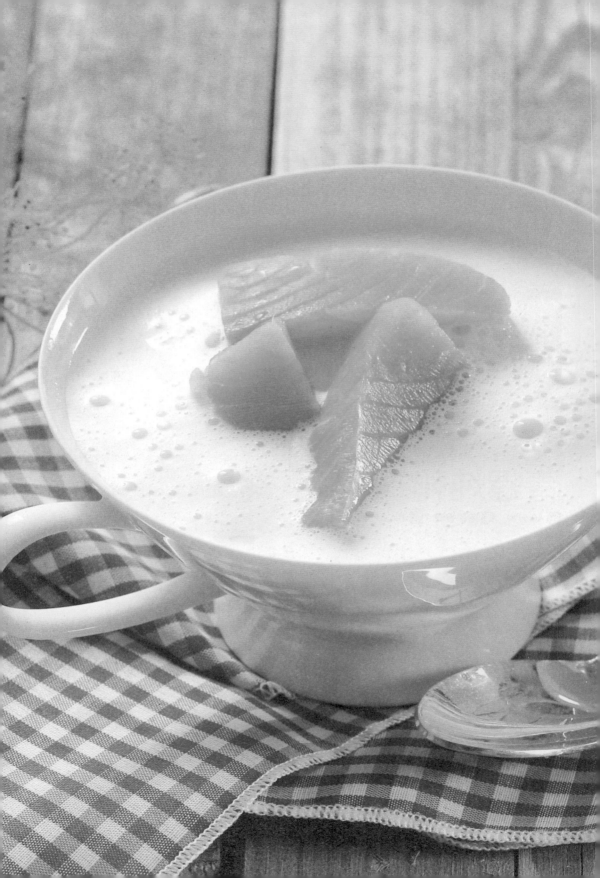

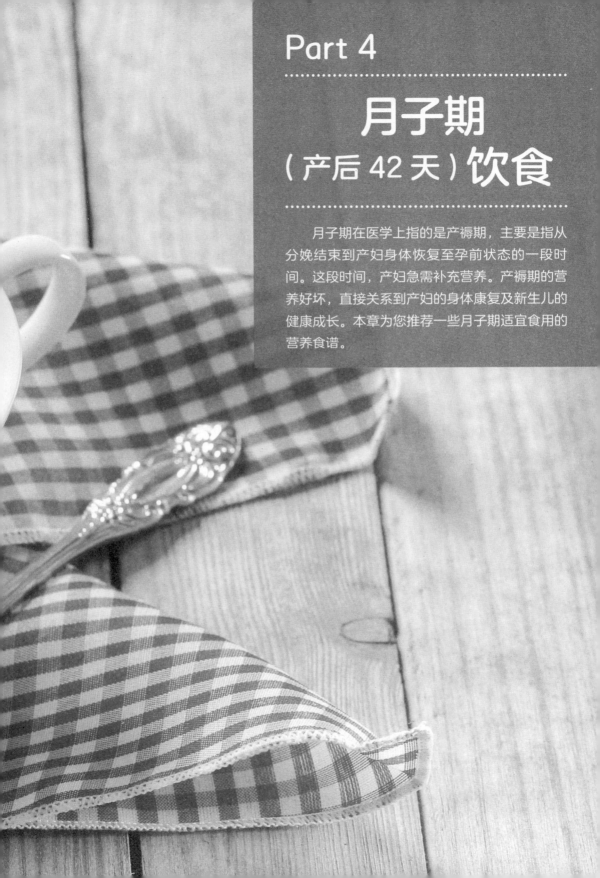

Part 4

月子期
（产后42天）饮食

月子期在医学上指的是产褥期，主要是指从分娩结束到产妇身体恢复至孕前状态的一段时间。这段时间，产妇急需补充营养。产褥期的营养好坏，直接关系到产妇的身体康复及新生儿的健康成长。本章为您推荐一些月子期适宜食用的营养食谱。

月子期食物红黑榜

红榜食物

鸡蛋

鸡蛋含有丰富的优质蛋白质，蛋黄中还含有丰富的卵磷脂，这些都是促进宝宝脑部发育的必需物质。妈妈们每天适当吃一些鸡蛋，这有利于自身体力的恢复和宝宝的生长发育，每天 3 ~ 4 个就足够。

蔬菜和水果

每天要摄入 400 ~ 500 克的蔬菜。水果每天则要保证摄入 150 ~ 300 克，最好选择平性或温性的水果，如苹果、柑橘、荔枝等，脾胃虚寒的妈妈最好不要吃梨、香蕉等寒性或凉性的水果。

牛奶

牛奶含大量蛋白质、钙、维生素 A 和维生素 D，对妈妈们的健康恢复以及乳汁分泌很有好处。

芝麻

芝麻富含蛋白质、不饱和脂肪酸、钙、铁、维生素 E 等营养素。

鸡汤、鱼汤、肉汤

月子里喝汤对新妈妈身体补水和乳汁分泌都十分有益。这是因为这类汤中含有易被人体吸收的蛋白质、维生素及矿物质。

小米

小米中铁、维生素 B_1、维生素 B_2 的含量要比大米高，纤维素也高出不少。妈妈月子期常吃小米粥不仅有利于体力恢复，还能防止便秘。

红糖

红糖性温，能健脾养胃、活血化瘀、缓解疼痛。因为红糖有活血的作用，所以产后食用不要超过 10 天。曾患有妊娠期糖尿病的妈妈或孕前即有糖尿病的妈妈则不宜食用。

黑榜食物

味精等调味料

妈妈食用后，通过母乳传递给宝宝，会导致宝宝缺锌，出现味觉减退、厌食等症状。

含咖啡因的食物

浓茶、咖啡等食物中的咖啡因可通过乳汁进入宝宝体内，容易使宝宝发生肠痉挛和无故啼哭现象。

寒凉性食物

若产后进食生冷或寒凉食物，不利于妈妈气血的补充。

辛辣性食物

韭菜、大蒜、辣椒等辛辣性食物易造成妈妈和喝母乳的宝宝大便秘结。

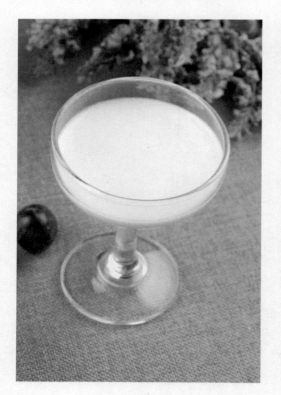

根据体质安排产后饮食

寒性体质

特性： 面色苍白，怕冷或四肢冰冷，口淡不渴，大便稀软，尿频量多色淡，痰涎清，涕清稀，舌苔白，易感冒。

适用食物： 这种体质的产妇胃肠虚寒、手脚冰冷、气血循环不良，应吃较为温补的食物，如麻油鸡、烧鸡、四物汤或十全大补汤等，原则上不能吃得太油腻，以免腹泻。食用温补的食物或药补可促进血液循环，达到气血双补的目的，使筋骨较强健，腰背也不会酸痛。

忌食： 寒凉蔬果，如西瓜、木瓜、葡萄柚、柚子、梨、阳桃、橘子、香瓜、哈密瓜等。

宜食： 荔枝、桂圆、苹果、草莓、樱桃、葡萄。

热性体质

特性： 面红目赤，怕热，四肢或手足心热，口干或口苦，大便干硬或便秘，痰涕黄稠，尿量少色黄赤味臭，舌苔黄或干，舌质红赤，口腔易破，皮肤易长痘疮或发生痔疮等症。

适用食物： 宜用食物来滋补，例如山药鸡、黑糯米、鱼汤、排骨汤等，蔬菜类可选丝瓜、冬瓜、莲藕等有降火作用者，或吃青菜豆腐汤，以降低火气。腰酸的人食用杜仲猪腰汤即可，这样不会上火。

不宜多吃： 荔枝、桂圆、榴梿。

少量食用： 柳橙、草莓、樱桃、葡萄。

中性体质

特性： 不热不寒，不特别口干，无特殊常发作之疾病。

适用食物： 饮食上较容易选择，可以食补与药补交叉进行，没有什么特别问题。如果补了之后口干、口苦或长痘痘，就停一下药补，吃些降火的蔬菜，也可喝一小杯不冰的纯柳橙汁或纯葡萄汁。

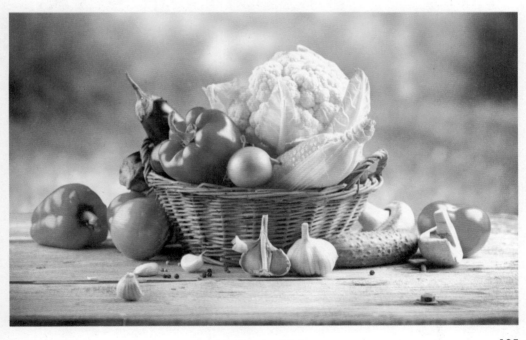

月子妈妈的饮食误区

误区一：高蛋白多多益善

正解：蛋白质充足不过量，保证均衡营养。

民间认为，产后气血大亏，需要大补大养。因此，主张坐月子应该吃得越多越好，而且多半是鸡鸭鱼肉蛋和甜食……其实，这样做并不科学，产褥期的妈妈比平时多吃些鱼禽肉蛋奶等食品，以补充优质蛋白质，这是非常必要的，既有助于体力的恢复，又有利于乳汁的分泌，促进宝宝的生长发育。但是，蛋白质并非越多越好。蛋白质过多不但会加重胃肠道负担，还会引起消化不良，其他营养相对缺乏，易引起其他疾病。另外，过量的食物也是造成肥胖的原因。

营养建议：妈妈每天吃鸡蛋 2 ~ 3 个，鱼禽肉类 200 克，奶及奶制品 250 ~ 500 毫升，豆制品 50 ~ 100 克，蛋白质就足够了，再吃些其他食物，如粮谷、蔬菜等，营养就更全面了。

误区 2：不能吃蔬菜和水果

正解：摄入足够的新鲜蔬菜和水果。

民间流传着产后不能吃生冷或凉性食物，普遍认为蔬菜水果都是凉性的，因此，许多妈妈在坐月子时不吃蔬菜水果。其实，这种顾虑是多余的。新鲜蔬菜水果含有多种维生素、矿物质、纤维素、果胶、有机酸等成分，可增进食欲，增加肠蠕动，防止便秘，促进乳汁分泌，是妈妈们不可缺少的食物。妈妈们在分娩过程中体力消耗大，腹部肌肉松弛，加上卧床时间长，运动量减少，使得肠蠕动变慢，"排便肌"无力，极容易发生便秘。如果再禁食蔬菜水果，不仅会引发便秘、痔疮等疾病，还会造成微量元素的缺乏。

营养建议：妈妈们每天吃蔬菜 500 克，水果200 ~ 300 克，要选择有色蔬菜，尤其是绿色蔬菜。

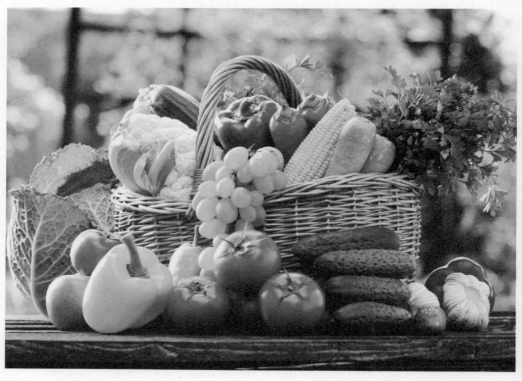

误区 3：汤比肉更有营养

正解：肉比汤的营养更丰富，汤和肉应一起吃。

根据营养学研究，鸡汤、鱼汤、肉汤等汤类不仅味道鲜美，还能刺激胃液分泌，帮助消化，尤其是汤中还含有一定量的可溶性氨基酸、维生素和矿物质等营养成分。从生理上讲，妈妈们的基础代谢比一般人高，容易出汗，又要分泌乳汁哺育宝宝，所以，需水量比一般人高，妈妈们多喝一些汤是有益的。但是，不要错误地理解"汤比肉更有营养"，只喝汤不吃肉的做法是不科学的。因为蛋白质、维生素、矿物质等营养物质主要存在于肉中，溶解在汤里的只有少数，肉比汤的营养要丰富得多。

营养建议：肉和汤一起吃，既保证获得充足营养，又能促进乳汁分泌。

误区 4：喝骨头汤补钙最好

正解：奶类是最佳补钙食品。

妈妈们在产后担负着分泌乳汁、哺育宝宝的重任，对钙的需求量往往较大。若膳食中钙供给不足，母体就会动用自身骨骼中的钙，以满足乳汁分泌的需要。这样一来，易造成骨质疏松，对产褥期乃至今后的健康将带来不利影响。有人认为，产后要补钙，最佳的办法就是多喝骨头汤。其实，骨头汤中虽然含有钙，但量不多，补钙的最佳食品是奶和奶制品，不仅含钙多，吸收率也高，是天然钙的极好来源。

营养建议：哺乳期妈妈们每天应该喝250～500毫升牛奶，并多食用含钙丰富的食品，如小虾皮、小鱼（连骨吃）、芝麻酱、豆腐、海带、芹菜等，以达到补钙的目的。

误区 5：喝牛奶和吃鸡蛋补铁

正解：动物肝脏、动物血、瘦肉类是含铁丰富且利用率高的食品。

民间常说的"贫血"，大部分是由缺铁引起的。产后的妈妈们对铁需要量大，容易发生缺铁性贫

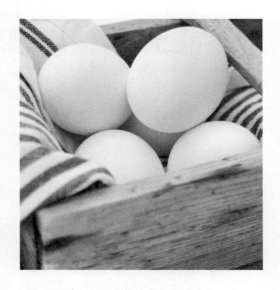

血。有人认为，多吃鸡蛋、多喝牛奶就可以纠正贫血。其实，这是不正确的。虽然牛奶含蛋白质、钙等很丰富，是一种营养较为全面的食物，但含铁却很少，是一种"贫铁食品"。鸡蛋中含铁略高，但由于蛋黄中含卵黄高磷蛋白，会干扰铁的吸收。因此，仅吃鸡蛋、喝牛奶是不能纠正贫血的。

营养建议：妈妈们应多吃瘦肉、动物肝脏和动物血，同时补充维生素 C，以促进铁的吸收。

月子小贴士

妈妈的体力正在恢复之中，保证充足的睡眠仍然很重要。妈妈们可以逐渐恢复平时的起居习惯，但不可过度劳累，以免影响乳汁的正常分泌。每天的睡眠时间应保持在 10 个小时左右。

咸烧白

🕐 35 分钟　　🔺 浓郁香滑　　😊 增强免疫力

本品浓香可口，常食有增强免疫力的功效。其中的梅干菜含有多种营养成分，具有消滞健胃的作用，食欲不佳的孕妈妈可尝试食用此菜品。

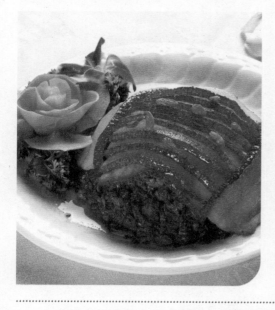

原料

五花肉 200 克、梅干菜 30 克、姜末 5 克、枸杞子 3 克、葱粒 5 克、盐 3 克、食用油适量、糖色适量

做法

1. 五花肉洗净；梅干菜洗净，切碎；枸杞子洗净。
2. 起油锅，入五花肉炸至棕红色，捞出，入温水中浸泡，皮回软后切片。
3. 肉片放入容器，再入糖色、盐拌匀，摆入蒸碗；碎梅干菜加姜末、葱粒拌匀，放于肉上面，撒上枸杞子，蒸熟取出，扣于盘中即成。

小贴士

本品口味偏咸，孕妈妈不可多食。

白萝卜丝煮鲫鱼

🕐 25 分钟　　🔺 咸淡适中　　😊 利水通乳

本品清香可口、不油腻，常食有益气补血、通乳之功效。其中的鲫鱼有开胃益气、利水通乳的作用，产妇产后乳汁缺少者宜食此汤品。

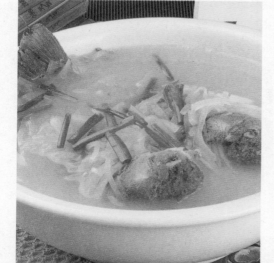

原料

鲫鱼 2 条、白萝卜 50 克、葱段 5 克、彩椒 2 克、盐 3 克、食用油适量

做法

1. 白萝卜洗净，去皮切丝。
2. 彩椒洗净切丝。
3. 鲫鱼处理干净，下热油锅略煎，再加适量水煮开。
4. 下入白萝卜丝煮熟，加盐调味，撒上葱段和彩椒丝即可出锅。

小贴士

白萝卜不可食用过多，影响下奶。

百合猪蹄汤

🕐 50分钟　🍲 清鲜淡爽　😊 通乳催奶

本品清香淡爽，常食有养心润肺之功效。百合和猪蹄搭配熬汤食用，可加速新陈代谢，延缓机体衰老，对产妇恢复身体也有很好的帮助作用。

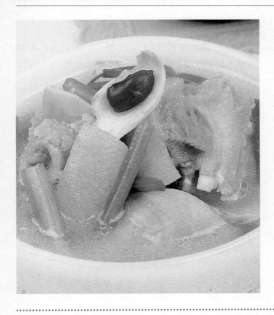

原料

水发百合30克、西芹50克、猪蹄200克、葱5克、姜5克、花生仁适量、清汤适量、盐3克

做法

1. 将水发百合洗净；西芹择洗干净，切段；猪蹄洗净，斩块；花生仁洗净备用。
2. 净锅上火，倒入清汤，调入盐，下入葱、姜、猪蹄烧开，打去浮沫，再下入水发百合、西芹、花生仁煲至熟即可。

小贴士

月子期间，产妇饮用此汤，有通乳催奶的作用。

百合红枣排骨汤

🕐 85分钟　🍲 甜咸适中　😊 养心润肺

本品鲜香可口。养心安神的百合、补虚益气的红枣和排骨搭配，营养丰富，有养心润肺的作用，很适合产妇产后补养身体食用。

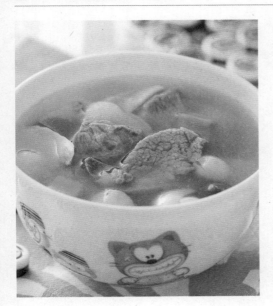

原料

百合35克、莲子25克、红枣25克、小排骨200克、胡萝卜60克、盐3克

做法

1. 百合、莲子、红枣分别洗净，莲子泡水10分钟后沥干水分，备用。
2. 排骨切块，用热水汆烫后洗净；胡萝卜洗净去皮后切小块，备用。
3. 将百合、莲子、红枣、排骨、胡萝卜和适量水一起放入锅中，用大火煮滚后转小火，熬煮约1个小时后，加入盐调味即可。

小贴士

睡眠不好、产后体虚的产妇最宜食用此汤。

板栗红烧肉

🕐 40分钟　🔺 香绵酥糯　😊 增强免疫力

有"干果之王"之美誉的板栗和补虚益气的五花肉搭配食用，味道香绵酥糯，有助于产妇恢复体力，但不可多食。

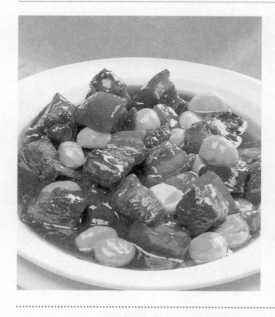

原料

板栗250克、猪五花肉300克、葱段适量、姜片适量、食用油适量、白糖适量

做法

1. 猪五花肉洗净，切块，氽水后捞出沥干。
2. 板栗煮熟，去壳取肉备用。
3. 油锅烧热，投入姜片、葱段爆香，放入肉块煸炒，再加入白糖、清水烧沸，撇去浮沫，炖至肉块酥烂，倒入板栗，待汤汁浓稠，拣去葱、姜，即可起锅装盘。

小贴士

生猪肉含有寄生虫，一定要做熟方可食用，否则对健康不利。

百合脊骨煲冬瓜

🕐 140分钟　🔺 浓郁香滑　😊 养心安神

本品浓郁香滑。养心安神的百合、消肿利水的冬瓜和猪脊骨搭配，不仅能养心安神、益气补血，还能提高产妇奶水的质量。

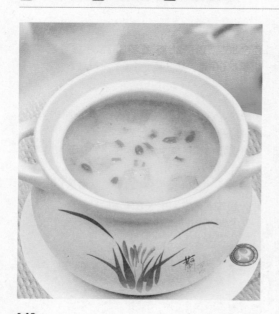

原料

百合50克、猪脊骨100克、冬瓜50克、枸杞子10克、葱2克、盐3克

做法

1. 百合、枸杞子分别洗净；冬瓜去皮后洗净，切块备用；猪脊骨洗净，剁成块；葱洗净切成葱花。
2. 锅中注水，下入猪脊骨，加盐，大火煮开。
3. 再倒入百合、冬瓜、葱花和枸杞子，转小火熬煮约2个小时，至汤色变白即可。

小贴士

本品很适合夏季生产的产妇食用。

板栗排骨汤

🕐 45分钟　🍲 香嫩酥软　☺ 增强免疫力

板栗味道香甜可口，且含有丰富的不饱和脂肪酸，具有养胃健脾、补肾强筋、活血止血的功效；排骨是滋阴壮阳、益精补血的佳品。两者搭配煲汤，很适合产妇滋补身体食用。

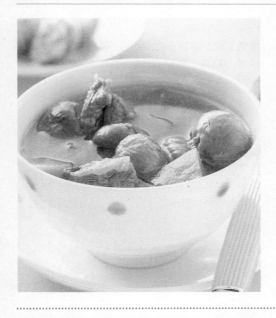

原料

鲜板栗250克、排骨200克、胡萝卜1根、盐3克

做法

1. 板栗入沸水中用小火煮约5分钟，捞起剥壳膜。
2. 排骨剁块，放入沸水中汆烫，捞起，洗净；胡萝卜削皮，洗净切块。
3. 将以上材料放入锅中，加水没过材料，以大火煮开，转小火续煮30分钟，加盐调味即可。

小贴士

板栗含糖量高，糖尿病患者不宜过多食用。

板栗桂圆炖猪蹄

🕐 45分钟　🍲 软糯可口　☺ 益气补虚

本品软糯可口。益气补肾的板栗、补脾益血的桂圆和猪蹄搭配食用，对产妇产后体虚有很好的食疗作用。

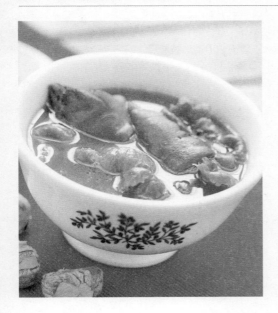

原料

新鲜板栗200克、桂圆20克、猪蹄2只、盐3克

做法

1. 板栗入滚水煮5分钟，捞起剥壳膜，洗净沥干；猪蹄斩块，入滚水汆烫捞起，再冲净。
2. 将板栗、猪蹄盛入炖锅，加水没过材料，以大火煮开，转小火炖约30分钟。
3. 桂圆剥散，加入续煮5分钟，加盐调味即可。

小贴士

桂圆不可过量食用，易上火。

参芪鸭煲

🕐 100 分钟　　🔺 味美滑嫩　　😊 益气补虚

中药党参、黄芪搭配鸭肉熬汤，不仅美味，还有健脾益肺、养血生津的作用，对产妇产后体虚有很好的食疗功效。

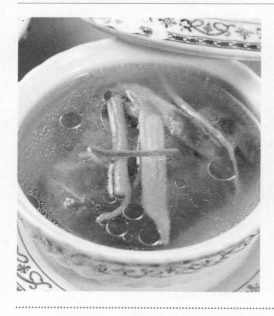

原料

净鸭 1 只、党参 5 克、黄芪 3 克、陈皮 1 克、猪瘦肉 100 克、葱段 20 克、姜片 10 克、清汤 60 毫升、食用油适量、盐适量

做法

1. 党参、黄芪洗净后切片；陈皮洗净，切丝。
2. 净鸭处理干净，盛入砂锅中。
3. 猪瘦肉切块，余水，入砂锅。
4. 加入其他原料和配料，中火烧沸后改小火焖至鸭肉烂熟，取出斩成条，放入碗内摆好即成。

小贴士

体质虚弱、气血不足、面色萎黄者均宜食用此菜品。

冰糖湘莲甜汤

🕐 100 分钟　　🔺 清甜可口　　😊 塑身养颜

本品清甜可口，莲子、枸杞子和红枣搭配熬汤，有排毒养颜、补血安神的作用，对产妇有很好的滋补作用。

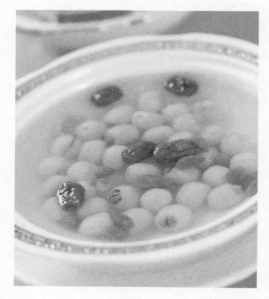

原料

干莲子 200 克、枸杞子 25 克、红枣 20 克、冰糖 10 克

做法

1. 干莲子泡清水 1 个小时后去心，放入碗内加温水，上笼蒸至软烂；枸杞子、红枣洗净。
2. 炖锅置中火上，放入清水，加入莲子、枸杞子、红枣炖 30 分钟后，转小火；加入冰糖，炖至莲子浮起即可。

小贴士

心烦失眠、脾虚久泻、大便溏泄者宜食莲子。

草菇圣女果

🕐 15分钟　　⚗ 清醇爽口　　😊 补血养颜

本品清醇爽口。草菇和圣女果搭配，不仅能补脾益气、滋阴壮阳，产妇经常食用，还能促进乳汁的分泌。

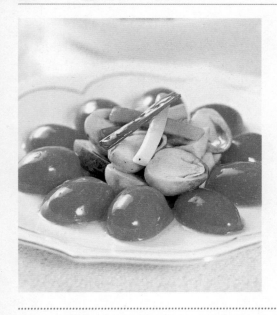

原料

草菇100克、圣女果50克、水淀粉3毫升、葱段8克、鸡汤50毫升、盐2克、食用油适量

做法

1. 将草菇、圣女果洗净，切成两半。
2. 草菇用沸水焯至变色后捞出。
3. 锅置火上，加油，待油烧至七八成热时，倒入葱段煸炒出香味，放入草菇、圣女果，加入鸡汤，待熟后放少许盐，用水淀粉勾芡，拌匀即可出锅。

小贴士

草菇无论是干品或者鲜品，都不宜浸泡时间过长，以免营养物质流失。

虫草花炖老鸭

🕐 50分钟　　⚗ 鲜香可口　　😊 增强免疫力

本品鲜香可口，可作为体质虚弱者的保健食疗佳品。产后体虚的产妇常食有助于身体的恢复和强健。

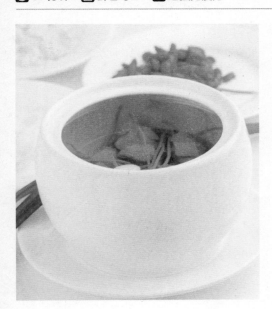

原料

老鸭200克、枸杞子20克、杏仁20克、虫草花5克、百合20克、盐2克

做法

1. 老鸭洗净，斩块；虫草花、枸杞子、百合、杏仁均洗净。
2. 锅内放水烧沸，放老鸭肉汆去血水后，捞出。
3. 另起一锅，放鸭肉、虫草花、枸杞子、百合、杏仁，加适量清水一起炖。
4. 等肉熟后加盐调味即可。

小贴士

虫草花性质平和，不寒不燥，一般人均可以放心食用。

草菇虾仁

🕐 15分钟　🔺 肉质鲜嫩　😊 增强免疫力

本品口感爽滑、馨香，产妇食用，不仅能促进食欲、强身健体，还能促进伤口愈合。

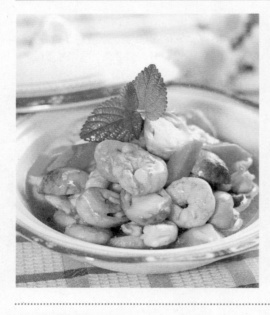

原料

虾仁300克、草菇150克、胡萝卜50克、淀粉适量、罗勒叶适量、盐3克、食用油适量

做法

1. 虾仁洗净后拭干，拌入淀粉、盐腌10分钟。
2. 草菇洗净，切块，汆烫；胡萝卜去皮后切片；罗勒叶洗净。
3. 将油烧至七成热，放入虾仁过油，待弯曲变红时捞出；余油倒出，另用油炒胡萝卜片和草菇，然后将虾仁回锅，加入盐炒匀，盛出，饰以罗勒叶即可。

小贴士

虾仁腌制前可用清水浸泡一会儿，能增加虾肉的弹性。

蛋黄肉

🕐 35分钟　🔺 鲜香可口　😊 补血养颜

本品鲜香可口。蛋黄和五花肉搭配，香味浓郁，孕妈妈食用，有补血养颜、增强免疫力的作用。

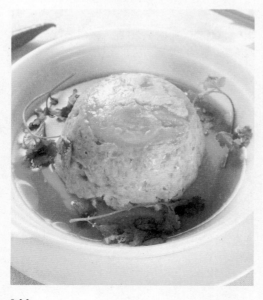

原料

蛋黄1个、五花肉200克、淀粉适量、鸡蛋清适量、香菜5克、鸡汤适量、盐3克、香油适量

做法

1. 五花肉洗净，剁碎。
2. 五花肉碎装入碗中，调入淀粉、鸡蛋清、盐、香油搅拌均匀。
3. 蛋黄搅匀，上面放好五花碎肉，倒入鸡汤，上锅蒸约20分钟，取出，倒入盘里，饰以香菜叶即可。

小贴士

肉中调入淀粉，可使肉质更加细嫩。

党参豆芽骶骨汤

🕐 50分钟　🔺 浓郁香滑　😊 补气养血

本品浓郁香滑，有增强机体活动力、调理体虚气弱的作用。其中的党参是补中益气、生津、养血健脾的佳品。

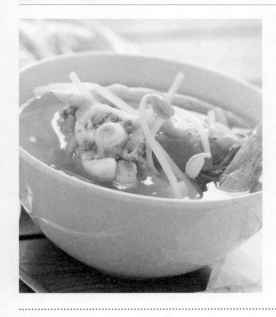

原料

党参15克、黄豆芽50克、猪尾骶骨1副、西红柿1个、盐3克

做法

1. 猪尾骶骨切段，氽烫后捞出，冲洗干净。
2. 黄豆芽冲洗干净。
3. 西红柿洗净，切块。
4. 将猪尾骶骨、黄豆芽、西红柿和党参放入锅中，加适量水以大火煮开，转用小火炖30分钟，加盐调味即可。

小贴士

体虚无力、易疲惫的产妇最宜食用此汤。

冬瓜乌鸡汤

🕐 40分钟　🔺 清鲜淡爽　😊 滋养五脏

乌鸡性平，有滋阴清热、补虚益气的作用，和冬瓜搭配，营养更丰富，有滋养五脏的作用，男女老少皆宜食用。

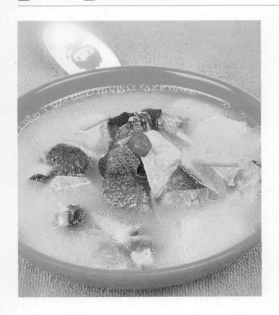

原料

冬瓜50克、乌鸡150克、香菜段20克、葱3克、姜3克、红椒圈适量、食用油适量、盐2克

做法

1. 将冬瓜去皮、籽，洗净后切片；乌鸡洗净，斩块；葱洗净切段；姜洗净切片。
2. 将锅置于火上，倒入水，下入乌鸡氽水，捞起洗净待用。
3. 将锅置于火上，倒入食用油，将葱、姜炝香，下入乌鸡、冬瓜煸炒，倒入水，调入盐烧沸煲至熟，撒入香菜和红椒圈点缀即可。

小贴士

本汤品最宜夏季生产的产妇滋补身体，冬瓜不可过多食用。

东坡肉

⏱ 130 分钟　🔺 软糯可口　😊 滋补强身

本品色泽红亮，香糯而不腻口，有补肾养血、滋阴润燥的功效，很适合产妇在月子中后期滋补身体食用，但注意适量食用。

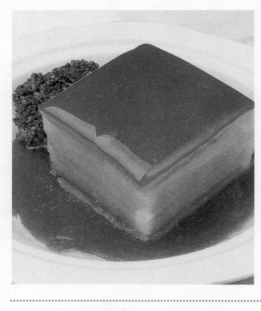

原料

五花肉 150 克、西蓝花 30 克、葱适量、姜块适量、白糖适量、盐适量、食用油适量

做法

1. 将五花肉洗净，入锅煮至八成熟；西蓝花洗净，掰成小朵，焯熟；葱洗净，切段；姜洗净后拍烂。
2. 油锅烧热，放入白糖炒出糖色，放入五花肉翻炒着色。
3. 砂锅中垫上一个小竹架，铺上葱段、姜块，摆上五花肉，加盐和适量水。
4. 盖上盖，焖 2 个小时，至皮酥肉熟时盛盘，摆上西蓝花即可。

小贴士

猪肉胆固醇含量高，肥胖者以及血脂较高者不宜食用。

豆角炖排骨

⏱ 70 分钟　🔺 浓郁香滑　😊 增强免疫力

排骨中含有丰富的蛋白质、氨基酸以及卵磷脂，和豆角搭配食用，不仅味道鲜美，还能维护骨骼健康，适合产妇滋补之用。

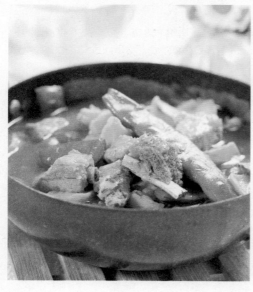

原料

扁豆角 100 克、排骨 400 克、土豆 80 克、盐 5 克、食用油适量

做法

1. 将排骨洗净，斩块，放入沸水中煮去血污，捞起备用；土豆去皮，洗净切块。
2. 扁豆角择去头尾及老筋后洗净，投入热油锅中略炒。
3. 锅置于火上，加入适量清水，放入排骨、扁豆角、土豆，用大火炖约 1 个小时，调入盐，续炖入味即可。

小贴士

月子期间不宜高盐饮食，本品也可出锅后调入盐。

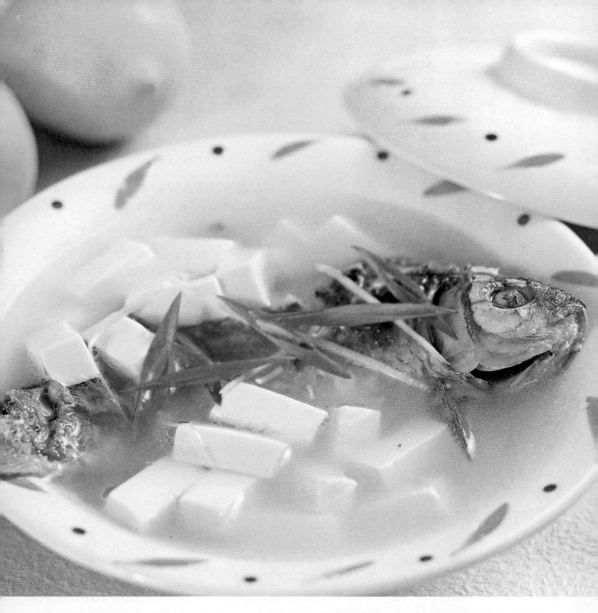

豆腐鲫鱼汤

🕐 40分钟　⚠ 清鲜淡爽　☺ 通乳催奶

本品烹饪简单、营养丰富。鲫鱼和豆腐搭配，肉嫩汤鲜，常食有益气补血的作用。产妇食用还能促进乳汁分泌。

原料

豆腐200克、鲫鱼1条、姜10克、葱15克、盐3克、香油4毫升

做法

1. 豆腐洗净切成小方块；鲫鱼宰杀洗净。

2. 姜去皮后洗净切丝；葱洗净切丝。

3. 锅中注适量水，放入豆腐煮至呈蜂窝状。

4. 再放入鲫鱼、姜丝、葱丝和盐，煮至熟透，淋入香油即可。

小贴士

喜欢吃香菜者，也可撒入香菜调味。

萝卜炖牛腩

🕐 45分钟　🔺 浓郁香滑　☺ 补肺益气

　　牛腩性温，多食易上火；白萝卜性寒，和牛腩搭配，可起到寒热中和的作用。产妇食用，有补肺益气、强身健体的功效。

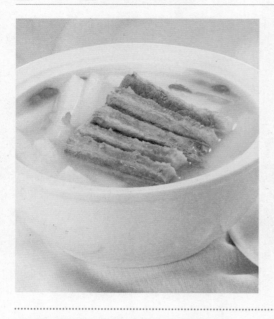

原料

牛腩200克、白萝卜50克、枸杞子3克、高汤适量、葱5克、香菜段适量、盐3克

做法

1. 牛腩洗净，切长块；白萝卜洗净，切长块；枸杞子洗净；葱洗净，切段。
2. 锅内注高汤，放入牛腩、枸杞子焖煮约20分钟，放入白萝卜、葱段，焖煮至熟，调入盐，撒上香菜段即可。

小贴士

产妇不可过多食用白萝卜，可与其他菜品搭配。

芙蓉猪肉笋

🕐 30分钟　🔺 味美滑嫩　☺ 增强免疫力

　　本品色泽美观，香鲜可口。其中的香菇有"山珍之王"的美誉，常食能提高机体免疫力，产妇食用，有利于身体机能的恢复。

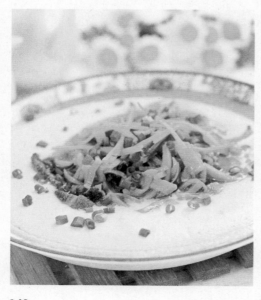

原料

猪肉50克、笋干100克、香菇5朵、葱花5克、鸡蛋3个、食用油适量、盐适量

做法

1. 将猪肉洗净，切成片；笋干泡发后洗净，切粗丝；香菇洗净，切细丝备用。
2. 将上述原料放入油锅中，放入盐炒熟备用。
3. 将鸡蛋打入盘中，加入适量的水，一起拌均匀，放入锅中蒸2分钟至稍凝固，再将炒熟的原料倒入中间继续蒸3～5分钟至熟，撒上葱花即可。

小贴士

干香菇浸泡时，最好选择70℃左右的温热水。

枸杞子春笋

🕐 12分钟　🔺 清新爽口　☺ 养心润肺

枸杞子有滋养肝肾、补血益精的作用；春笋有清热化痰、益气和胃的作用，对产后虚热、心烦、手足心热都有一定的食疗效果。

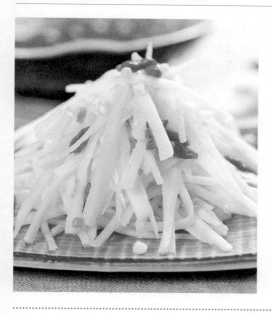

原料

春笋300克、枸杞子25克、水淀粉适量、葱花适量、盐适量、食用油适量、白糖适量

做法

1. 将春笋去掉壳和外衣，切成细丝。
2. 枸杞子浸透泡软；笋丝投入开水锅中，焯水后捞出，沥干水分。
3. 锅中加油烧热，投入枸杞子煸炒，再放入笋丝、盐、白糖和少量的水烧1～2分钟，用水淀粉勾芡，撒上葱花即成。

小贴士

笋不易消化，产妇应适量食用。

桂圆山药红枣汤

🕐 30分钟　🔺 清醇爽口　☺ 养血安神

本汤有养血安神、益智宁心、延缓衰老的功效，是月子餐里面不可多得的营养汤品，冬季食用还有御寒暖身的作用。

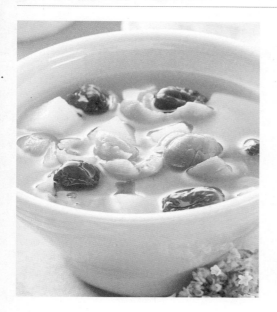

原料

桂圆肉30克、新鲜山药150克、红枣10克、冰糖适量

做法

1. 山药削皮后洗净，切小块。
2. 红枣洗净。
3. 锅中加适量清水煮开，加入山药煮沸，再下红枣。
4. 待山药熟透、红枣松软，将桂圆肉剥散加入，待桂圆之香甜味渗入汤中即可熄火，可酌加冰糖提味。

小贴士

桂圆要适量食用，不可多加。

荷包里脊

🕐 20分钟　　🔺 清醇爽口　　😊 滋阴润燥

里脊肉含有丰富的蛋白质、脂肪和微量元素，和鸡蛋搭配，营养丰富，产妇食用有补肾养血、滋阴润燥的作用。

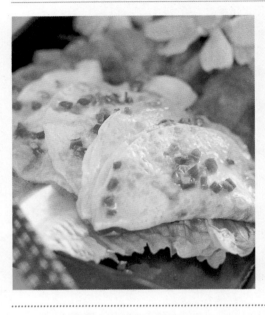

原料

里脊肉100克、生菜100克、鸡蛋4个、火腿40克、盐2克、食用油适量

做法

1. 里脊肉洗净后切丁，加盐拌匀做馅；火腿切丁。

2. 生菜洗净，平铺在盘里。

3. 鸡蛋打碗中，加盐搅匀，油烧热，倒入蛋液煎成蛋皮，取出，将肉馅放蛋皮上，折过来包住肉馅呈荷包状。

4. 油烧热，将荷包里脊炸2分钟，捞出放入生菜盘，撒上火腿丁即成。

小贴士

选购里脊肉时，以色泽红润、肉质透明、质地紧密、富有弹性者为佳。

黑豆排骨汤

🕐 50分钟　　🔺 汤浓味美　　😊 活血解毒

本品含有丰富的蛋白质、碳水化合物、B族维生素及胡萝卜素等营养物质，产妇食用有补肾利水、活血解毒的作用。

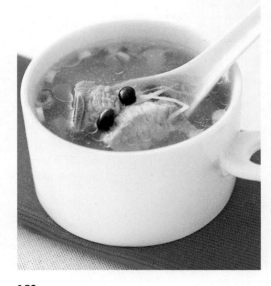

原料

黑豆10克、猪小排100克、葱花5克、姜丝5克、盐适量

做法

1. 将黑豆、猪小排洗净。

2. 将适量的水放入锅中，开中火，待水开后放入黑豆及猪小排、姜丝熬煮。

3. 待食材煮软至熟后，加入盐调味，撒上葱花即可食用。

小贴士

本品放些香菜碎，味道会更浓郁。

红枣鸭子

🕐 90分钟　🍲 香嫩酥软　😊 开胃消食

本品肉质鲜美、甜美可口，有开胃消食、补虚益气的作用。

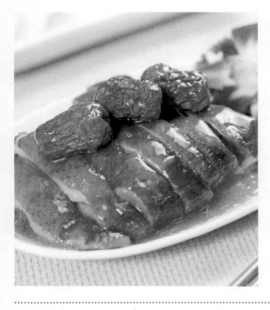

原料

肥鸭半只、猪骨200克、红枣125克、葱末10克、姜片10克、清汤适量、水淀粉适量、冰糖汁适量、食用油适量、盐适量

做法

1. 鸭洗净后余水，用盐抹遍全身，放入七成热的油锅中炸至微黄捞起，沥油后切条待用；红枣洗净备用。

2. 锅置于大火上，入清汤、猪骨、炸鸭煮沸，去浮沫，下姜、葱、冰糖汁、盐，转小火煮。

3. 至七成熟时放入红枣，待鸭熟枣香时捞出，鸭脯朝上摆盘。

4. 用水淀粉将原汁勾芡，淋遍鸭肉即可。

小贴士

本品虽营养美味，但一次不可食用过多，产妇需少食多餐。

红煨土鸡

🕐 60分钟　🍲 浓郁香滑　😊 通乳催奶

土鸡相比较普通的肉鸡，肉更加结实，含有丰富的蛋白质、微量元素等各种营养素，脂肪的含量也比较低，有通乳催奶的作用，很适合产妇食用。

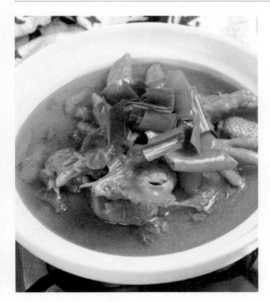

原料

土鸡800克、蒜苗叶50克、彩椒块15克、姜片适量、食用油适量、盐适量、白糖适量

做法

1. 土鸡处理干净，切块；蒜苗叶洗净，切段。

2. 油锅烧热，放入鸡块、姜片、盐炒至熟，放入白糖和适量水，转小火约煨30分钟，再转大火烧一会儿。

3. 撒上蒜苗叶、彩椒即可。

小贴士

市场贩卖的土鸡有不少是假冒伪劣产品，购买的时候需谨慎。

红豆牛奶汤

🕐 70分钟　🍲 浓郁香滑　😊 滋补养颜

牛奶能养颜美容，让皮肤白皙、光滑细腻；红豆则富含铁质，有补血和利水消肿之功效，产妇食用有很好的滋补作用。

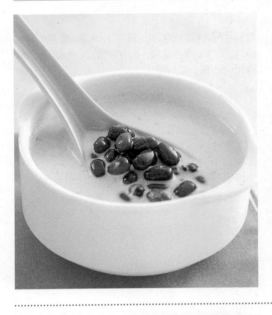

原料

红豆15克、低脂鲜奶500毫升、果糖5克

做法

1. 红豆洗净，提前浸泡8个小时。

2. 红豆放入锅中，加适量清水，开中火煮约30分钟，转小火后再焖煮约30分钟。

3. 将红豆、果糖、低脂鲜奶放入碗中，搅拌混合均匀即可食用。

小贴士

本品也可放入豆浆机中制作，会更简单方便。

胡萝卜炒猪肝

🕐 20分钟　🍲 肉质鲜嫩　😊 滋养补血

猪肝中铁质丰富，是补血食品中最常用的食物。食用猪肝可调节和改善贫血患者造血系统的生理功能，很适合产后失血过多的产妇食用。

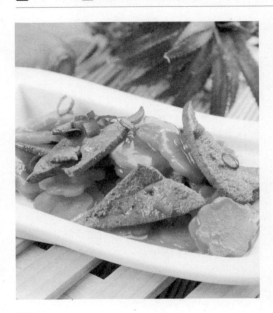

原料

猪肝250克、胡萝卜150克、葱末5克、姜末5克、盐2克、食用油适量

做法

1. 胡萝卜、猪肝均洗净，切成薄片。

2. 锅中倒入清水，烧至八成开时，放入猪肝片，至七成熟时捞出沥水。

3. 锅内加油烧热，爆香姜末，加胡萝卜略炒，倒入猪肝，加盐快速翻炒至熟，撒上葱末即可。

小贴士

生猪肝含有寄生物，一定要烹调至熟方可食用。

黄焖鸭肝

⏱ 18分钟 　🔺 鲜香软嫩 　😊 补气养血

鸭肝富含维生素A、维生素E以及胡萝卜素、矿物质铁等营养物质，具有补血养颜、清肝明目的作用，是产妇理想的补血佳品。

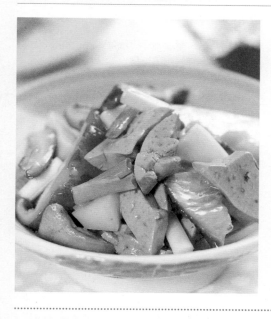

原料

鸭肝200克、香菇50克、清汤300毫升、葱段10克、姜片5克、食用油适量、白糖适量、甜面酱适量

做法

1. 将鸭肝洗净汆水，切条。
2. 香菇洗净对切后焯水。
3. 油锅烧热，下白糖炒色，加清汤、葱、姜、香菇煸炒，制成料汁装碗。
4. 另起油锅，用中火烧七成热，加甜面酱煸出香味，加鸭肝、清汤、料汁煨炖5分钟，装盘即成。

小贴士

鸭肝避免一次食用过多，以免摄入过多的胆固醇。

胡萝卜煲脊骨

⏱ 70分钟 　🔺 清鲜淡爽 　😊 养心润肺

本品汤色淡雅清新，香味醇正，胡萝卜和荸荠饱吸肉骨味，脆嫩多汁，清甜可口，产妇食用可增强免疫力。

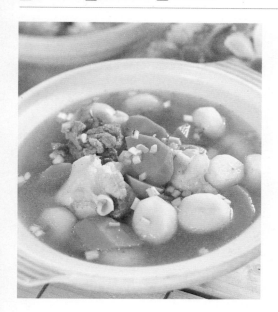

原料

荸荠50克、胡萝卜80克、猪脊骨300克、姜10克、葱花5克、高汤适量、盐3克

做法

1. 胡萝卜洗净，切滚刀块；姜去皮洗净，切片；猪脊骨洗净斩件；荸荠去皮洗净备用。
2. 锅中注水烧开，放入猪脊骨焯烫去血水，捞出沥水。
3. 将高汤倒入煲中，加入以上所有材料煲1个小时，调入盐，撒上葱花即可。

小贴士

产妇不宜过多食用荸荠。

鸡汤煮干丝

🕐 12分钟　🔺 咸淡适中　😊 补虚强身

豆腐丝含有丰富的蛋白质和人体所需的8种氨基酸；虾仁是人体补充钙质的佳品，两者搭配鸡汤烹调，对产妇有很好的滋补作用。

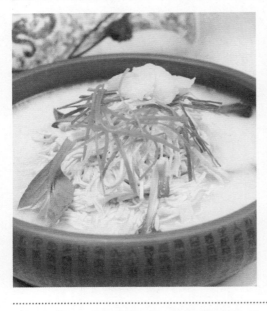

原料

豆腐丝400克、虾仁20克、青菜20克、彩椒20克、胡萝卜丝15克、鸡汤适量、盐3克、香油适量

做法

1. 豆腐丝焯水备用；彩椒洗净，切成丝；虾仁、青菜均洗净。
2. 起锅点火，倒入鸡汤，放入豆腐丝，加适量盐煮开，再放入虾仁、青菜，大火煮5分钟。
3. 放入彩椒丝、胡萝卜丝略煮，淋上香油即可。

小贴士

购买豆腐丝，以有光泽、富有弹性、不黏手者为佳。

腐竹瘦肉鲫鱼汤

🕐 35分钟　🔺 清醇爽口　😊 益气健脑

腐竹含有丰富的蛋白质和矿物质，有补脑益智、强健骨骼的作用；鲫鱼性平，味甘，有和中补虚、温胃的作用，搭配瘦肉熬汤，很适合产妇滋养身体食用。

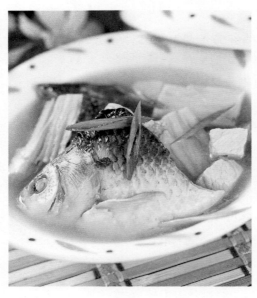

原料

鲫鱼1条、猪瘦肉200克、腐竹15克、姜10克、葱10克、鲜汤适量、白糖2克、盐3克、醋3毫升

做法

1. 将鲫鱼去鳃、鳞，剖去内脏，洗净，切成两段。
2. 猪瘦肉洗净切成方块；腐竹泡发切段。
3. 锅中倒入鲜汤及水烧开，下入瘦肉、姜、葱煮熟。
4. 待熟后，再下入鲫鱼、腐竹，稍煮后调入白糖、盐、醋即可食用。

小贴士

产妇产后体虚、无乳汁者最宜食用此汤。

煎酿香菇

🕐 20分钟　　🔺 鲜香软嫩　　😊 增强免疫力

香菇是高蛋白、低脂肪、多糖、多氨基酸和多维生素的菌类食物，产妇食用有提高免疫力的作用。

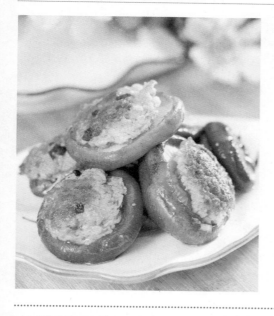

原料

香菇200克、肉末300克、葱5克、高汤适量、食用油适量、盐适量、蚝油适量

做法

1. 香菇洗净，去蒂托；葱择洗净，切末；肉末放入碗中，调入盐、葱末拌匀。
2. 将拌匀的肉末酿入香菇中。
3. 平底锅中注油烧热，放入香菇煎至八成熟，调入蚝油和高汤，煮至入味即可盛出。

小贴士

煎香菇的时候，要轻轻翻动，以免弄碎里面的馅料。

鸡蛋蒸日本豆腐

🕐 15分钟　　🔺 鲜香软嫩　　😊 开胃消食

日本豆腐又称鸡蛋豆腐，既具有豆腐之爽滑鲜嫩，又有鸡蛋之美味清香，产妇搭配鸡蛋食用，有滋补养颜、开胃消食的作用。

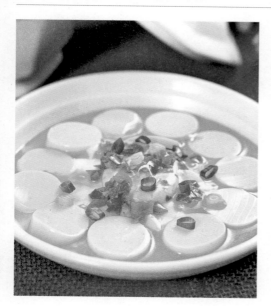

原料

鸡蛋1个、日本豆腐200克、彩椒碎10克、葱花5克、盐3克、食用油适量

做法

1. 日本豆腐切成2厘米厚的段。
2. 将切好的日本豆腐放入盘中，打入鸡蛋置于日本豆腐中间，撒上盐。
3. 将日本豆腐与鸡蛋置于蒸锅上，蒸至鸡蛋熟，连盘取出；另起锅置火上，加油烧热，下入彩椒碎稍炒，放在蒸好的豆腐上，撒上葱花即可。

小贴士

胃溃疡、胃酸分泌过多者慎食此菜品。

酱烧春笋

🕐 12 分钟　🔺 鲜香脆嫩　😊 瘦身纤体

春笋清淡鲜嫩，营养丰富，含有丰富的植物蛋白质、膳食纤维以及钙、磷、铁等人体必需的营养成分，产妇适量食用有瘦身纤体的作用。

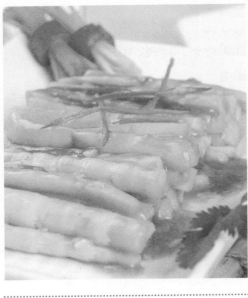

原料

春笋 300 克、姜末 5 克、鲜汤适量、彩椒 5 克、蚝油 5 毫升、甜面酱 5 克、食用油适量、白糖适量、香油适量

做法

1. 春笋削去老皮，洗净，切成长条，放入沸水中焯一会儿。
2. 彩椒洗净，切丝。
3. 锅中加油烧热，放入姜末炝锅，再放入笋条翻炒。
4. 放入鲜汤，烧煮至汤汁快干时调入蚝油、甜面酱、白糖、香油，炒匀后装盘，撒上彩椒即可。

小贴士

春笋不易消化，有便秘问题的产妇要慎食。

酱香白肉卷

🕐 30 分钟　🔺 肉质鲜嫩　😊 滋阴润燥

五花肉性平，味甘咸，入脾、胃、肾经，有补肾养血、滋阴润燥之功效，对产后血虚、肾虚体弱、燥咳、便秘等病症有很好的辅助治疗作用。

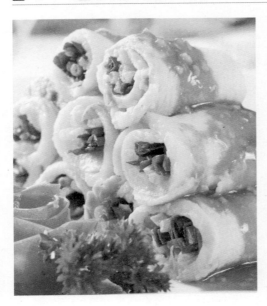

原料

五花肉 300 克、蒜苗 50 克、米粉 50 克、姜 20 克、水淀粉适量、盐 3 克、甜面酱适量

做法

1. 五花肉洗净，煮熟后切片；姜去皮洗净，切末；蒜苗洗净，切段。
2. 米粉泡发洗净，入沸水中焯熟，捞出沥干，切长段。
3. 用五花肉将米粉和蒜苗裹成肉卷，入锅蒸熟。
4. 将姜末、盐、甜面酱、水淀粉入锅调成酱料汁，淋在肉卷上即可。

小贴士

五花肉脂肪含量高，产妇要适量食用。

金枝玉叶

⏱ 18分钟　△ 脆软清爽　☺ 排毒瘦身

芥蓝含有有机碱，可刺激人的味觉神经、增进食欲，搭配豆腐、黑木耳、百合食用，营养丰富。产妇食用有促进消化、排毒瘦身的作用。

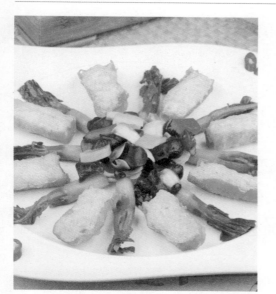

原料

芥蓝90克、豆腐90克、黑木耳15克、彩椒8克、百合10克、食用油适量、盐适量

做法

1. 黑木耳泡发后洗净，撕小朵；百合泡发后洗净；芥蓝洗净，入沸水焯熟；豆腐洗净，切块；彩椒洗净，切片。
2. 油烧热，放入豆腐炸至金黄色，捞起控油，同芥蓝一起摆盘。另起油锅，放入黑木耳、百合、彩椒炒熟，调入盐，起锅盛盘即可。

小贴士

黑木耳性凉，产妇可少量食用。

金针菇牛肉卷

⏱ 20分钟　△ 香韧可口　☺ 补虚强体

金针菇具有抵抗疲劳、抗菌消炎的作用，和牛肉搭配食用，对产后体虚、易疲劳的产妇有很好的食补作用。

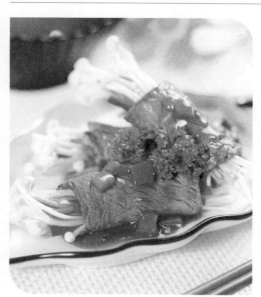

原料

金针菇250克、牛肉100克、彩椒15克、欧菜叶适量、食用油适量、烧烤汁适量

做法

1. 牛肉洗净，切成长薄片。
2. 彩椒洗净，部分切丝，部分切丁备用。
3. 金针菇洗净。
4. 用牛肉片将金针菇、彩椒丝卷成牛肉卷。
5. 锅中注油烧热，放入牛肉卷煎熟，淋上烧烤汁，撒上彩椒丁和欧菜叶即可。

小贴士

新鲜的金针菇不易存放，尽量现吃现买。

党参炖鸡

🕐 130 分钟　　🔺 清鲜淡爽　　😊 益气养血

鸡肉有温中补脾、益气养血的作用；党参是补中益气、养血生津的良药，两者搭配食用，很适合产后脾肺气虚、气血不足的产妇滋补身体。

原料

鸡 300 克、党参 5 克、姜 3 克、盐 3 克

做法

1. 鸡宰杀洗净，下沸水中氽烫后捞出沥干。
2. 党参洗净沥干。
3. 姜洗净拍破。
4. 锅中倒水烧开，下入鸡和党参、姜炖煮约 2 个小时。
5. 出锅，加盐调味即可。

小贴士

四肢无力、食欲不佳、气血双亏者皆宜食用此菜品。

老鸭汤

🕐 140 分钟　　🔺 鲜香脆嫩　　😊 滋补养身

老鸭汤是夏季清补佳品，有滋五脏之阳、清虚劳之热的作用，搭配枸杞子、竹笋、党参，营养更加丰富，适合产妇滋补之用。

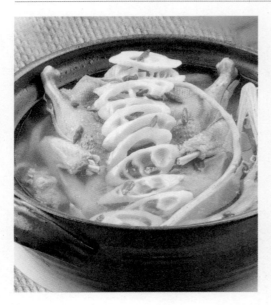

原料

净鸭 300 克、竹笋 50 克、党参 10 克、枸杞子 10 克、盐 3 克、香油适量

做法

1. 净鸭洗净斩块，氽水后捞出；竹笋洗净，切成片；党参、枸杞子泡水，洗净。
2. 砂锅倒入开水烧热，下入鸭、竹笋、党参、枸杞子大火炖开后，改小火炖 2 个小时至肉熟。
3. 放入盐调味起锅，淋上香油即可。

小贴士

党参、枸杞子泡水时间不宜过长，以免营养物质流失。

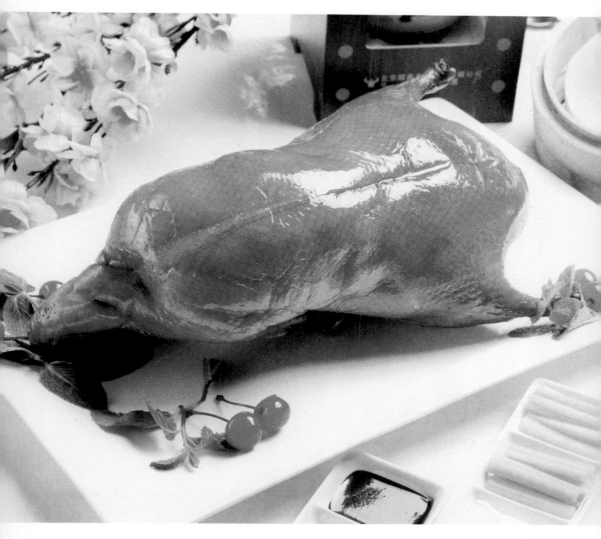

精品烤鸭

🕐 70 分钟　　△ 鲜香脆嫩　　☺ 开胃消食

鸭肉性寒，味甘、咸，归脾、胃、肺、肾，可大补虚劳、滋五脏之阴，对产后体虚、身体虚弱、营养不良等症有很好的滋补作用。

原料

鸭 1 只、葱段 5 克、蒜末 5 克、姜片 5 克、盐适量、糖浆 20 克

做法

1. 鸭处理干净，内外抹上盐，放在大的容器中，倒入葱段、蒜末、姜片，腌渍入味。

2. 将腌渍好的鸭肉放沸水中氽一下，捞出沥水。

3. 将糖浆均匀涂在鸭的表面。

4. 将鸭放进烤箱中烤熟，取出摆盘即可。

小贴士

鸭肉性凉，脾胃阴虚、经常腹泻者忌用。

口蘑土鸡汤

🕐 100 分钟　　🍲 鲜香可口　　😊 补虚强身

口蘑性平，味甘，有强身补虚之功效，和土鸡、红枣、莲子、枸杞子搭配，营养美味，是产妇产后的滋补佳品。

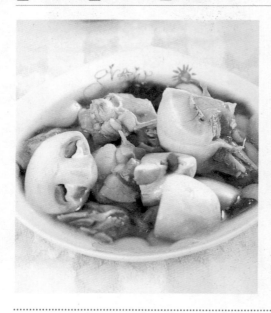

原料

口蘑200克、土鸡400克、红枣10克、莲子15克、枸杞子5克、姜片5克、盐3克

做法

1. 口蘑洗净，切块；土鸡洗净，剁块；红枣、莲子、枸杞子泡发。
2. 土鸡入沸水中氽透捞出，入冷水中洗净。
3. 煲中水烧开，下入姜片、土鸡块、口蘑、红枣、莲子、枸杞子，煲炖90分钟，调入盐即可。

小贴士

市场上有泡在液体中的袋装口蘑，里面含有化学物质，产妇尽量避免食用这种口蘑。

莲子百合汤

🕐 170 分钟　　🍲 清鲜淡爽　　😊 养心安神

莲子是滋养的药食两用食物，能养神安宁、降血压；百合能补中益气、温肺止咳，产妇食用有清热去火、安神补气的功效。

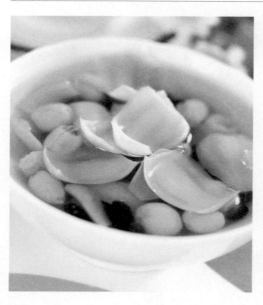

原料

莲子50克、百合10克、黑豆20克、鲜椰汁适量、冰糖3克

做法

1. 莲子洗净；百合浸泡，洗净；黑豆提前用温水泡发。
2. 水烧开，下黑豆，用大火煲30分钟，撇去浮出的豆壳，下莲子、百合，用中火煲45分钟。
3. 改用小火煲1个小时，下冰糖，待溶，加入椰汁即成。

小贴士

莲子可存放较长时间，应放在阴凉、干燥处保存。

莲子猪肚

🕐 50分钟　　🅰 香韧可口　　😊 补虚益气

莲子富含营养物质，有养心安神、益肾固精的功效；猪肚有补中益气、助消化的作用。两者搭配，有补虚益气、助消化的作用，产妇常食有益健康。

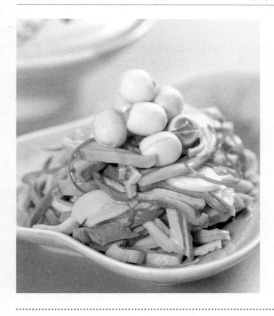

原料

猪肚1个、莲子50克、葱10克、姜5克、盐3克、香油6毫升

做法

1. 莲子泡发洗净，去心；猪肚洗净，内装莲子，用线缝合；葱、姜洗净后切丝。
2. 将猪肚放入锅中，加清水炖至熟透，捞出晾凉，切成细丝，同莲子放入盘中。
3. 调入葱丝、姜丝、盐和香油，拌匀即可。

小贴士

猪肚清洗时最好用盐水浸泡一段时间，可起到杀菌消毒的作用。

红毛丹银耳汤

🕐 35分钟　　🅰 清醇爽口　　😊 塑身养颜

红毛丹有滋养身体、补血理气、润发美肤之功效，搭配银耳熬汤，产妇食用有补血养颜、排毒瘦身的作用。

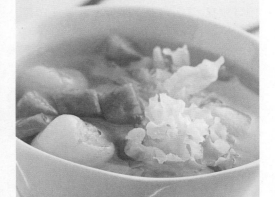

原料

西瓜50克、红毛丹50克、银耳20克、冰糖2克

做法

1. 银耳泡水，去除蒂头后切小块，放入沸水锅中煮至熟软，捞起沥干；西瓜去皮，切小块；红毛丹去皮、去籽，取肉。
2. 冰糖加适量水熬成汤汁，放凉。
3. 西瓜、红毛丹、银耳、冰糖水放入碗内，拌匀即可。

小贴士

西瓜性寒，产妇不可多食。

胡萝卜排骨汤

🕐 60 分钟　🅰 浓郁香滑　😊 补气养血

排骨营养丰富，产妇月子期间食用排骨汤能为身体补充多种营养物质，还能补血，干贝非常适合产后虚弱的女性进补。

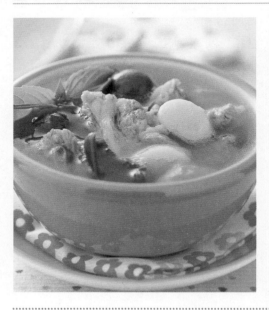

原料

胡萝卜 50 克、小排骨 300 克、当归 3 克、红枣 10 克、鲜干贝 3 颗、泡发黑木耳 5 克、罗勒适量、盐 3 克

做法

1. 当归洗净，用棉布袋包起。
2. 红枣洗净，备用。
3. 排骨汆烫后洗净；胡萝卜、黑木耳均洗净切块。
4. 将棉布袋放入水中煮开，放入红枣、黑木耳、胡萝卜和排骨，熬煮 40 分钟后取出药材包，转大火煮开，放入鲜干贝，煮开后加入盐调味，放入罗勒即可。

小贴士

胡萝卜有清肝明目的作用。

美味清远鸡

🕐 50 分钟　🅰 肉质鲜嫩　😊 补虚强身

鸡肉有温中益气、健脾胃、活血脉、强筋骨的功效，对营养不良、乏力疲劳的产妇有很好的滋补作用。

原料

清远鸡 1 只、葱丝 10 克、芹菜叶适量、姜末 10 克、盐适量、食用油适量

做法

1. 清远鸡处理干净，用盐腌渍 30 分钟。
2. 鸡煮熟后浸入冷水，待鸡肉冷却后捞出，晾干，在鸡皮上涂上油，盛入碟中，饰以芹菜叶。
3. 葱、姜分别装在小碗中，碗内加少许的盐，冲入热油，制成味碟蘸食。

小贴士

高血压、高脂血症、胆囊炎患者尽量少食本品。

蜜橘银耳汤

🕐 50 分钟　📊 酸甜爽滑　😊 养心安神

蜜橘富含维生素C与柠檬酸，有美容、消除疲劳的作用；银耳是一味滋补良药，有补脾开胃、安眠健胃、养阴润肺的作用。产妇经常食用此汤，有养心安神的作用。

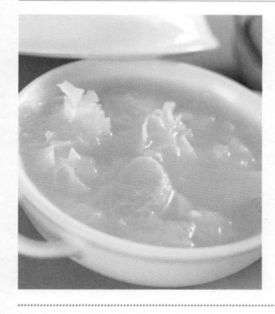

原料

银耳20克、蜜橘50克、水淀粉适量、白糖5克

做法

1. 银耳泡发后放入碗内，上笼蒸30分钟取出。
2. 蜜橘剥皮去筋，成净蜜橘肉；将汤锅置大火上，加入适量清水，将蒸好的银耳放入汤锅内，再放蜜橘肉、白糖煮沸。
3. 用水淀粉勾芡，待再次煮沸时，盛入汤碗内即成。

小贴士

生食蜜橘时，一次不要食用过多，否则对牙齿和口腔健康不利。

木瓜炖银耳

🕐 80 分钟　📊 浓郁香滑　😊 塑身养颜

木瓜含有丰富的木瓜酶，有助于滋润肌肤、排出体内毒素，和银耳搭配，有养心安神、排毒瘦身的作用。

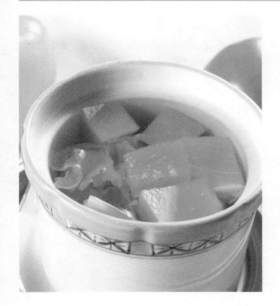

原料

木瓜1个、银耳30克、瘦肉100克、盐3克、白糖2克

做法

1. 先将木瓜洗净，去皮去籽切块；银耳泡发洗净；瘦肉洗净切块。
2. 炖盅中放水，将木瓜、银耳、瘦肉一起放入炖盅，炖制1个小时。
3. 炖盅中调入盐、白糖拌匀，即可出锅食用。

小贴士

消化不良、便秘者食用此菜品，能缓解其病症。

木瓜汤

🕐 80 分钟　📋 清鲜淡爽　😊 养心润肺

本汤营养丰富，产妇食用有养心润肺、排毒瘦身、美容养颜的作用。

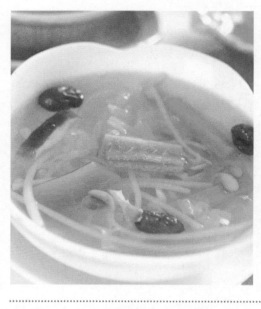

原料
木瓜 80 克、银耳 30 克、香菇 15 克、红枣 10 克、黄豆芽 20 克、胡萝卜 15 克、食用油适量、盐适量

做法
1. 黄豆芽洗净；木瓜洗净，不去皮切块、去籽，切成条；胡萝卜去皮洗净，切条；香菇去蒂洗净，切块；红枣洗净；银耳泡发去蒂。
2. 起油锅，将黄豆芽炒香。
3. 以上所有原料转入煲中，加水，以中火煮滚后，转小火慢慢煮 60 分钟，再加盐调味即可。

小贴士
木瓜存放时，宜放在阴凉、干燥处，避免阳光直射。

牛肉冬瓜汤

🕐 40 分钟　📋 肉质鲜嫩　😊 清除恶露

本品烹饪简单、营养丰富。牛肉有补中益气、滋养脾胃、强健筋骨的作用；冬瓜有清热利水、养胃消肿的作用。产妇食用有利于清除恶露。

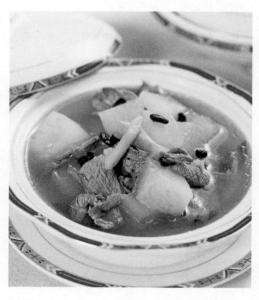

原料
牛肉 300 克、冬瓜 100 克、葱段 5 克、香油适量、豉汁适量、盐适量、醋适量

做法
1. 牛肉洗净切成薄片；冬瓜去瓤及青皮洗净，切成小块。
2. 将清水烧沸，加入牛肉片、冬瓜块、葱段，煮沸后改用小火久炖。
3. 至肉烂熟时，加香油、盐、醋、豉汁拌匀即成。

小贴士
冬瓜在切开后应尽快食用，否则易发霉。

南瓜夹火腿

🕐 20 分钟　🔺 脆软清爽　😊 补中益气

补中益气、清热解毒的南瓜和补虚强身的火腿搭配，产妇食用有益气强身、养心安神的作用。

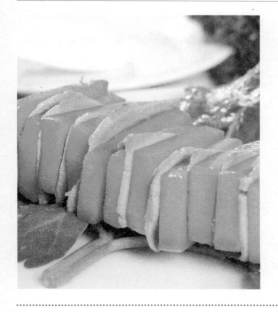

原料

火腿 100 克、南瓜 200 克、芹菜叶适量、葱段 8 克、姜片 5 克、水淀粉适量、盐适量

做法

1. 火腿洗净，切成大片；南瓜洗净，切厚片；芹菜叶洗净装盘。
2. 将南瓜片与火腿片相间放在另一盘中。
3. 火腿南瓜加葱段、姜片，上笼蒸至南瓜酥烂，出锅，拣去葱、姜，装入放有芹菜叶的盘中。
4. 另起锅加水、盐调味，用水淀粉勾芡，浇南瓜上即可。

小贴士

本品也可淋入蜂蜜做成甜品。

糯米藕丸

🕐 30 分钟　🔺 鲜香软嫩　😊 滋阴养血

莲藕富含淀粉、蛋白质、B 族维生素、维生素 C 以及磷、铁等多种矿物质，有强壮筋骨、滋阴养血的作用，适合月子中后期食用。

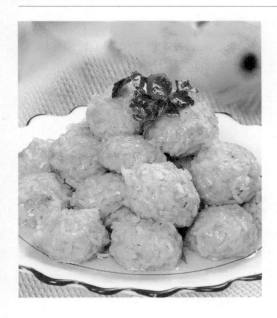

原料

莲藕 200 克、糯米 60 克、香菜 2 克、彩椒适量、淀粉适量、盐 3 克、香油适量

做法

1. 莲藕去皮洗净，剁蓉；糯米洗净备用；彩椒去蒂洗净，切圈；香菜洗净备用。
2. 将剁好的莲藕与淀粉加适量清水、盐，搅成泥状，做成丸子，然后粘上糯米，入蒸锅蒸熟取出摆好盘。
3. 淋上香油，用香菜、彩椒点缀即可。

小贴士

选购莲藕，以外皮黄褐色、肉肥厚而白者为佳。

藕节排骨汤

🕐 200 分钟 　 ▲ 清新爽口 　 ☺ 益气补血

莲藕含铁量较高，常吃可预防缺铁性贫血，和胡萝卜、排骨搭配食用，对产妇有益气补血、补虚强身的作用。

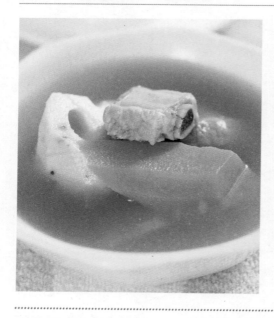

原料

藕节 100 克、胡萝卜 150 克、猪排骨 250 克、姜 5 克、盐 3 克

做法

1. 藕节刮去须、皮，洗净，切滚刀块；胡萝卜洗净，切块；姜洗净切片。
2. 猪排骨斩件，洗净，焯水。
3. 将清水放入瓦煲内，煮沸后加入以上原料，大火煲滚后，改用小火煲 3 个小时，加盐调味即可。

小贴士

切过的莲藕易变黑、腐烂，存放时要覆以保鲜膜，放入冰箱冷藏室存放。

拌笋尖

🕐 10 分钟 　 ▲ 香韧可口 　 ☺ 益气和胃

笋味甘、微寒，含有丰富的蛋白质、氨基酸、脂肪、糖类、钙、磷等物质，具有益气和胃、利膈爽胃等功效，适合胃口不好的产妇食用。

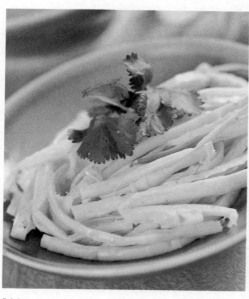

原料

笋尖 200 克、彩椒碎 10 克、香菜 5 克、蒜末 10 克、盐 3 克、香油 5 毫升

做法

1. 笋尖洗净切粗丝，入沸水中焯熟。
2. 将彩椒碎、蒜末、盐、香油一起拌匀做成调味汁。
3. 将笋尖装盘。
4. 淋入调味汁，撒上香菜，搅拌均匀即可食用。

小贴士

胃出血、肝硬化、食管静脉曲张、慢性肠炎患者忌食此菜品。

青豆党参排骨汤

🕐 55分钟　🔺 汤浓味鲜　☺ 补虚强身

青豆富含不饱和脂肪酸和大豆磷脂，和党参、排骨搭配，产妇食用有补虚益气、增强免疫力的作用。

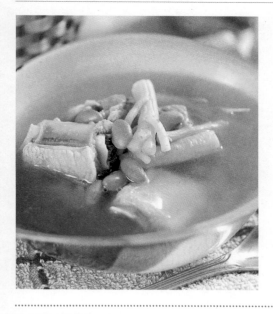

原料

青豆50克、党参10克、排骨100克、盐适量

做法

1. 青豆洗净；党参润透后切段。
2. 排骨洗净，斩块，汆烫后捞起备用。
3. 将上述原料放入煲内，加水以小火煮约45分钟，再加盐调味即可。

小贴士

更年期妇女、糖尿病和心血管病患者最宜食用青豆。

清炖牛肉

🕐 70分钟　🔺 清鲜淡爽　☺ 补虚益气

牛肉是补气血的佳品，可治疗由气血虚弱引起的脾胃虚弱，对面黄肌瘦以及产后虚胖有很好的食疗作用。

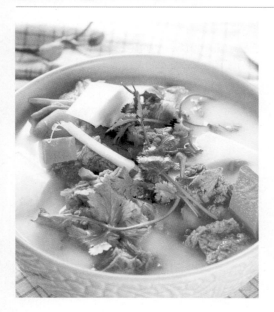

原料

牛肉400克、白萝卜80克、胡萝卜80克、香菜叶8克、葱5克、姜5克、清汤适量、食用油适量、盐适量

做法

1. 牛肉洗净切块，汆水；白萝卜、胡萝卜洗净切块。
2. 葱洗净切段；姜洗净，切片；香菜叶洗净。
3. 油锅烧热，爆香姜片，注入清汤及牛肉块炖煮30分钟。
4. 调入盐，加白萝卜、胡萝卜、葱段炖煮30分钟，撒上香菜叶即可。

小贴士

炖牛肉的水要一次加够，中途尽量不要再加水，如果确实需要加水，最好加开水。

人参猪蹄汤

🕐 60分钟　📐 酥烂可口　😊 美容通乳

人参是滋阴补气、扶正固本的佳品，和富含胶原蛋白的猪蹄搭配食用，不仅有助于产妇滋补身体，还有很好的美容通乳作用。

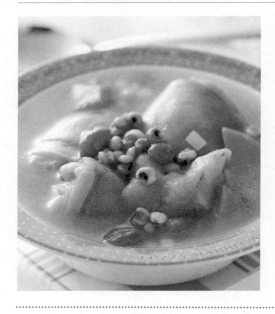

原料

人参须5克、枸杞子10克、薏苡仁50克、猪蹄200克、胡萝卜100克、姜片3克、盐3克

做法

1. 将人参须洗净，放入棉布袋中；枸杞子、薏苡仁分别洗净泡水，放入锅中；胡萝卜洗净切块入锅。
2. 猪蹄洗净，剁小块，汆烫后入锅。
3. 锅中加入姜片、水，煮开后以小火煮约30分钟，捞出棉布袋，熬煮至猪蹄熟透，加盐调味即可。

小贴士

人参是大补之物，实证、热证者忌服。

山药排骨汤

🕐 40分钟　📐 清鲜淡爽　😊 通乳催奶

山药含有多种营养素，有健脾养胃、滋肾益精、延年益寿等功效；排骨是补虚强身的佳品，两者搭配白芍、蒺藜、红枣熬汤，有增强免疫力、通乳催奶的作用。

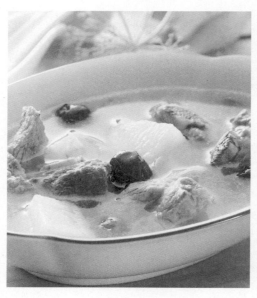

原料

新鲜山药100克、小排骨250克、红枣10颗、白芍3克、蒺藜2克、盐3克

做法

1. 白芍、蒺藜洗净装入棉布袋系紧；山药去皮洗净，切块。
2. 红枣洗净备用。
3. 小排骨洗净斩块，汆烫后捞起。
4. 将棉布袋、红枣、小排骨、山药放进煮锅，加适量清水，大火烧开后转小火炖约30分钟，加盐调味即可。

小贴士

熬汤时可加些白醋，以促使骨中的钙质释出，并溶入汤汁中，使汤鲜美营养。

五彩三黄鸡

🕐 40 分钟　　🔺 香嫩酥软　　☺ 滋补强身

三黄鸡肉质细嫩、皮薄、肌间脂肪少、肉味鲜美，很适合产妇滋养身体食用。

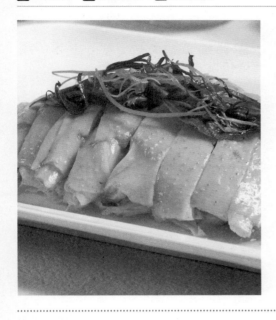

原料

三黄鸡 350 克、白菜 60 克、紫甘蓝丝 5 克、黄瓜 10 克、西红柿 15 克、薄荷叶 2 克、胡萝卜丝 2 克、鸡汤适量、食用油适量、盐适量

做法

1. 三黄鸡处理干净，煮熟后浸冷水斩件；白菜洗净切片；黄瓜、西红柿洗净后切片。
2. 起油锅，待油六成热时，放入白菜、黄瓜、西红柿，炒至断生后加盐调味，装盘，摆上鸡肉。
3. 锅加鸡汤烧开，入盐调味后均匀淋在摆好的鸡肉上，用紫甘蓝丝、薄荷叶、胡萝卜丝装饰即可。

小贴士

产妇食用三黄鸡，最好购买市场上鲜活的鸡。

山药羊排煲

🕐 45 分钟　　🔺 清鲜淡爽　　☺ 滋补强身

本品是冬季的滋补佳肴，含有人体必需的多种氨基酸、优质蛋白质及矿物质和维生素。适合产妇滋补身体之用。

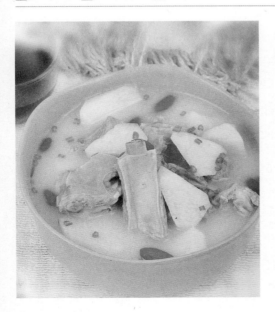

原料

羊排 250 克、山药 100 克、枸杞子 5 克、葱花 6 克、香菜碎 5 克、食用油适量、盐适量

做法

1. 羊排洗净、切块，汆水。
2. 山药去皮，洗净切块。
3. 枸杞子洗净备用。
4. 炒锅上火倒入油，将葱花爆香，加入水，下入羊排、山药、枸杞子，调入盐，煲至熟时撒入香菜碎即可。

小贴士

肝病、体质偏热、发热、大便燥结者尽量少食此菜品。

山药猪胰汤

🕐 80分钟　🥘 汤浓味香　😊 通乳催奶

猪胰味甘，性平、无毒，有健脾胃、助消化、养肺润燥的作用，和滋肾益精、健脾养胃的山药搭配食用，对脾胃虚弱、乳汁不通等症有很好食疗功效。

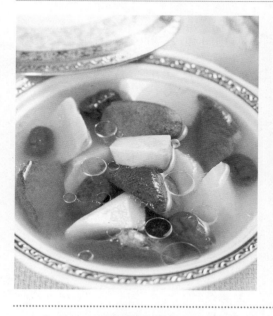

原料

猪胰200克、山药100克、红枣10克、姜10克、葱段10克、盐3克、香油适量

做法

1. 猪胰洗净切块；山药去皮，洗净切块；红枣洗净去核；姜洗净切片。
2. 锅置于火上，注适量水烧开，放入猪胰稍煮片刻，捞起沥水。
3. 将猪胰、山药、红枣、姜片、葱段放入瓦煲内，加水煲70分钟，调入盐拌匀，淋上香油即可。

小贴士

糖尿病、口渴多饮、尿频、腰酸腿软者宜食此汤品。

什锦猪蹄煲

🕐 70分钟　🥘 味美滑嫩　😊 益气补血

豆苗含丰富的B族维生素、维生素C和胡萝卜素，有利尿止泻、消肿止痛和助消化的作用。搭配猪蹄、火腿、冬笋食用，对产妇有益气补血、美容养颜的功效。

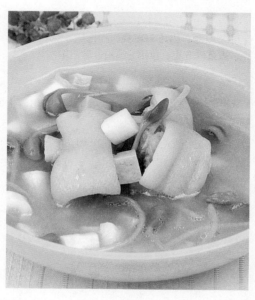

原料

猪蹄250克、豆苗80克、火腿50克、冬笋20克、高汤适量、姜片4克、食用油适量、盐适量、香油适量

做法

1. 将猪蹄洗净、切块、余水。
2. 豆苗去根洗净。
3. 火腿、冬笋洗净切丁备用。
4. 炒锅置于火上，倒入油，将姜炝香，倒入高汤，下入猪蹄、豆苗、冬笋、火腿，调入盐煲至熟，淋入香油即可。

小贴士

豆苗与猪肉同食，有辅助治疗糖尿病的作用。

山楂山药鲫鱼汤

🕐 110分钟　　🔺 味美滑嫩　　😊 清除恶露

山楂有补脾益气、活血化瘀的作用，搭配山药、鲫鱼熬汤，有健脾益胃、消食化积的功效。山楂有散瘀作用，能帮助子宫复旧，有利于恶露排出，减轻腹痛。

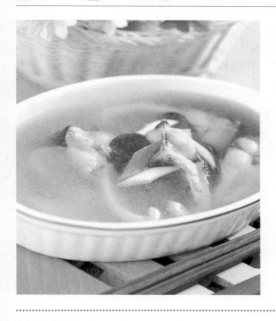

原料

鲫鱼1条、山楂30克、山药30克、姜5克、葱白5克、盐适量、食用油适量

做法

1. 将鲫鱼去鳞、鳃及肠脏，洗净切块；姜洗净，切片；葱白洗净切段。
2. 起油锅，用姜爆香，下鱼块稍煎，取出备用；山楂、山药洗净，山药去皮切块。
3. 把以上原料一起放入锅内，加适量清水，大火煮沸，小火煮1～2个小时，调入盐即可。

小贴士

换牙期的儿童不宜多食山楂，会损伤牙齿。

笋菇菜心汤

🕐 20分钟　　🔺 鲜香脆嫩　　😊 养心润肺

冬笋含有丰富的胡萝卜素、B族维生素、维生素C等营养成分，搭配香菇、菜心熬汤食用，有养心润肺、排毒养颜的作用。

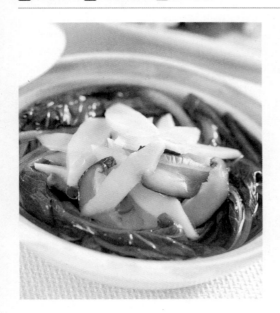

原料

冬笋100克、水发香菇50克、菜心150克、素鲜汤适量、盐3克、食用油适量

做法

1. 冬笋洗净，斜切成片；香菇洗净去蒂，切片；菜心洗净稍焯，捞出。
2. 炒锅加油烧热，将冬笋片下锅过油，捞出沥油。
3. 净锅加素鲜汤烧沸，放入冬笋片、香菇片，煮沸后再放入菜心，加盐调味即可。

小贴士

冬笋食用之前，可在盐水中浸泡10分钟，可去掉其涩味。

茯苓鱼头汤

⏱ 20分钟　　🗂 汤浓味鲜　　☺ 清除恶露

天麻有平肝息风、祛风止痛的作用；茯苓有利水渗湿、健脾宁心的作用。两者搭配鱼头熬汤，有养心安神、清除恶露的作用。

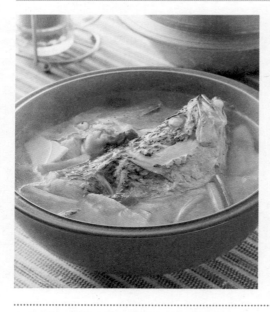

原料

鱼头1个、天麻2克、茯苓2片、姜3片、枸杞子10克、葱2根、盐适量

做法

1. 天麻、茯苓洗净入锅，加水熬成汤；葱洗净，切段。
2. 清洗干净鱼头，先以沸水汆烫一下。
3. 将鱼头、姜片、枸杞子放入煮沸的天麻、茯苓汤中，待鱼煮熟后放入盐、葱段即可。

小贴士

茯苓要放在阴凉、干燥处保存，以免返潮、生虫。

清汤黄花鱼

⏱ 20分钟　　🗂 清醇爽口　　☺ 通乳催奶

本汤品鲜香可口，鱼肉鲜美滑嫩。月子期间的女性食用，不仅有利于通乳催奶，还有滋润皮肤的作用。

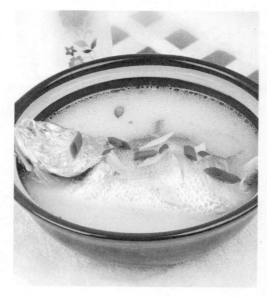

原料

黄花鱼1条、葱花2克、姜片2克、彩椒丁1克、盐3克

做法

1. 黄花鱼处理干净备用。
2. 锅置于火上，倒入水，入姜片，下入黄花鱼煲至熟，调入盐。
3. 撒上彩椒丁、葱花即可。

小贴士

体质虚弱者、孕产妇以及中老年人最宜食用此菜品。

鲇鱼炖茄子

🕐 40分钟　　🔺 口味香浓　　😊 清热消肿

鲇鱼含有丰富的蛋白质和矿物质等营养素，是产后食疗滋补的必选食物。茄子的紫皮中含有丰富的维生素E和维生素P，有活血化瘀、清热消肿、宽肠之功效。

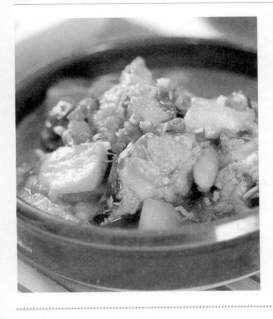

原料

鲇鱼400克、茄子350克、葱段5克、葱花5克、姜片5克、清鸡汤适量、盐3克、酱油6毫升、食用油适量

做法

1. 将鲇鱼去鳞、鳃及内脏，搓洗一下去表面的黏液，再放进沸水里氽烫一下后取出切成段。
2. 将茄子洗净，切成块，用少许油炒软茄子，盛出。
3. 油锅置于火上烧热，炒香葱段、姜片，加入清鸡汤，烧开后加入鲇鱼、茄子，再用酱油、盐调好，用小火炖30分钟，撒上葱花即可。

小贴士

鲇鱼可用盐稍微腌渍一下再进行烹饪，味道会更好。

西红柿猪肝汤

🕐 25分钟　　🔺 味美滑嫩　　😊 增进食欲

本品口感细嫩，味道鲜美，香醇可口，常食有健胃消食、养血明目的作用。食欲不振的产妇最宜食用此汤。

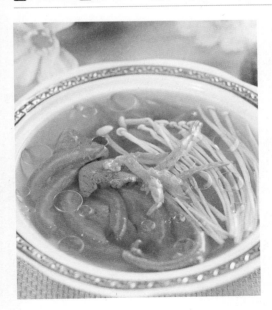

原料

西红柿2个、猪肝80克、金针菇30克、干虾仁5克、盐3克、香油适量

做法

1. 猪肝洗净切片；西红柿入沸水中稍烫，去皮、切块；金针菇洗净。
2. 将切好的猪肝入沸水中氽去血水。
3. 锅置于火上，加入适量清水，下入猪肝、金针菇、西红柿和盐一起煮20分钟，淋入香油，撒上干虾仁即可。

小贴士

产妇产后食用此汤，还能起到清除恶露的作用。

西洋参老母鸡汤

🕐 50 分钟　🅰 浓郁香滑　☺ 补虚养颜

西洋参又称花旗参，具有滋阴补气、安神、抗疲劳、提高免疫力等作用。搭配营养丰富的老母鸡熬汤，很适合产后体虚的产妇滋补身体食用。

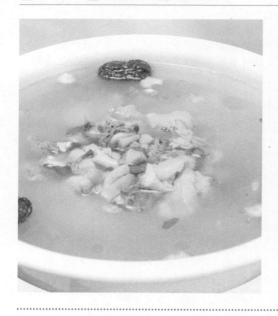

原料

老母鸡1只、西洋参20克、枸杞子2克、红枣8克、姜5克、盐3克

做法

1. 老母鸡处理干净，切块；枸杞子、红枣、西洋参洗净；姜洗净，切片。
2. 锅内注水，放入老母鸡、西洋参、枸杞子、红枣、姜片一起炖煮。
3. 煮至熟时，加入盐调味，起锅装碗即可。

小贴士

产妇最好分娩5天后再喝老母鸡汤，这样有利于乳汁的分泌。

西红柿炖棒骨

🕐 40 分钟　🅰 味美滑嫩　☺ 益气补血

西红柿含有丰富的胡萝卜素、维生素C和B族维生素，具有健胃消食、生津止渴、清热解毒、凉血平肝的作用，和棒骨搭配烹调，产妇食用有益气补血、增强免疫力的功效。

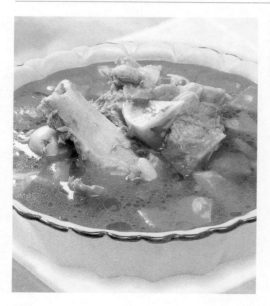

原料

棒骨300克、西红柿100克、葱3克、盐3克、白糖2克、食用油适量

做法

1. 棒骨洗净剁成块；西红柿洗净切块；葱洗净切葱花。
2. 锅中倒少许油烧热，下入西红柿略加煸炒，倒入适量的水，下入棒骨煮熟。
3. 加盐和白糖调味，撒上葱花，即可出锅。

小贴士

每天喝一杯西红柿汁或常食西红柿，可起到祛斑的作用。

鲜果炒鸡丁

🕐 18分钟　🔺 甜咸适中　😊 益气补血

本品清香爽口，产妇食用有益气补血、增进食欲的作用。

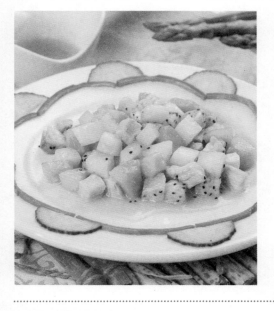

原料

鸡胸肉200克、木瓜丁100克、苹果丁100克、火龙果100克、哈密瓜丁100克、黄瓜80克、水淀粉适量、蛋清适量、姜末适量、白糖适量、食用油适量、盐适量

做法

1. 火龙果剖开，挖出果肉切丁。
2. 黄瓜洗净，切片。
3. 鸡胸肉洗净切丁，加盐腌渍入味，再加蛋清和水淀粉上浆，用热油将鸡丁滑熟倒出备用。
4. 油烧热，下入姜末爆香，再加入鸡丁和水果丁，放盐和白糖炒匀，装盘，饰以黄瓜片。

小贴士

本品也可用蜂蜜代替白糖，味道更佳，并且有辅助治疗便秘的作用。

香菇拌豆角

🕐 30分钟　🔺 清鲜淡爽　😊 增强免疫力

本品清香爽口、味道鲜美。豆角含有丰富的蛋白质和不饱和脂肪酸；香菇是高蛋白、低脂肪的佳品，很适宜产妇食用。

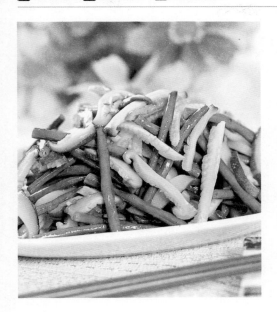

原料

嫩豆角300克、香菇60克、玉米笋100克、白糖3克、盐适量、香油适量

做法

1. 香菇洗净泡发，切丝，煮熟，捞出沥水。
2. 豆角洗净切段，烫熟，捞出待用。
3. 将玉米笋切成细丝，焯熟，放入盛豆角段的盘中，再将煮熟的香菇丝放入，加入盐、白糖拌匀，腌10分钟，淋上香油即可。

小贴士

烫豆角时一定要烫熟，避免夹生。

香菇烧山药

🕐 30 分钟　　🔺 味美滑嫩　　☺ 开胃消食

有延缓衰老、提高免疫力功效的香菇和补脾益气、助消化的山药搭配食用，有开胃消食、补虚益气的作用。

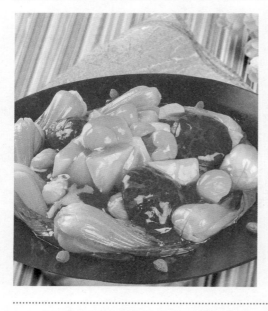

原料

山药150克、香菇50克、板栗50克、上海青50克、水淀粉适量、枸杞子3克、盐适量、食用油适量

做法

1. 山药去皮洗净切块；香菇洗净；板栗去壳洗净；上海青洗净。
2. 板栗用水煮熟；上海青过水烫熟，放在盘中摆放好备用。
3. 热锅下油，放入山药、香菇、板栗爆炒，调入盐，用水淀粉勾芡，装盘，用枸杞子装饰即可。

小贴士

山药煮汁饮用，可治肺病发热、咳喘、自汗等病症。

鲜藕豆苗猪蹄汤

🕐 70 分钟　　🔺 浓郁香滑　　☺ 补血养颜

本汤味美可口，妇女贫血、老人头晕、腰膝无力者均适宜食用。产妇食用不仅能滋补身体，还有美容养颜的作用。

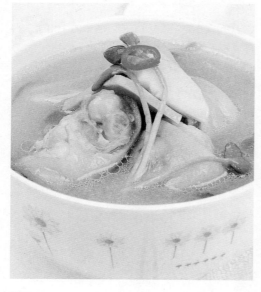

原料

猪蹄200克、莲藕150克、豆苗30克、火腿25克、葱5克、彩椒圈适量、食用油适量、盐适量、香油适量

做法

1. 将猪蹄洗净、剁小块，汆水；莲藕去皮、洗净、切块；豆苗去根洗净；火腿洗净切片；葱洗净切段。
2. 炒锅置于火上，倒入油，将葱炝香，下入莲藕煸炒，倒入水，调入盐烧沸，下入猪蹄、豆苗、火腿煮至熟，淋入香油，用彩椒圈装饰即可。

小贴士

可用钢丝清洁球除莲藕的外皮。

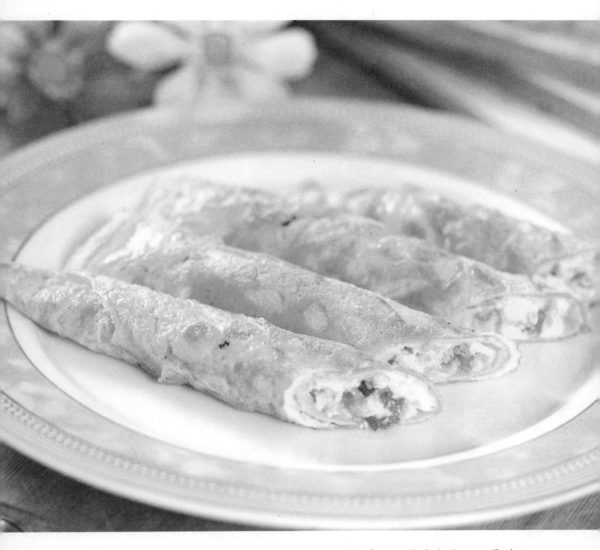

香煎肉蛋卷

⏱ 30分钟　　🍲 香嫩酥软　　😊 增强免疫力

本品鲜嫩美味、营养丰富，且易消化，很适合产妇滋补身体食用，常食有增强免疫力的功效。

原料

肉末80克、豆腐50克、鸡蛋2个、彩椒10克、葱末8克、盐适量、食用油适量

做法

1. 豆腐洗净剁碎；彩椒洗净切粒。

2. 将肉末、豆腐、彩椒、葱末装入碗中，加入盐制成馅料。

3. 平底锅烧热，将鸡蛋打散，倒入锅内，用小火煎成蛋皮，再把调好的馅用蛋皮卷成卷，入锅煎至熟，切段，摆盘即成。

小贴士

本品也可将卷好的肉蛋卷放入蒸锅蒸熟，味道亦佳。

鸭掌扣海参

🕐 70分钟 ▲ 甜咸适中 😊 美容养颜

海参性温，味甘咸，有增强记忆力、延缓衰老的作用，鸭掌中含有丰富的胶原蛋白，产妇食用具有美容养颜的作用。

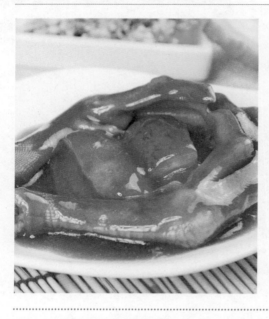

原料

鸭掌2只、水发海参2个、水淀粉适量、上汤适量、食用油适量、盐适量、蚝油适量、香油适量

做法

1. 将鸭掌洗净，用热油炸至发白时捞出待用。
2. 上汤加盐、蚝油调味，再放入鸭掌小火煨至熟烂，加海参煨透，装盘。
3. 将上汤烧开，用水淀粉勾芡，淋入香油，浇在鸭掌和海参上即可。

小贴士

高尿酸血症患者以及对海参过敏者不宜食用海参。

阳春白雪

🕐 20分钟 ▲ 清新爽口 😊 美容养颜

本品色泽诱人、鲜香可口、营养丰富，产妇食用具有滋补养身、美容养颜之功效。

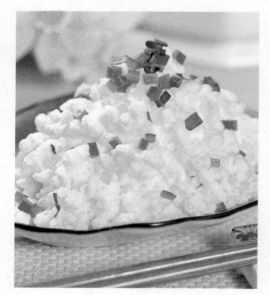

原料

鸡蛋4个、韭菜碎3克、彩椒8克、盐2克、食用油适量

做法

1. 彩椒洗净切粒。
2. 鸡蛋取蛋清，用打蛋器打至起泡呈芙蓉状，待用。
3. 油锅烧热，下入芙蓉蛋稍炒盛出。
4. 原锅置于火上，下彩椒粒，加入盐炒熟，和韭菜碎一起撒在蛋上即可。

小贴士

此菜品营养且易消化，老人、儿童以及产妇均适宜食用。

雪花蛋露

⏱ 15分钟　🔺 味美滑嫩　☺ 滋补强身

鸡蛋含有丰富的蛋白质、卵磷脂以及氨基酸，易消化吸收，对增进神经系统的功能有很好的作用，对产妇具有很好的滋补作用。

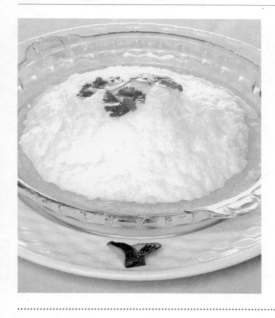

原料

鸡蛋2个、枸杞子2克、香菜叶适量、鲜奶油适量、白糖适量

做法

1. 鸡蛋打入碗中，加少许清水搅成蛋液；枸杞子泡发洗净，入沸水中焯透捞出备用。

2. 鸡蛋入蒸锅蒸10分钟，取出；鲜奶油倒入碗中，加白糖搅拌均匀。

3. 将奶油泡倒在蒸蛋上，用枸杞子、香菜叶装饰点缀即可。

小贴士

鸡蛋不宜食用过多，一般一天食用2个鸡蛋即可。

灵芝老鸭煲

⏱ 50分钟　🔺 清醇爽口　☺ 补血养颜

本品鲜香美味，除了老鸭，还含有黑豆、灵芝、枸杞子以及桂圆多种营养食品，其中的灵芝性温，味淡，有保肝解毒、改善心血管系统、美白肌肤等多种作用，产妇食用具有很好的滋补作用。

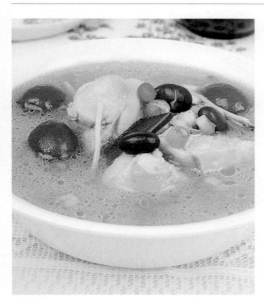

原料

老鸭450克、黑豆15克、灵芝10克、枸杞子2克、桂圆10克、葱花5克、姜丝5克、食用油适量、盐适量

做法

1. 将老鸭洗净，氽水斩块备用。

2. 黑豆洗净，提前泡发。

3. 灵芝浸泡洗净；枸杞子洗净。

4. 桂圆去外壳取肉。

5. 炒锅置于火上，倒入油，将姜丝、葱花炝香，倒入水，下入老鸭、黑豆、灵芝、桂圆、枸杞子，调入盐，煲至熟即可。

小贴士

心神不宁、失眠、脸色蜡黄的产妇最宜食用此菜品。

益智仁鸡汤

🕐 50 分钟　　⛰ 味美滑嫩　　😊 补血养颜

益智仁性温，味辛，入心、脾、肾经，有温肾固精、温脾开胃的作用。搭配鸡翅、枸杞子、竹荪、香菇熬汤，产妇食用有补虚益气、补血养颜的作用。

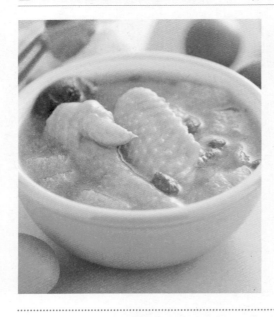

原料

鸡翅 200 克、益智仁 10 克、枸杞子 15 克、竹荪 5 克、鲜香菇 20 克、盐 3 克

做法

1. 将原料分别洗净，益智仁用棉布袋包起备用。
2. 鸡翅剁小块；竹荪泡软，挑除杂质，切段；香菇去蒂。
3. 将益智仁、枸杞子、鸡翅、香菇和水一起放入锅中，炖煮至鸡肉熟烂，放入竹荪，煮约10分钟，加盐调味即可。

小贴士

阴虚火旺、热证尿频、遗精者忌食用此汤。

木瓜鲫鱼汤

🕐 130 分钟　　⛰ 清香淡爽　　😊 通乳催奶

鲫鱼搭配补脾开胃、滋阴润肺的银耳及平肝和胃、美容养颜的木瓜熬汤，不仅能养心润肺，还能促进乳汁的分泌。

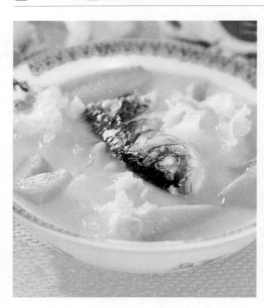

原料

银耳 20 克、木瓜 200 克、鲫鱼 1 条、瘦肉 20 克、姜 2 片、食用油适量、盐 3 克

做法

1. 鲫鱼处理干净，斩件；炒锅加油烧热，爆香姜片，将鲫鱼两面煎至金黄色；瘦肉洗净，切成小块。
2. 银耳浸泡，撕成朵，洗净；木瓜去皮、籽洗净，切成块。
3. 将清水放入瓦煲内，煮沸后加入以上原料，大火煲滚后，改用小火煲2个小时，加盐调味即可。

小贴士

乳汁不通及乳汁少的产妇均宜食用此汤。

椰芋鸡翅

🕐 50 分钟　🔺 鲜香软嫩　😊 补血养颜

本品口感细软、绵甜香糯。芋头和补虚益气的鸡翅搭配，味道鲜香，产妇食用有补血养颜、强身健体的功效。

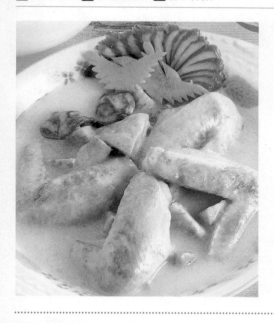

原料

芋头 30 克、鸡翅 100 克、香菇 10 克、黑木耳 5 克、黄瓜片 20 克、胡萝卜片 5 克、椰奶适量、水淀粉适量、食用油适量、盐 3 克、白糖 3 克、香油适量

做法

1. 香菇洗净；芋头去皮洗净，切块；鸡翅洗净，用盐腌 20 分钟。
2. 黑木耳洗净泡发。
3. 芋头、鸡翅入油锅中炸至金黄捞出。
4. 将芋头、鸡翅放入锅中，加入白糖、椰奶、水大火煮开，再加入黑木耳、香菇焖 10 分钟，以水淀粉勾芡，淋上香油。
5. 出锅，盛盘，用黄瓜片、胡萝卜片装饰即可。

小贴士

此菜品营养且易消化，老人、儿童以及产妇均适宜食用。

樱桃肉

🕐 60 分钟　🔺 鲜香软嫩　😊 补血益气

本品像樱桃般鲜艳透红、亮丽诱人，产妇食用有补血益气、补虚强身的作用。

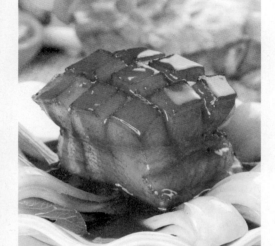

原料

猪五花肉 300 克、上海青 200 克、蒜末 5 克、白糖 2 克、盐 3 克、食用油适量

做法

1. 五花肉洗净，汆水后切块；上海青洗净，焯水后摆盘。
2. 锅加油，烧热，放白糖炒色，放五花肉煸炒，加盐煸炒匀后倒入砂锅。
3. 加水烧开，再改用小火煨至肉酥烂，放入蒜末调味，盛出放在上海青上即可。

小贴士

煨肉时要小火，否则易焦糊。

油鸭扣冬瓜

🕐 40分钟　🍲 酥烂可口　😊 排毒瘦身

油鸭性平，味甘、咸，有补中益气、补虚养胃的作用；冬瓜是清热利尿、减肥瘦身的佳品。两者搭配能解鸭肉之油腻，产妇食用后有排毒瘦身的功效。

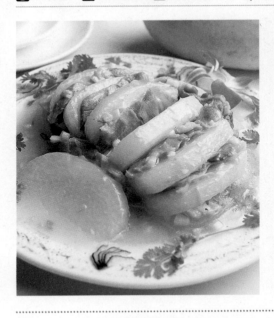

原料

冬瓜80克、油鸭腿2个、上汤200毫升、姜末5克、葱花5克、香菜5克、黄瓜片3克、盐3克、食用油适量

做法

1. 冬瓜去皮洗净切块；油鸭腿取肉切片。
2. 将鸭肉放入冬瓜片中间，装盘。
3. 锅中加油烧热，爆香姜末、葱花，加入上汤和盐煲滚，淋入碗内再上锅蒸20分钟。
4. 出锅装盘，用香菜、黄瓜片装饰即可。

小贴士

营养不良、身体虚弱、水肿者皆宜食用此菜品。

鱼片豆腐汤

🕐 40分钟　🍲 清鲜淡爽　😊 增强免疫力

本品汤鲜味美，产妇食用有增强免疫力、美容养颜之功效。

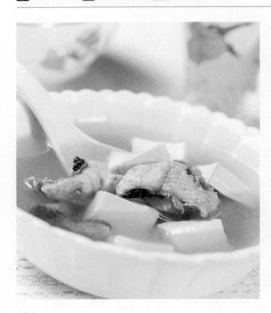

原料

黑鱼1条、豆腐50克、草菇8克、姜2克、盐2克、食用油适量

做法

1. 黑鱼处理干净，切成片；豆腐洗净切片；草菇洗净，切片；姜去皮洗净，切片。
2. 锅置于火上，加油烧热，下入鱼片过油，捞出。
3. 锅中加入鱼片、豆腐、草菇、姜和适量水，煮30分钟，调入盐即可。

小贴士

不喜油腻者，鱼片可省略过油，汤质会更清淡鲜美。

上海青香菇

🕐 12分钟　🍲 清新爽口　😊 增强免疫力

香菇含有多种维生素、矿物质，能促进人体新陈代谢、提高人体免疫力；上海青中所含的矿物质能够促进骨骼的发育，加速人体的新陈代谢，促进产妇的身体恢复。

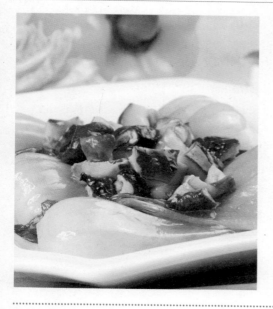

原料

上海青200克、香菇10朵、高汤适量、水淀粉适量、盐3克、食用油适量、白糖2克

做法

1. 上海青洗净，对切成两半；香菇泡发洗净，去蒂，一切为二。
2. 炒锅入油烧热，先放入香菇炒香，再放入上海青、盐、白糖，加入高汤，加盖焖约5分钟，以水淀粉勾一层薄芡即可出锅装盘。

小贴士

上海青也可先焯水几分钟再烹炒，能减少烹炒时间。

玉米荸荠鸭

🕐 100分钟　🍲 清醇爽口　😊 美体瘦身

玉米中富含膳食纤维，能加速排出体内毒素，其所含的天然维生素E有美容养颜、延缓衰老的作用。搭配荸荠、老鸭烹调，不仅能滋补身体，还有助于产妇产后美体瘦身。

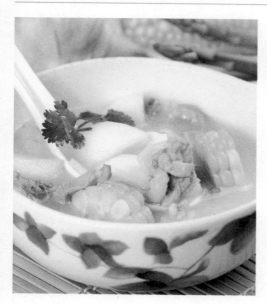

原料

老鸭1只、荸荠30克、玉米100克、姜片5克、葱段5克、香菜叶3克、盐3克

做法

1. 老鸭处理干净切块；玉米洗净切块；荸荠洗净去皮切块。
2. 将老鸭、玉米汆水，取出洗净。
3. 煲中加清水，加入除香菜外的所有原料，煮开后改小火煲1个小时，下盐调味，撒入香菜叶即可。

小贴士

烹调此菜品的玉米最好选用当季的玉米棒。

芝麻拌芹菜

⏱ 11 分钟　　🔺 香韧可口　　😊 排毒瘦身

芹菜性凉，味甘、苦，归肺、胃、肝经，有平肝清热、祛风利湿、排毒瘦身的作用。

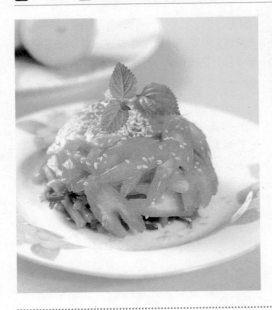

原料

西芹 300 克、彩椒 1 个、熟芝麻 5 克、蒜末 3 克、罗勒叶适量、盐 3 克、香油适量

做法

1. 彩椒去蒂去籽，洗净切圈，盛盘垫底；西芹择洗干净，切片。
2. 西芹入沸水中焯一下，装盘。
3. 加入蒜末、盐、香油和熟芝麻拌匀，饰以罗勒叶即可。

小贴士

脾胃虚寒、肠滑不固、血压偏低者尽量少食此菜品。

拌黄花菜

⏱ 10 分钟　　🔺 鲜香脆嫩　　😊 通乳催奶

黄花菜性平，味甘，有养血平肝、利尿消肿、补虚下乳的作用，很适合产后体虚、乳汁不畅的产妇食用。

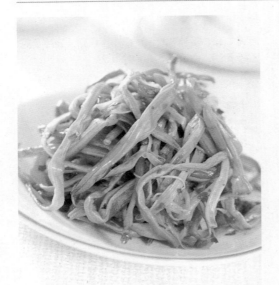

原料

干黄花菜 200 克、葱 3 克、彩椒碎 8 克、盐 3 克、香油适量

做法

1. 将干黄花菜放入水中仔细清洗后，捞出。
2. 葱洗净切葱花。
3. 锅加水烧沸，下入黄花菜焯熟后，装入碗中。
4. 撒上葱花、彩椒碎，用盐、香油拌匀即可。

小贴士

常食黄花菜能滋润皮肤，增强皮肤的韧性和弹力。

玉米须鲫鱼煲

🕐 20分钟　🔥 浓郁香滑　😊 清除恶露

本品汤白肉鲜，常食有补虚养身、美容养颜的作用。产妇经常食用有助于清除恶露。

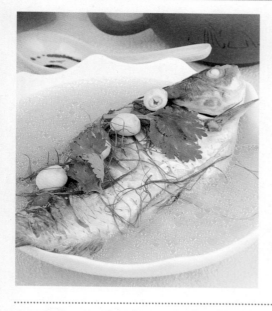

原料

鲫鱼450克、玉米须10克、莲子肉5克、葱段5克、姜片5克、香菜叶2克、枸杞子2克、食用油适量、盐适量

做法

1. 将鲫鱼处理干净，在鱼身上切几刀。
2. 玉米须、香菜叶、莲子肉分别洗净备用。
3. 锅置于火上，倒入油，将葱、姜炝香，下入鲫鱼略煎，倒入水，调入盐，加入玉米须、枸杞子、莲子肉煲至熟，撒上香菜叶即可。

小贴士

用玉米须煮茶，是清热利尿的佳品，对水肿性疾病有很好的辅助治疗作用。

胡萝卜炒豆芽

🕐 10分钟　🔥 清醇爽口　😊 排毒瘦身

绿豆芽有清暑热、补肾利尿、消肿的作用，和胡萝卜搭配食用，有消肿利水、排毒瘦身的作用。

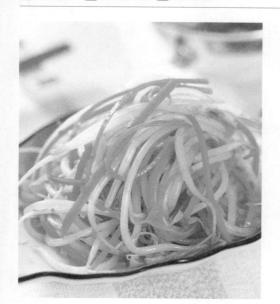

原料

胡萝卜100克、绿豆芽100克、盐3克、食用油适量、醋适量、香油适量

做法

1. 胡萝卜去皮洗净，切丝；绿豆芽洗净备用。
2. 锅下油烧热，放入胡萝卜、绿豆芽炒至八成熟，加盐、醋、香油炒匀，起锅装盘即可。

小贴士

市场上出售的无根豆芽多数是以激素和化肥催发的，尽量避免购买。

三黑白糖粥

🕐 40分钟　🔥 口味香甜　😊 滋补养身

黑豆可强筋骨、暖胃肠；黑米可健脾暖肝、补血益气、增智补脑；黑芝麻富含蛋白质、钙、卵磷脂等多种营养成分。三者煮粥特别适合产妇滋补食用。

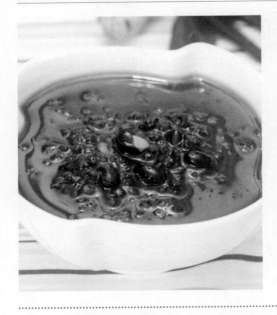

原料

黑芝麻10克、黑豆30克、黑米70克、白糖3克

做法

1. 将黑米、黑豆均清洗干净，置于冷水锅中浸泡30分钟后捞出沥干水分；将黑芝麻清洗干净。
2. 锅中加适量清水，放入黑米、黑豆、黑芝麻以大火煮至开花。
3. 再转小火将粥煮至浓稠状，调入白糖拌匀即可。

小贴士

要小火慢熬，且勤搅拌，否则容易煳锅。

桂花甜藕

🕐 70分钟　🔥 软糯可口　😊 补气养血

莲藕性温，味甘，有健脾开胃、益血补心、消食止渴的功效，搭配桂花、糯米，软糯可口。产妇食用有补气养血、促进食欲的作用。

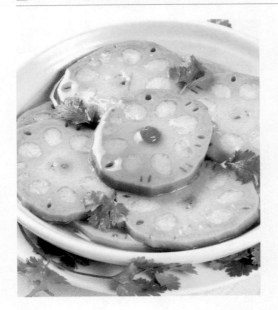

原料

嫩莲藕100克、桂花10克、糯米50克、香菜叶适量、蜂蜜8毫升、冰糖10克

做法

1. 糯米、桂花洗净。
2. 莲藕去皮，洗净，灌入洗净的糯米（提前泡好）。
3. 香菜叶洗净。
4. 高压锅内放入灌好的莲藕、桂花、冰糖。
5. 加水煲1个小时，晾凉，切成片，装盘，淋上蜂蜜，饰以香菜叶即可。

小贴士

莲藕煮汤食用，可治疗产妇乳汁不下。

木瓜炖甘蔗

🕐 100 分钟　🅰 清鲜甘甜　😊 滋阴润燥

甘蔗中含有丰富的糖分、水分、各种维生素、脂肪、蛋白质、有机酸，有清热解毒、生津止渴的作用，产妇食用可以滋阴润燥。

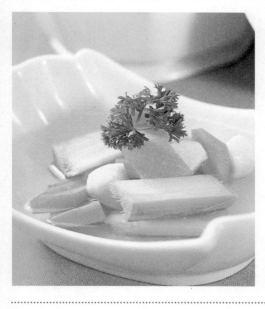

原料
木瓜 250 克、荸荠 50 克、甘蔗 50 克、蜂蜜适量

做法
1. 将木瓜洗净，去皮，去籽，切厚片。
2. 荸荠去皮，洗净，切两半。
3. 甘蔗削皮，斩段后破开。
4. 将全部原料放入锅内，加水煮沸，小火炖 1 ~ 2 个小时。
5. 炖好后，盛盘，淋上蜂蜜即可。

小贴士
用甘蔗皮烧研，擦患处，可治小儿口腔溃疡。

发菜炒丝瓜

🕐 12 分钟　🅰 鲜香软嫩　😊 清除恶露

发菜有清热消滞、软坚化痰、消肠止痢的作用；丝瓜有清热、解毒、凉血止血的作用。产妇食用此菜品，不仅有助于清除恶露，对乳汁不通也有很好的食疗作用。

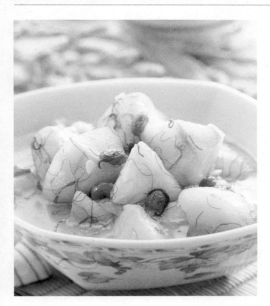

原料
发菜 10 克、丝瓜 300 克、枸杞子 5 克、鸡汤适量、食用油适量、盐适量

做法
1. 丝瓜削皮洗净，切滚刀块。
2. 枸杞子、发菜分别用清水浸泡。
3. 炒锅加油，将丝瓜炒至七八分熟，放入枸杞子、发菜及鸡汤，煮沸，加盐调味，至丝瓜熟即可。

小贴士
妇女月经不调、营养不良、手术者皆宜食用此菜品。

冬瓜烧肉

🕐 35分钟　　🔺 香嫩可口　　😊 清除恶露

冬瓜是清热解毒、利尿消肿的佳品；五花肉有补血养气、滋补强身的作用。两者搭配很适合恶露未尽的产妇食用。

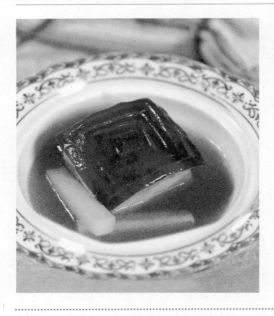

原料

五花肉200克、冬瓜100克、鲜汤适量、盐3克、白糖适量、食用油适量

做法

1. 五花肉洗净，在表皮上切"回"字花刀；冬瓜去皮、去籽，洗净，切条状。
2. 油锅烧热，用白糖炒色，放入五花肉翻炒，放入冬瓜和鲜汤，加盐调味，用小火慢慢烧熟，盛盘即可。

小贴士

肥胖、高脂血症患者应少食五花肉。

木瓜排骨汤

🕐 130分钟　　🔺 清鲜淡爽　　😊 通乳催奶

木瓜口感好，营养价值高，有丰胸美容、催乳下奶的作用，和排骨搭配食用，很适合乳汁不畅的产妇食用。

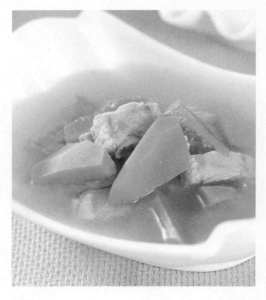

原料

木瓜300克、排骨200克、姜5克、盐3克

做法

1. 木瓜削皮去籽，洗净切块；排骨洗净，斩件；姜洗净，切片。
2. 木瓜、姜片、排骨一起放入锅里，加清水适量，用大火煮沸后，改用小火煲2个小时。
3. 待熟后，调入盐即可。

小贴士

木瓜切开口不易保存，最好放入冰箱冷藏室存放。

南瓜虾皮汤

🕐 20分钟　🔺 清鲜淡爽　😊 滋补强身

南瓜中含有微量元素钴，食用后有补血作用；虾皮中含有丰富的蛋白质和矿物质，尤其是钙的含量极为丰富，产妇食用具有很好的滋补作用。

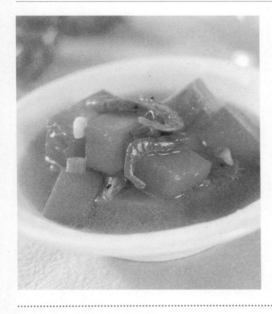

原料

南瓜400克、虾皮20克、葱花3克、食用油适量、盐适量

做法

1. 南瓜洗净切块。
2. 锅加油烧热，放入南瓜块稍炒，加葱花、虾皮，再炒片刻。
3. 添水煮至熟，用盐调味即可。

小贴士

虾皮宜放在通风干燥处保存，避免返潮。

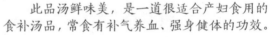

玉米排骨汤

🕐 60分钟　🔺 甜咸适中　😊 补气养血

此品汤鲜味美，是一道很适合产妇食用的食补汤品，常食有补气养血、强身健体的功效。

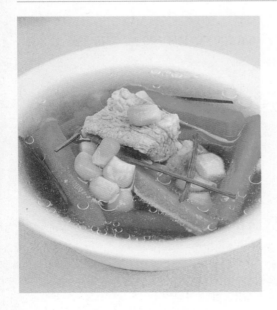

原料

玉米粒80克、猪排骨100克、胡萝卜150克、姜片4克、香菜梗3克、清汤适量、盐3克

做法

1. 将玉米粒洗净；猪排骨洗净斩块、汆水；胡萝卜去皮洗净切成粗条；香菜梗洗净。
2. 锅置于火上，倒入清汤，入姜片，下入玉米粒、猪排骨、胡萝卜煲至熟，加盐调味，撒上香菜梗即可。

小贴士

每天吃三根胡萝卜，可有助于预防心脏疾病。

花豆煲脊骨

⏱ 70分钟　🔺 咸淡适中　☺ 增强免疫力

本品味道鲜美，营养丰富。其中的花豆含有丰富的蛋白质和17种氨基酸，具有补血补钙的作用，对产妇有很好的滋补作用。

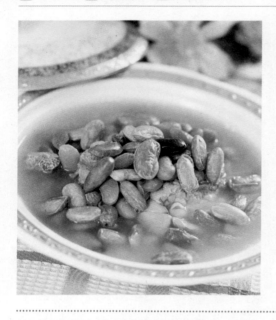

原料

花豆300克、猪脊骨100克、姜5克、盐3克

做法

1. 将花豆洗净泡发；猪脊骨洗净、斩段；姜洗净切片。
2. 锅置于火上，加水烧沸，下入猪脊骨焯去血水后洗净。
3. 将花豆、猪脊骨、姜放入煲中，加水煲熟，调入盐即可食用。

小贴士

花豆宜放在干燥处保存；在花豆中放些花椒，可预防生虫。

南瓜猪肝汤

⏱ 25分钟　🔺 清新爽口　☺ 排毒健脾

南瓜和猪肝搭配熬汤，有健脾、养肝、明目、排毒的作用。产妇食用可促进身体的恢复。

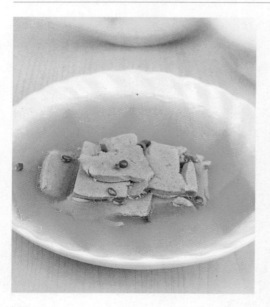

原料

南瓜200克、猪肝120克、葱花适量、盐3克

做法

1. 将南瓜去皮、去籽，洗净切片。
2. 猪肝洗净切片，煮熟备用。
3. 锅置于火上，倒入水，调入盐，下入猪肝、南瓜煲至熟，撒上葱花即可。

小贴士

颜色发白、外形膨胀，捏扁后可以立即恢复的猪肝，一般是灌水猪肝，应避免购买。

豌豆猪肝汤

🕐 50分钟　⚠ 甜咸适中　☺ 补血排毒

豌豆中富含粗纤维，能促进大肠蠕动，润肠通便，起到排毒的作用；和猪肝搭配食用，具有补血益气、排毒养颜的功效。

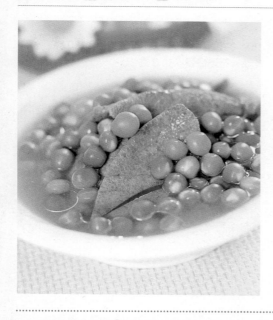

原料

豌豆300克、猪肝250克、姜5克、高汤适量、盐3克

做法

1. 猪肝洗净切成片。
2. 豌豆在凉水中泡发；姜洗净切片。
3. 锅中加水及高汤烧开，下入姜片、猪肝、豌豆一起煮40分钟，待熟，调入盐煮至入味即可。

小贴士

产后乳汁不下、烦热口渴的产妇也宜食用此汤。

首乌猪蹄汤

🕐 40分钟　⚠ 汤浓味美　☺ 养血滋阴

本品营养丰富，很适合产妇补身食用。其中的何首乌性微温，味甘，无毒，有养血滋阴、润肠通便之功效。

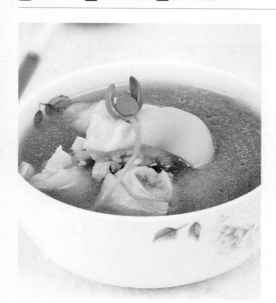

原料

猪蹄400克、何首乌5克、熟地3克、枸杞子2克、豆苗3克、盐3克

做法

1. 将猪蹄洗净，切块，氽水；豆苗、枸杞子、何首乌、熟地洗净备用。
2. 锅置于火上，倒入水，放入盐、枸杞子、熟地、何首乌、豆苗，下入猪蹄煲至熟即可。

小贴士

大便清泄及有痰湿者不宜食用何首乌。

莴笋猪蹄汤

⏱ 45 分钟　🏺 清醇爽口　☺ 利尿通乳

莴笋含有丰富的营养成分，有利尿通乳、宽肠润便的作用。搭配猪蹄熬汤，很适合产后胃肠功能较弱的产妇食用。

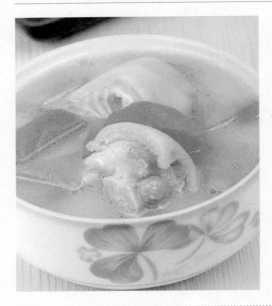

原料

猪蹄 200 克、莴笋 100 克、胡萝卜 30 克、姜片 5 克、高汤适量、盐 3 克

做法

1. 将猪蹄斩块焯水；莴笋去皮洗净切块；胡萝卜洗净切块备用。
2. 锅置于火上，倒入高汤及水，放入姜片、猪蹄、莴笋、胡萝卜，调入盐，煲至熟即可。

小贴士

小便不通、尿血、水肿、糖尿病患者及肥胖者皆宜食用莴笋。

大豆猪蹄汤

⏱ 80 分钟　🏺 香韧可口　☺ 通乳催奶

大豆性平，味甘，入脾、大肠经，具有健脾宽中、润燥消水、清热解毒、益气的功效，搭配猪蹄熬汤，有健脾益气、通乳催奶的作用。

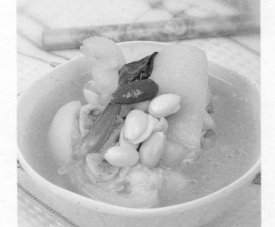

原料

猪蹄 1 只、大豆 45 克、上海青 10 克、枸杞子 2 克、盐适量

做法

1. 将猪蹄洗净、切块、氽水；大豆用温水提前泡发；上海青、枸杞子洗净，备用。
2. 净锅置于火上，倒入水，调入盐，下入猪蹄、枸杞子、大豆煲 70 分钟，放入上海青稍煮片刻即可。

小贴士

产妇应少食炒黄豆，易引起消化不良及上火。

白萝卜炖牛肉

⏱ 70分钟　🅰 味美滑嫩　☺ 补气强身

白萝卜性凉，味甘、辛，有清热生津、凉血止血、下气宽中、消食化滞、润肺止咳的功效，搭配牛肉烹调，对产妇有滋补强身的作用。

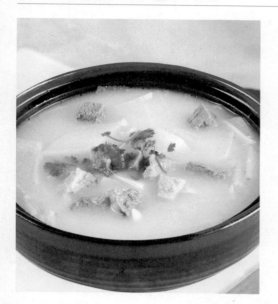

原料

白萝卜200克、牛肉300克、香菜段3克、盐3克

做法

1. 白萝卜洗净去皮，切块；牛肉洗净切块，余水后沥干。
2. 锅中倒水，下入牛肉和白萝卜煮开，转小火熬约60分钟。
3. 加盐调味，撒上香菜即可。

小贴士

白萝卜性凉，可以在月子中后期炖汤适量食用。

鸡丸汤

⏱ 25分钟　🅰 味美滑嫩　☺ 强身健体

本品做法简单、营养丰富，产妇食用具有滋补强身的作用。

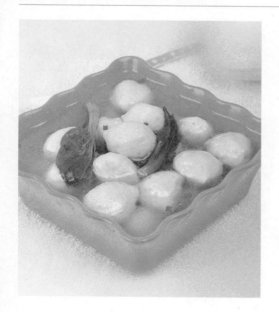

原料

鸡肉丸300克、葱白8克、上海青10克、彩椒碎适量、高汤适量、盐3克

做法

1. 将鸡肉丸稍洗备用。
2. 葱白洗净，切段。
3. 上海青洗净，取嫩叶。
4. 净锅置于火上，倒入适量高汤，下入鸡肉丸、上海青及葱段，调入盐烧开，撒入彩椒碎即可。

小贴士

本品出锅后加点白醋，口味会更爽口。

馍片烤鸭

🕙 10 分钟　🍲 味美滑嫩　☺ 补虚养颜

本品肉质细嫩、味道醇厚，且营养丰富，产妇食用有美容养颜的作用。

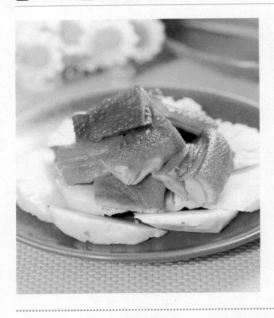

原料

挂炉烤鸭 1 只、馍片 200 克、盐适量、醋适量、香油适量

做法

1. 用醋、盐、香油调成味汁。
2. 把烤鸭剁成 4 厘米长、3 厘米宽的长方块。
3. 馍片铺盘底，放上烤鸭，蘸汁食用即可。

小贴士

此菜需在月子后期适量食用，不可贪食。

冬笋火腿煲鲫鱼

🕙 30 分钟　🍲 清鲜淡爽　☺ 通乳催奶

本品汤白味鲜，产妇经常食用，有开胃消食、滋补强身、通乳催奶的作用。

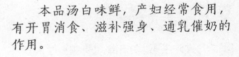

原料

鲫鱼 1 条、冬笋 35 克、火腿 25 克、葱段 3 克、姜片 3 克、香菜碎 2 克、食用油适量、盐适量

做法

1. 将鲫鱼处理干净；冬笋洗净切片；火腿洗净切片。
2. 锅置于火上，倒入油，将葱、姜爆香，下入鲫鱼煎炒片刻，倒入适量的水，调入盐，下入冬笋、火腿，撒入香菜碎即可。

小贴士

为产妇煲此汤购买的鲫鱼，尽量选择活鲫鱼，避免购买冷冻的。

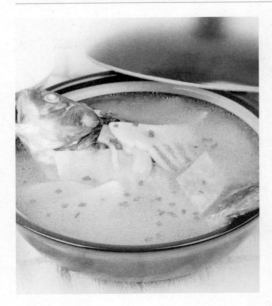

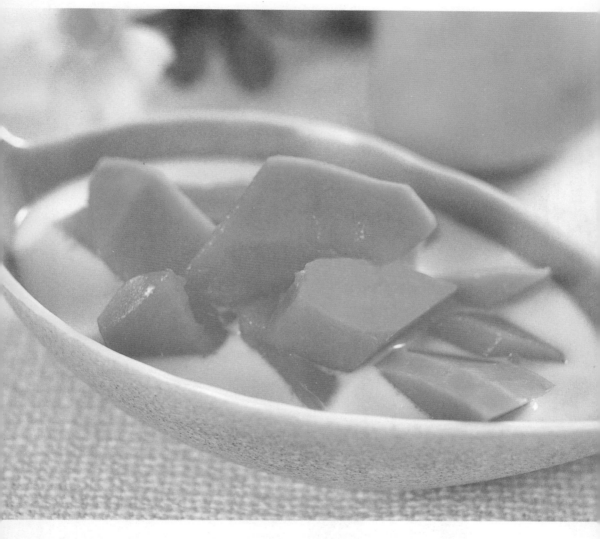

牛奶煲木瓜

🕐 18分钟　　🔥 浓郁香滑　　😊 通乳催奶

木瓜和牛奶搭配煲汤，汤色洁白，口味清爽。产妇食用有通乳催奶的作用。

原料

木瓜200克、牛奶适量、蜂蜜适量

做法

1. 将木瓜削皮去籽，切成大块。

2. 砂煲内加适量的水，上火煮开。

3. 加入木瓜块、牛奶煮至熟，调入蜂蜜即可。

小贴士

本品也可加入红糖食用，对产妇有暖宫、清除恶露的作用。

鱼头枸杞子汤

🕐 30 分钟　　🔺 味美滑嫩　　😊 益气补血

枸杞子含有丰富的胡萝卜素、多种维生素和钙、铁等多种营养物质，和鲢鱼头搭配熬汤食用，对产妇有益气补血、美容养颜的作用。

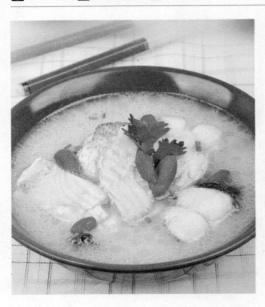

原料

鲢鱼头 450 克、枸杞子 50 克、葱段 3 克、姜片 3 克、食用油适量、盐适量

做法

1. 将鲢鱼头处理干净，剁块。
2. 枸杞子洗净。
3. 锅置于火上，倒入油，将葱、姜炝香，下入鱼头煸炒，倒入开水，加入枸杞子，煲至汤呈乳白色，调入盐即可。

小贴士

将鲢鱼头汆水后煮汤，汤色会更洁白晶莹。

木瓜鱼尾汤

🕐 40 分钟　　🔺 清醇爽口　　😊 通乳健胃

鲢鱼尾能补脾益气，配以木瓜煲汤，有通乳健胃之功效。产妇产后体虚力弱，最宜食用木瓜鱼尾汤。

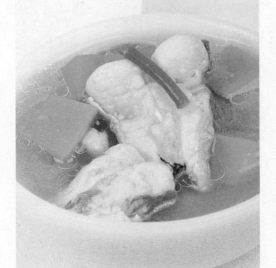

原料

鲢鱼尾 200 克、木瓜 45 克、葱适量、盐适量、香油适量

做法

1. 将鲢鱼尾处理干净，切成块。
2. 木瓜去皮、去籽，洗净，切块备用。
3. 葱洗净，切段。
4. 锅置于火上，倒入水，下入鱼块、葱段、木瓜煮至熟，调入盐，淋入香油即可。

小贴士

鲢鱼腹部膨大、局部凸起者一般是病鱼，尽量避免购买。

鲫鱼姜汤

🕐 25分钟　🔺 清鲜淡爽　☺ 通乳催奶

姜具有解表散寒、温中止呕、温肺止咳、解毒的功效，搭配鲫鱼熬汤，有温中益肺、暖身、通乳催奶的作用。

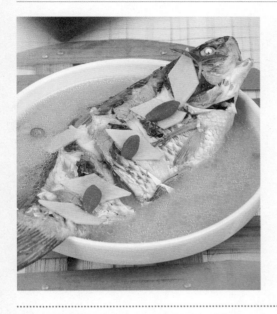

原料

鲫鱼1条、姜30克、枸杞子8克、罗勒叶适量、盐适量、香油适量

做法

1. 将鲫鱼处理干净切花刀。
2. 姜去皮洗净，切片备用。
3. 罗勒叶洗净。
4. 锅置于火上，倒入水，下入鲫鱼、姜片、枸杞子烧开，调入盐煲至熟，淋入香油装盘，饰以罗勒叶即可。

小贴士

购买姜，以肥大、无嫩芽者为佳。

胡萝卜鲫鱼汤

🕐 30分钟　🔺 肉质鲜嫩　☺ 滋补强身

抗癌防衰、清肝明目的胡萝卜和鲫鱼搭配熬汤，有滋补强身的功效，可促进产妇身体恢复。

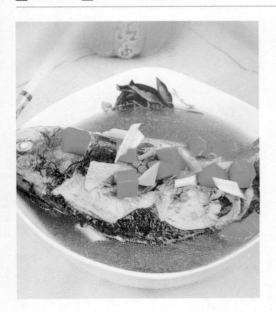

原料

鲫鱼1条、胡萝卜80克、葱段2克、姜片2克、盐适量、食用油适量

做法

1. 鲫鱼处理干净，在两侧切上花刀，在热油锅中翻煎5分钟；胡萝卜去皮洗净，切方丁。
2. 锅置于火上，倒入水，调入盐、葱段、姜片，下入鲫鱼、胡萝卜煲至熟即可。

小贴士

出锅时淋入香油，味道会更美味。

鱼块节瓜汤

🕐 25分钟　△ 鲜香脆嫩　☺ 增强免疫力

节瓜有清热解暑、利尿消肿的作用，搭配鲫鱼熬汤，味道鲜美，产妇常食有增强免疫力之功效。

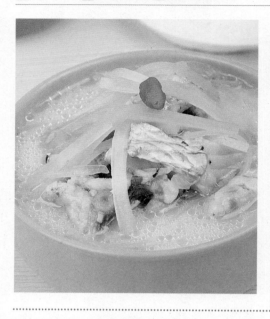

原料

鲫鱼200克、节瓜125克、葱花5克、枸杞子5克、盐2克、香油适量

做法

1. 将鲫鱼处理干净，斩块后氽水。
2. 节瓜洗净，切丝；枸杞子洗净备用。
3. 锅置于火上，倒入水，调入盐，下入鲫鱼煲至熟，下入节瓜、枸杞子、葱花，煮沸2分钟，淋入香油即可。

小贴士

节瓜是夏季的优良蔬菜，最适宜夏季生产的产妇食用。

双山炖鲫鱼

🕐 30分钟　△ 清鲜淡爽　☺ 增强免疫力

滋养强壮的山药、开胃消食的山楂卷和鲫鱼搭配熬汤，能助消化、促进食欲、增强免疫力，产妇食用可促进身体复原。

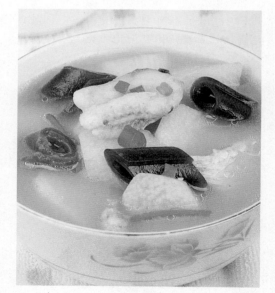

原料

鲫鱼1条、山药40克、山楂卷10克、葱花5克、芹菜段5克、盐3克、香油适量

做法

1. 将鲫鱼处理干净、斩块。
2. 山药去皮，洗净后切块。
3. 山楂卷切段备用。
4. 锅置于火上，倒入水，调入盐，下入鲫鱼、芹菜段、山药、山楂卷煲至熟，撒上葱花，淋入香油即可。

小贴士

产后食欲不振、消化不良者最宜食用此菜品。

大白菜炒双菇

⏱ 15分钟　🍴 脆软清爽　😊 增强免疫力

香菇和平菇营养美味，是深受人们欢迎的菌类食物，有抗病毒、抗肿瘤、强身抗病的作用，产妇食用，可以帮助身体复原。

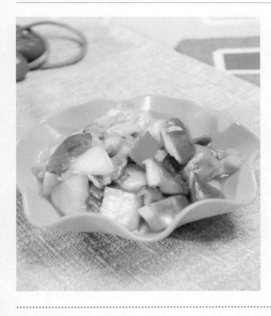

原料

大白菜100克、香菇100克、平菇80克、胡萝卜30克、盐3克、食用油适量

做法

1. 大白菜洗净切段。
2. 香菇、平菇均洗净切块，焯烫片刻。
3. 胡萝卜洗净，去皮切片。
4. 锅置于火上，倒油烧热，放入大白菜、胡萝卜翻炒。
5. 再放入香菇、平菇，调入盐炒熟即可。

小贴士

香菇和平菇焯烫时间不宜过长，以免营养物质流失。

干焖香菇

⏱ 10分钟　🍴 清醇爽口　😊 增强免疫力

香菇性平，味甘，富含B族维生素、铁、钾、维生素D等营养素，有延缓衰老、提高免疫力的作用。

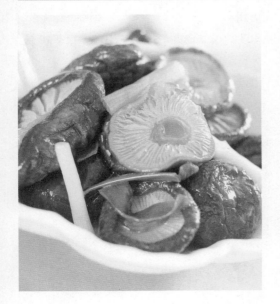

原料

水发香菇250克、葱10克、姜5克、高汤适量、白糖适量、盐适量、食用油适量

做法

1. 水发香菇洗净，用沸水汆一下，沥干水分。
2. 葱洗净，切段。
3. 姜洗净，切末。
4. 起油锅，用葱段、姜末炝锅，加入白糖、盐、高汤和香菇，等汤汁收浓后起锅即可。

小贴士

泡发香菇的水富含营养物质，常用来熬汤。

双色蒸水蛋

🕐 15分钟　　🔺 味美滑嫩　　😊 补血养颜

本品鲜香滑嫩，滋补营养的同时，还有利于消化吸收。产妇常食有补血养颜的作用。

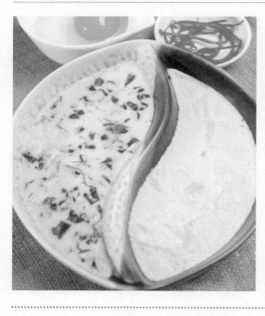

原料
鸡蛋6个、青菜适量、盐3克

做法
1. 将青菜洗净后切碎。
2. 取碗，用盐将青菜腌渍片刻，用力揉透至出水，再将青菜叶中的汁水挤干净。
3. 鸡蛋打入碗中拌匀加盐，再分别倒入鸳鸯锅的两边，在锅一侧放入青菜叶，入锅蒸熟即可。

小贴士
本品也可淋入香油，香味会更浓郁。

木瓜炖鹌鹑蛋

🕐 25分钟　　🔺 清鲜淡爽　　😊 补血养颜

鹌鹑蛋有"动物中的人参"之美誉，常用作滋补的食疗品，搭配木瓜烹调，不仅能补血养颜，还能促进产妇乳汁的分泌。

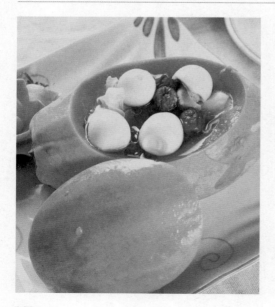

原料
木瓜1个、鹌鹑蛋4个、红枣10克、银耳10克、冰糖3克

做法
1. 银耳泡发洗净撕碎；红枣洗净备用。
2. 鹌鹑蛋煮熟，去壳洗净。
3. 木瓜洗净，中间挖洞，去籽，放进冰糖、红枣、银耳、鹌鹑蛋，装入盘。
4. 蒸锅置于火上，把盘放入蒸锅内，蒸约20分钟至木瓜软熟，取出即可。

小贴士
贫血、产后女性最宜食用鹌鹑蛋。

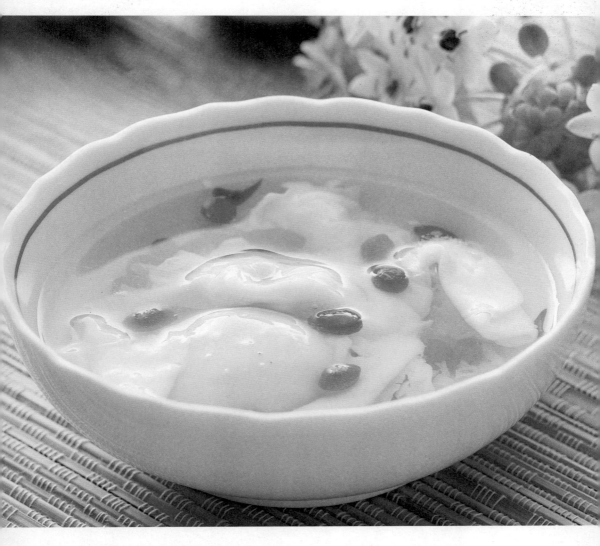

枸杞子蛋包汤

⏱ 15分钟　　🔺 味美滑嫩　　😊 益气补血

本品色泽诱人、滑嫩美味，产妇食用有益气补血、强身健体的作用。

原料

枸杞子5克、鸡蛋2个、盐3克

做法

1. 枸杞子用水泡软。

2. 锅中加水煮开后转中火，打入鸡蛋。

3. 将枸杞子放入锅中和鸡蛋同煮，待熟加盐调味即可。

小贴士

产妇产后食用，可加入一些红糖，以起到暖宫保身的作用。

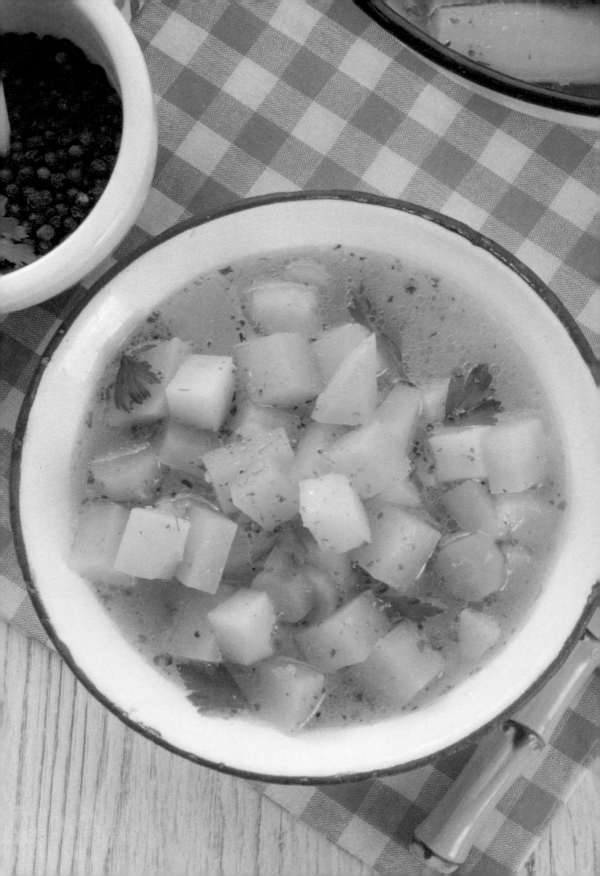

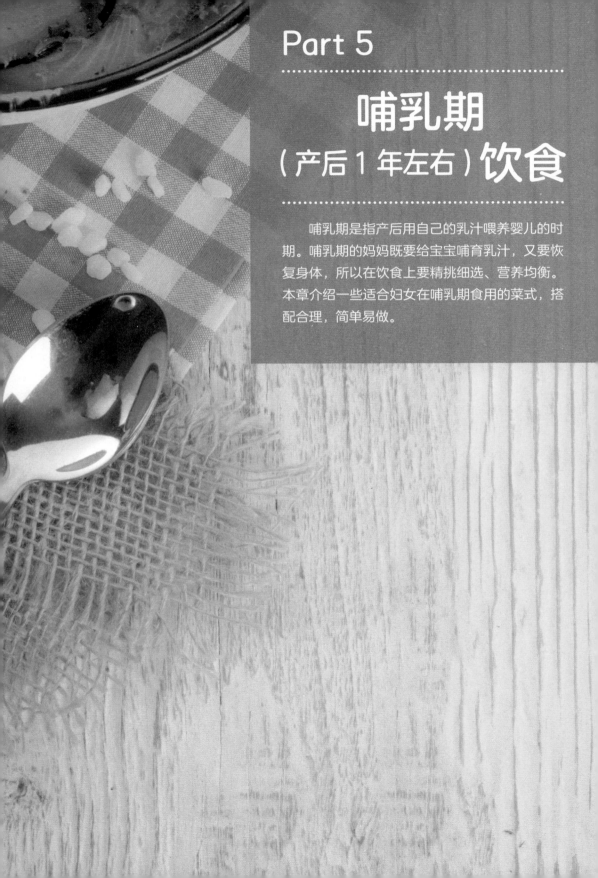

Part 5

哺乳期
（产后1年左右）饮食

哺乳期是指产后用自己的乳汁喂养婴儿的时期。哺乳期的妈妈既要给宝宝哺育乳汁，又要恢复身体，所以在饮食上要精挑细选、营养均衡。本章介绍一些适合妇女在哺乳期食用的菜式，搭配合理，简单易做。

哺乳期妈妈禁忌

忌食抑制乳汁分泌的食物

韭菜、麦芽（包括含麦芽的食物，如巧克力）、人参等有回奶的作用，最好避免食用，否则会抑制乳汁分泌。

忌食刺激性的食物

产后饮食宜清淡，不宜食用刺激性的物品，如辛辣的调味料、辣椒、酒、咖啡及香烟等。

产妇饮用酒会抑制乳汁分泌，也会影响子宫收缩，故应避免饮用。

咖啡会使人体的中枢神经兴奋，哺乳期的妈妈不宜饮用咖啡。

忌香烟

哺乳期妈妈禁忌吸烟。如果哺乳妈妈在喂奶期间仍吸烟，尼古丁会很快出现在乳汁中并被宝宝吸收。研究显示，尼古丁对宝宝的呼吸道有不良影响，因此，哺乳妈妈应尽量戒烟，并避免吸入二手烟。

忌随意服药物

哺乳期妈妈服药，会通过乳汁让宝宝吸收，进而影响宝宝健康。因此，哺乳期妈妈应尽量避免用药。如必须用药，应在医生指导下服用。

忌寒凉食物

哺乳期妈妈应避免吃太寒凉的食物，否则宝宝容易出现拉肚子的情况。

忌脂肪含量高的食物

这类食物不易消化，且能被人体吸收的营养很少，而且热量偏高，产妇应适量食用。

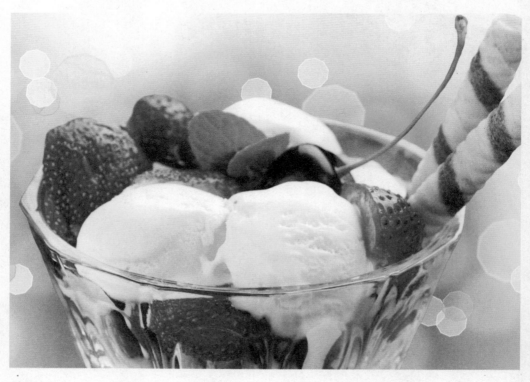

哺乳期妈妈食物推荐

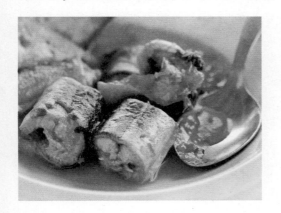

鲫鱼

被视为催乳圣品，鲫鱼汤含有丰富的蛋白质，不但有催乳、下乳的作用，而且对新妈妈身体的恢复也有很好的补益作用。

金针菜

在蔬菜中它的铁含量最高，还含有维生素A、维生素B₁、维生素C、蛋白质及脂肪等其他营养素，有利尿及健胃、通乳的作用。

猪蹄

富含胶原蛋白、脂肪，在催乳的同时还能帮助新妈妈保持胸部曲线。

花生

不仅能保持乳腺畅通，还有养血止血的功效。

乌鸡

滋补肝肾，益气补血，滋阴清热，对帮助新妈妈身体恢复、促进乳汁分泌很有帮助。

黄豆

含有丰富的植物性蛋白质、钙和维生素A、B族维生素等，如果每天吃两餐含有大豆的食品，如豆腐、豆浆等，对乳房健康很有帮助。

莲藕

含有大量的淀粉、维生素和矿物质，营养丰富，清淡爽口，是祛瘀生新的佳蔬良药，能健脾益胃，润燥养阴，行血化瘀，清热生乳。

黄豆芽

含有大量的蛋白质、维生素C、纤维素等。蛋白质是生长组织细胞的主要原料，能帮助新妈妈恢复分娩时受损的组织。

坚果

如杏仁、花生、核桃、芝麻等，在富含高品质蛋白质的同时还含有大量的抗氧化剂——维生素E，摄入丰富的维生素E可以促使新妈妈的乳房组织更富弹性，且对增强身体免疫力有帮助。

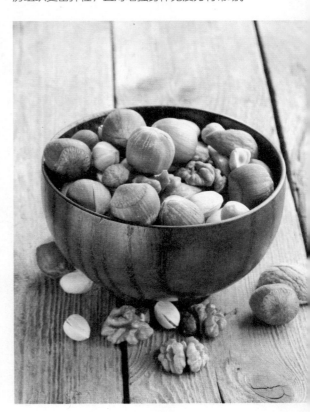

八宝南瓜

🕐 40 分钟　🔺 软糯可口　😊 健脾养胃

本品软糯可口，哺乳妈妈食用可以健脾益胃、补虚养血，有利于身体的恢复。其中的糯米营养丰富，有补中益气、健脾养胃的作用。

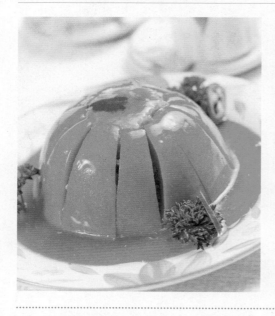

原料

老南瓜 300 克、细豆沙 5 克、葡萄干 5 克、蜜饯 50 克、糯米 100 克、莲子 15 克、糖桂花适量、白糖 10 克、香油适量

做法

1. 南瓜洗净后去瓤和皮，切块。
2. 糯米洗净备用。
3. 将蜜饯、葡萄干、莲子、细豆沙、少许白糖同糯米拌匀，装盘，摆上南瓜，上蒸笼蒸至熟，取出。
4. 用白糖、糖桂花打汁，淋上少许香油拌匀，浇在成形的八宝南瓜上即可。

小贴士

莲子最忌受潮、受热。受潮容易虫蛀，受热则莲心的苦味会渗入莲肉，因此，莲子应存于干爽处。

板栗烧仔鸡

🕐 30 分钟　🔺 软糯可口　😊 增强免疫力

本品软糯可口，哺乳妈妈食用有益气养血、增强免疫力的功效，有利于身体的恢复。其中的板栗含有丰富的不饱和脂肪酸和各种维生素，有抗高血压、骨质疏松和动脉硬化的功效。

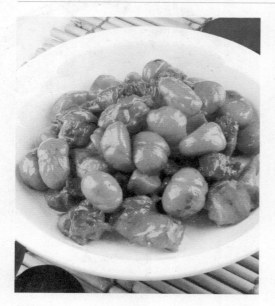

原料

仔鸡肉 200 克、板栗 150 克、高汤适量、盐 3 克、食用油适量

做法

1. 仔鸡肉洗净，切成块；板栗煮熟，取肉备用。
2. 油锅烧热，下入鸡肉煸炒至变色，加入板栗肉及高汤焖煮至熟。
3. 加盐调味，盛盘即可。

小贴士

糖尿病、风湿病患者及脾胃虚弱者少食板栗。

圆白菜炒肉片

⏱ 20 分钟　🧂 咸淡适中　😊 补虚强身

本品咸淡适中，哺乳妈妈食用具有补肾养血、滋阴润燥、强身壮体、增强免疫力的功效，有利于身体的恢复。

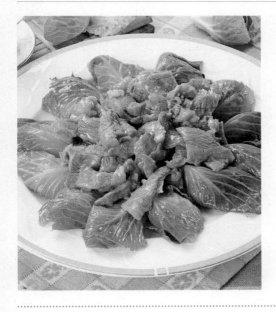

原料

五花肉 200 克、圆白菜 150 克、蒜末 5 克、淀粉适量、盐适量、食用油适量、白糖适量

做法

1. 五花肉洗净，切片，用盐、白糖、淀粉腌 5 分钟；圆白菜摘下叶片，洗净，撕成小块。
2. 锅下油，烧热，爆香蒜末，放入圆白菜炒至叶片稍软，加入盐炒匀，盛起。
3. 另起油锅，放入猪肉片翻炒片刻，放入炒过的圆白菜炒匀，盛出即可。

小贴士

圆白菜生食的食疗保健效果也很好，可将圆白菜凉拌、做沙拉或榨汁。

鸡腿竹笋汤

⏱ 125 分钟　🧂 清鲜淡爽　😊 补虚强身

本品清鲜淡爽，常食具有养心安神、补虚强身、增强免疫力的功效。其中的竹笋具有低糖、低脂的特点，富含植物纤维，可降低体内多余脂肪，有利于哺乳妈妈恢复身形。

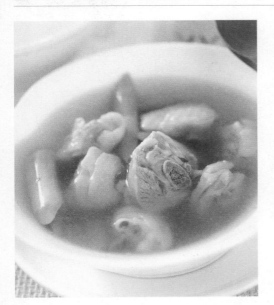

原料

鸡腿 300 克、竹笋 80 克、盐适量

做法

1. 鸡腿洗净，剁成块。
2. 竹笋洗净，切块。
3. 将鸡腿块下入沸水中氽烫后，捞出。
4. 将鸡腿、竹笋和水装入炖锅，以小火隔水炖 2 个小时，最后加盐调味即可。

小贴士

将鸡腿的皮剥掉再煲汤，这样可减少热量的摄取。

茶树菇乌鸡汤

⏱ 140 分钟　　🅰 香韧可口　　😊 养血补虚

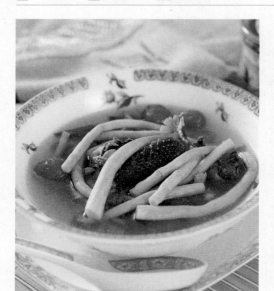

乌鸡有滋阴清热、补肝益肾的作用；茶树菇能益气开胃、增强免疫力；红枣能养血安神。哺乳妈妈食用本品可达到养血补虚的效果。

原料

乌鸡半只、茶树菇 150 克、红枣 10 克、姜 2 片、盐适量

做法

1. 乌鸡洗净，放入开水中余烫 3 分钟，捞出，对半切开备用。
2. 茶树菇浸泡 10 分钟，洗净；红枣洗净，去核。
3. 将所有原料放入煲中，倒入适量清水煮开，用中火煲 2 个小时，再加盐调味即可。

小贴士

产妇及体虚血亏、肝肾不足、脾胃不健者最宜食用乌鸡。

冬笋鸭块

⏱ 50 分钟　　🅰 清鲜淡爽　　😊 美体瘦身

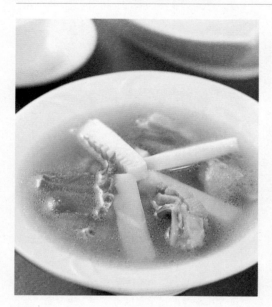

本品清鲜淡爽，常食具有养心安神、益胃生津、预防便秘、瘦身美体的功效，哺乳妈妈食用可促进身形恢复。

原料

冬笋 80 克、母鸭 1 只、火腿肉 25 克、姜 5 克、食用油适量、盐适量

做法

1. 母鸭处理干净，斩成小块。
2. 冬笋剥壳洗净，切成骨牌块；火腿肉洗净切成片；姜洗净剁成末。
3. 锅置火上，放入油烧热，将姜末炒出香味，投入鸭块翻炒，加入盐和冬笋块一同翻炒，再添入水和火腿肉片烧约 40 分钟，即可出锅。

小贴士

选购冬笋，以黄中略显白者为佳。

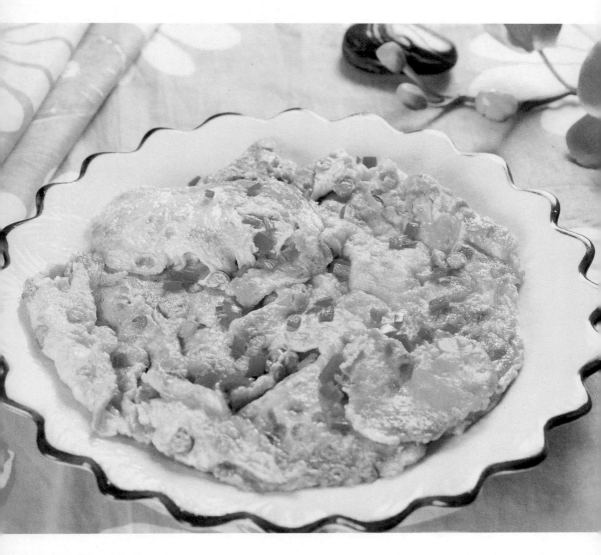

豆角煎蛋

⏱ 25分钟　　🔺 香嫩酥软　　☺ 益气健脾

豆角有益气健脾的作用；鸡蛋是健脑益智的佳品。两者搭配食用，营养更加全面，可促进哺乳妈妈身体的恢复。

原料

豆角 200 克、鸡蛋 4 个、彩椒 2 个、盐 3 克、食用油适量

做法

1. 将豆角洗净；彩椒洗净切末；鸡蛋打散，入盐调匀。

2. 锅内放水烧热，将豆角焯熟，放凉切末，和鸡蛋、彩椒末一起拌匀。

3. 平底锅烧热，放油，将已拌匀的鸡蛋液倒入锅内煎熟即可。

小贴士

豆角一定要焯熟，夹生会影响其口味。

209

豆奶南瓜球

🕐 25分钟　🍴 味美滑嫩　😊 通乳催奶

本品味美滑嫩，常食具有补中益气、通乳催奶、增强免疫力的功效。其中的黑豆富含微量元素，有补脑益智、延缓机体衰老的作用。

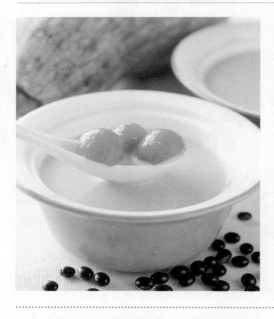

原料

南瓜50克、黑豆200克、白糖10克

做法

1. 南瓜削皮，洗净，用挖球器挖成圆球，放入沸水中煮熟，捞起沥干。
2. 黑豆洗净，用水提前泡发，放入搅拌机中加清水搅打，再倒入锅中煮沸，滤取汤汁，即成黑豆浆。
3. 将南瓜球、黑豆浆装入碗中，加白糖调味即可。

小贴士

黑豆浆也可放入豆浆机中做，简单方便。

西红柿鸡蛋汤

🕐 18分钟　🍴 清鲜淡爽　😊 滋阴润燥

本品清鲜淡爽，常食具有健胃消食、补肺养血、滋阴润燥、美白养颜的功效，可以促进哺乳妈妈身材的恢复。

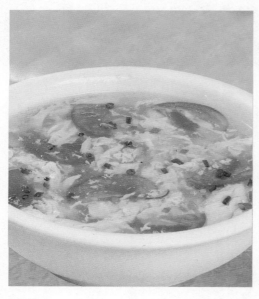

原料

西红柿80克、鸡蛋2个、姜末5克、葱花5克、香油适量、盐3克

做法

1. 西红柿洗净，切成小瓣；鸡蛋打入碗中，加盐，用筷子沿顺时针方向搅拌均匀。
2. 煮锅置于火上，放入清水、姜末煮开，放入西红柿再煮开，倒入鸡蛋液煮滚。
3. 放入盐、香油调味，盛碗，撒上葱花即可。

小贴士

选购鸡蛋，以蛋壳清洁、完整、无光泽者为佳。

冬瓜山药炖河鸭

🕐 50分钟　🍲 清新爽口　😊 瘦身美体

鸭肉有滋阴补血、滋养五脏的功效；山药能补脾养胃、生津益肺；冬瓜能清热解毒、瘦身美体，搭配烹调，很适合哺乳期妈妈恢复身体食用。

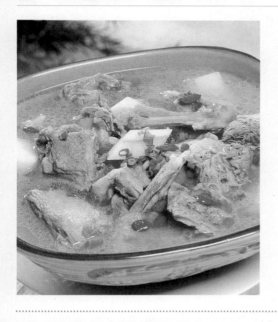

原料

净鸭300克、山药100克、枸杞子25克、冬瓜10克、葱5克、姜2克、盐3克

做法

1. 净鸭洗净，剁成块，氽水后沥干；山药、冬瓜均去皮，洗净后切块；葱洗净，切葱花；枸杞子洗净；姜洗净，切片。
2. 锅加水烧热，倒入鸭块、山药、枸杞子、冬瓜、姜煮至鸭肉熟。
3. 加盐调味，盛盘撒上葱花即可。

小贴士

冬瓜在切开后应尽快食用，不适宜长时间储存。

枸杞子鹌鹑粥

🕐 50分钟　🍲 酥烂可口　😊 补虚强身

大米有补中益气、健脾养胃的功效；鹌鹑肉能补益五脏、补血养颜。两者搭配食用，对哺乳妈妈有补虚强身的作用。

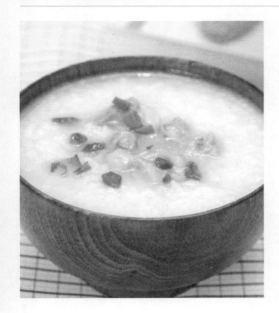

原料

大米50克、鹌鹑1只、枸杞子10克、姜丝3克、葱花3克、盐2克、食用油适量

做法

1. 枸杞子洗净；大米淘净；鹌鹑处理干净切块。
2. 油锅烧热，放鹌鹑过油捞出；锅中注水，下大米烧沸，再下入鹌鹑、姜丝、枸杞子后转中火熬煮。
3. 小火熬至成粥，调入盐调味，撒上葱花即可。

小贴士

身体虚弱无力的产妇最宜食用此粥。

海底椰瘦肉汤

🕐 45分钟　　⚠ 清醇爽口　　😊 增强免疫力

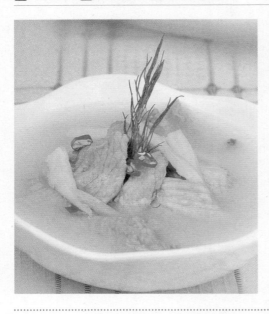

本品清醇爽口，常食具有补虚强身、滋阴润燥、丰肌泽肤、增强免疫力的功效。其中的海底椰果肉细白，有利于促进哺乳妈妈身体的恢复。

原料

海底椰100克、猪瘦肉75克、姜片4克、高汤适量、红椒圈适量、茴香菜适量、盐3克、白糖2克

做法

1. 海底椰泡发，洗净后切片；猪瘦肉洗净后切片；茴香菜洗净取叶。
2. 锅置于火上，倒入高汤，调入盐、白糖、姜片，下入水发海底椰、肉片烧开，打去浮沫，煲至熟，用红椒圈、茴香菜装饰即可。

小贴士

此菜中的红椒圈为装饰之用，哺乳妈妈不可食用，菜品太辣会影响到母乳。

鸽肉莲子红枣汤

🕐 50分钟　　⚠ 味美滑嫩　　😊 通乳催奶

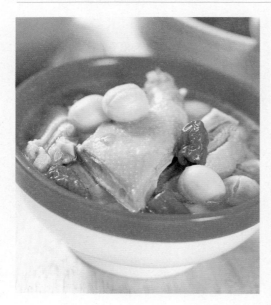

鸽子肉有滋补益气、养颜美容的作用；莲子能滋养补虚、强心安神。两者搭配红枣煲汤，有通乳、补血养颜的作用。

原料

鸽子1只、莲子30克、红枣15克、姜5克、盐3克、食用油适量

做法

1. 鸽子洗净，剁成小块；莲子、红枣泡发，洗净；姜洗净切片。
2. 将鸽块下入沸水中汆去血水后，捞出。
3. 锅置于火上，加油后烧热，用姜片爆锅，下入鸽块稍炒后，加适量清水，下入红枣、莲子一起炖40分钟至熟，调入盐即可。

小贴士

鸽子具有很高的食用价值和药用价值，其肉、蛋、血等皆可入药。

红薯鸡汤

🕐 50分钟　🔺 酥烂可口　🙂 增强免疫力

本品酥烂可口，常食具有补中和血、益气生津、提神醒脑、增强免疫力的功效，有利于哺乳妈妈身体的恢复。

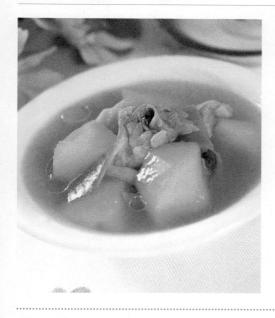

原料

红薯250克、洋葱10克、鸡腿50克、高汤适量、蒜5克、食用油适量、盐3克

做法

1. 红薯去皮洗净切成块；洋葱洗净切薄片；蒜洗净切末；鸡腿洗净切成块，加盐腌一下。
2. 起锅，加油炒香蒜末、洋葱，再下入鸡腿炒熟。
3. 加入红薯炒几下，加入高汤、水，煮至熟，下盐调味即可。

小贴士

红薯最好是蒸熟、煮透后再吃，否则难以消化。

红枣香菇炖鸡

🕐 50分钟　🔺 汤浓味美　🙂 增强抵抗力

本品汤浓味美，常食具有温中补脾、养血安神、补血养颜、延缓衰老的功效。其中的香菇所含的蘑菇核糖核酸，能增强人体对流感病毒的抵抗力，可为哺乳妈妈身体的恢复提供多种营养。

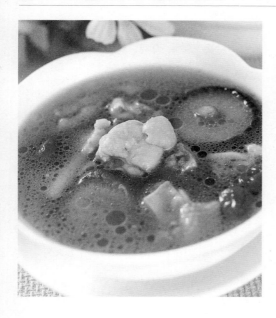

原料

香菇30克、鸡肉300克、红枣15克、姜丝5克、蒜片3克、盐3克

做法

1. 香菇洗净，用温水泡发。
2. 把鸡肉洗净，斩块；红枣洗净备用。
3. 将以上所有原料放入砂煲中，加入姜丝、蒜片，注入适量水，小火慢炖。
4. 待鸡肉烂熟，加入盐调味即可。

小贴士

红枣用水冲洗干净即可，不可浸泡时间过长，以免营养物质流失。

花生乳鸽汤

🕐 75分钟　　🍲 清醇爽口　　😊 补血安神

本品清醇爽口，常食具有健脾利湿、滋补气血、补血安神、排毒瘦身的功效。其中的红豆具有润肠通便、降低血脂、调节血糖、健美减肥的作用，有利于哺乳妈妈恢复身形。

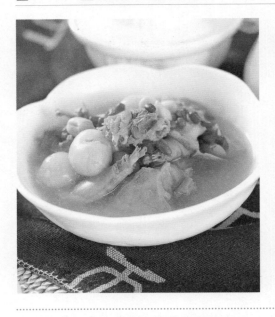

原料

红豆50克、花生仁50克、桂圆肉30克、乳鸽200克、盐3克

做法

1. 花生仁、桂圆肉洗净，浸泡；红豆提前泡发。
2. 乳鸽宰杀后去毛、内脏，洗净，斩大块，入沸水中氽烫，去除血水。
3. 将适量清水放入瓦煲内，煮沸后加入以上全部原料，大火煲沸后，改用小火煲1个小时，加盐调味即可。

小贴士

产后缺奶及产后水肿的女性宜食红豆。

黑豆牛蒡鸡汤

🕐 75分钟　　🍲 味美滑嫩　　😊 补气养血

黑豆有补肾益阴、除热解毒的作用，牛蒡能润肠通便，搭配鸡腿煲汤有温中益气、补血养颜的作用，利于哺乳妈妈的产后恢复。

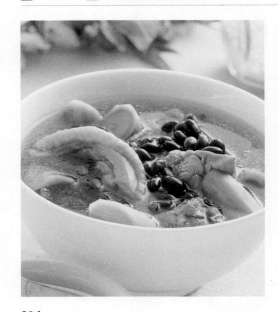

原料

黑豆100克、牛蒡20克、鸡腿150克、盐3克

做法

1. 黑豆洗净，提前泡发；牛蒡削皮，洗净，切块。
2. 鸡腿剁块，氽烫后捞出，备用。
3. 黑豆、牛蒡先下锅，加适量清水煮沸，转小火炖30分钟，再下鸡肉续炖30分钟；待肉熟烂，加盐调味即成。

小贴士

牛蒡茶有助于排毒、减肥。

红枣桂圆炖鸡

⏱ 50分钟　🔥 浓郁香滑　😊 补血养颜

本品浓郁香滑，常食具有温中健脾、补血养颜、健脑益智、抗衰老的功效。其中的桂圆有养血生津、滋补强身的功效，可助哺乳妈妈恢复身体，但不可多食。

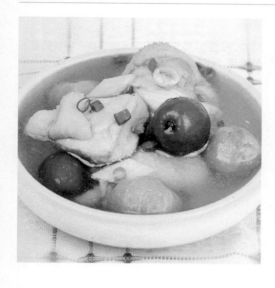

原料

鸡肉300克、桂圆50克、红枣30克、葱花5克、姜片5克、白糖3克、高汤适量、盐适量

做法

1. 将鸡肉洗净，切块后汆水。
2. 桂圆、红枣洗净备用。
3. 汤锅置于火上，倒入高汤，加入葱花、姜片、鸡块、桂圆、红枣，炖至熟，调入盐、白糖即可。

小贴士

可经常食用红枣，能益气补血。

红枣鸡汤

⏱ 70分钟　🔥 清鲜淡爽　😊 益气养血

本品汤鲜味美，常食具有养心安神、益气养血、补肾强身、增强免疫力的功效，有助于哺乳妈妈恢复身体。

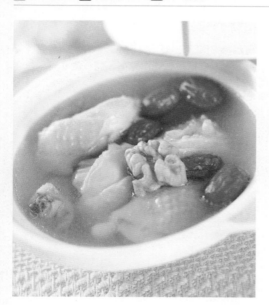

原料

红枣15克、鸡肉250克、核桃仁15克、盐适量

做法

1. 将红枣、核桃仁用清水洗净。
2. 鸡肉洗净，切成小块。
3. 将砂锅洗净，加适量清水，置于火上，放入核桃仁、红枣、鸡肉，大火烧开后，去浮沫，改用小火炖约1个小时，放入盐调味即可。

小贴士

此汤适宜产后脸色暗淡、皮肤干燥的妈妈食用。

猴头菇鸡块汤

🕐 50分钟　🍲 浓郁香滑　😊 美容养颜

本品浓郁香滑，常食具有增进食欲、活血通经、美容养颜、强筋壮骨的功效，可帮助哺乳妈妈加快恢复身体。

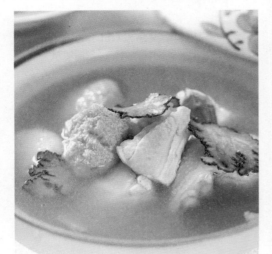

原料

鸡1只、猴头菇100克、黄芪3克、姜片适量、盐适量、香油适量

做法

1. 将鸡处理干净，剁成小块。
2. 将鸡块放入沸水中略烫，捞出；猴头菇择去根，用清水泡软，洗净，切片；黄芪洗净。
3. 锅内注入清水，放入鸡肉块、黄芪、姜片、盐，用大火烧沸，再加入猴头菇，用小火炖煮40分钟，滴入香油即可。

小贴士

黄芪要加少量，过多容易上火。

红枣核桃乌鸡汤

🕐 75分钟　🍲 味美滑嫩　😊 补气养血

乌鸡肉有补肝益肾、延缓衰老的作用；红枣是养血安神的佳品；搭配核桃仁煲汤，有补气养血的作用，有助于哺乳妈妈身体的恢复。

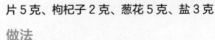
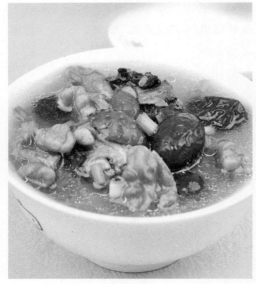

原料

乌鸡肉250克、红枣15克、核桃仁15克、姜片5克、枸杞子2克、葱花5克、盐3克

做法

1. 将乌鸡洗净，斩块后汆水。
2. 红枣、核桃仁洗净备用。
3. 锅置于火上，倒入水，调入盐、姜片，下入乌鸡肉、枸杞子、红枣、核桃仁煲至熟，装碗，撒上葱花。

小贴士

核桃仁表面的褐色薄皮富含营养物质，食用时尽量避免丢弃。

胡萝卜炒蛋

⏱ 8分钟　🔺 鲜香软嫩　☺ 增强免疫力

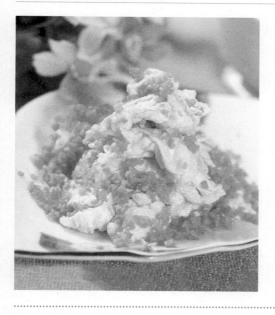

本品鲜香软嫩，常食具有健脑益智、滋阴润燥、补血养颜、增强免疫力的功效。其中的胡萝卜所含的维生素 B_2 和叶酸有抗癌作用，哺乳妈妈经常食用此菜可以帮助恢复身体，提高抵抗力。

原料

鸡蛋3个、胡萝卜100克、食用油适量、盐3克

做法

1. 胡萝卜洗净后削皮，切成细末备用；鸡蛋打匀。

2. 油入锅，烧热后，下入胡萝卜，加盐炒约2分钟盛出。

3. 另放油，烧热倒入蛋液，至半凝固时转小火，加入胡萝卜，翻炒均匀即可。

小贴士

本品不可翻炒过长时间，否则会影响其鲜嫩口感。

胡萝卜大骨汤

⏱ 150分钟　🔺 清醇爽口　☺ 增强免疫力

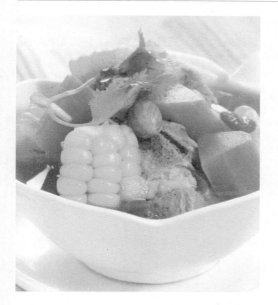

玉米能降低血糖、延缓衰老；排骨能滋阴壮阳、补血养颜；胡萝卜能健胃消食。搭配食用，可增强妈妈的抵抗力，促进身体恢复。

原料

玉米100克、排骨200克、胡萝卜100克、花生仁20克、枸杞子10克、香菜叶适量、盐3克

做法

1. 玉米洗净，切段；胡萝卜洗净，切块；排骨洗净，切块；花生仁、枸杞子、香菜叶洗净备用。

2. 烧沸半锅水，将玉米、胡萝卜焯水；排骨氽水，捞出沥干水。

3. 砂锅放入适量水，烧沸腾后倒入除香菜外的全部原料，煮沸后转小火煲2个小时，加盐调味，放上香菜叶即可。

小贴士

大骨汤适宜小火慢煲，味道更鲜美，营养也更丰富。

胡萝卜蛋羹

⏱ 40分钟　🔺 浓郁香滑　😊 美容养颜

本品造型美观，浓郁香滑，常食具有补中益气、滋阴润燥、美容养颜、增强免疫力的功效，有利于哺乳妈妈恢复身体。

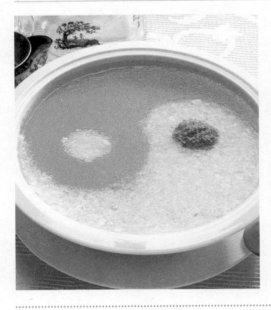

原料

胡萝卜200克、鸡蛋2个、盐3克、淀粉适量、鸡汤适量

做法

1. 胡萝卜去皮后洗净，用搅拌机搅拌成泥状；鸡蛋取蛋清。
2. 胡萝卜泥入锅中，加入鸡汤，调入盐，煮开后用淀粉加少许水勾芡，盛出。
3. 蛋清倒入锅中，用小火打芡成浆状，倒入胡萝卜羹打成太极形状即可。

小贴士

剩余的蛋黄，可做成蛋饼，搭配蛋羹使用。

黄瓜烧鹅肉

⏱ 30分钟　🔺 肉质鲜嫩　😊 益气强身

鹅肉有补虚益气、暖胃生津的作用；黄瓜能降低血糖、排毒瘦身。两者搭配食用，有益气强身、瘦身养颜之效，有助于哺乳妈妈恢复身形。

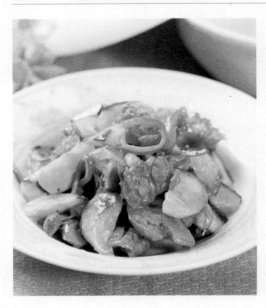

原料

鲜鹅肉150克、黄瓜120克、姜5克、淀粉5克、彩椒5克、盐3克、食用油适量

做法

1. 鹅肉洗净切小块；黄瓜洗净去籽，切滚刀块；姜去皮后洗净切片；彩椒洗净，切丝。
2. 鹅肉块入沸水中余去血水，捞出备用。
3. 烧锅下油，放入姜片、黄瓜、鹅肉爆炒至熟，调入盐，下入彩椒炒透，用淀粉加少许水勾芡即可。

小贴士

鹅肉烹调前，可用姜汁腌制片刻，可减少其腥味。

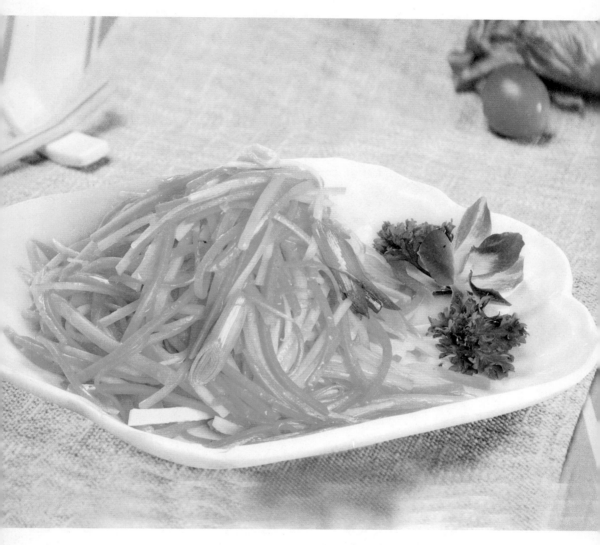

胡萝卜炒茭白

🕐 12分钟　🅰 清鲜淡爽　😊 排毒瘦身

本品清鲜淡爽，常食具有补中益气、健胃消食、强身健体、排毒瘦身的功效。其中的茭白热量低、水分高，食用后易有饱腹感，是上佳的减肥食品，有助于哺乳妈妈恢复身形。

原料

胡萝卜300克、茭白100克、葱15克、盐3克、食用油适量

做法

1. 胡萝卜、茭白洗净切丝，焯水2分钟。
2. 葱洗净，切斜段。
3. 锅中倒油，烧热，倒入茭白、胡萝卜、葱一起翻炒。
4. 调入盐炒至入味即可。

小贴士

茭白含草酸太多，烹调前要做好初步的热处理，过水焯一下即可。

花生猪蹄汤

🕐 90 分钟　🔺 鲜香软嫩　😊 通乳催奶

本品鲜香软嫩，常食具有补虚养身、美容护肤、通乳催奶、健腰强膝的功效。

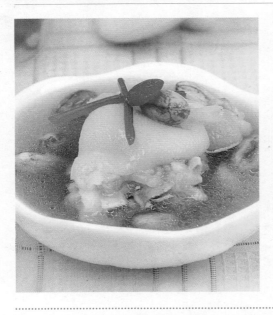

原料
猪蹄1只、花生仁30克、芹菜梗适量、枸杞子适量、盐适量

做法
1. 将猪蹄洗净、切块、汆水；花生仁洗净浸泡一段时间；芹菜梗洗净，切段；枸杞子洗净备用。
2. 锅置于火上，倒入水，调入盐，下入猪蹄、花生仁、芹菜梗、枸杞子煲80分钟即可。

小贴士
猪蹄是老人、妇女和手术后休养者、失血者的食疗佳品。

薏苡仁煲鸡

🕐 75 分钟　🔺 鲜香软嫩　😊 美容养颜

本品鲜香软嫩，常食具有温中补脾、滋阴润燥、健脾益胃、美容养颜的功效。哺乳妈妈食用具有很好的滋补效果。

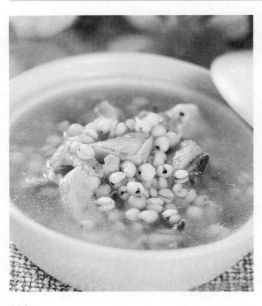

原料
鸡肉300克、薏苡仁150克、姜5克、盐3克

做法
1. 将鸡肉洗净，剁成块。
2. 薏苡仁洗净，泡发。
3. 姜洗净切片。
4. 将鸡肉块下入沸水中焯去血水，放入净水锅中。
5. 再将薏苡仁、姜片加入锅中，加水煮1个小时，调入盐即可。

小贴士
薏苡仁熬水饮用，可治牙齿风痛。

黄花菜炒瘦肉

🕐 12 分钟　　🔺 清新爽口　　😊 通乳催奶

本品清新爽口，常食具有滋阴润燥、通乳催奶、提神健脑、补虚强身的功效。

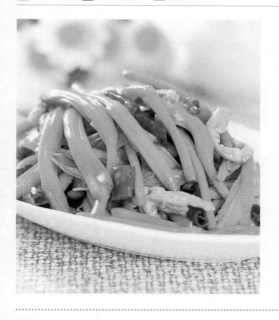

原料

黄花菜 300 克、瘦肉 200 克、淀粉 5 克、干红椒适量、盐 3 克、食用油适量

做法

1. 黄花菜洗净；瘦肉洗净后切成丝，用淀粉拌匀；干红椒洗净，去籽后切段。
2. 锅中加水烧开，下入黄花菜焯烫，捞出。
3. 锅置火上，加油后烧热，下入肉丝、黄花菜翻炒，再放入盐炒至入味，装盘，用干红椒装饰即可。

小贴士

哺乳期妈妈食用此菜品时，尽量避免用辛辣的辣椒，以免上火。

鸡肉丸子

🕐 25 分钟　　🔺 鲜香味美　　😊 滋补强身

本品鲜香味美，其中的玉米笋含维生素 C，而且还含有丰富的蛋白质、脂肪及大量谷氨酸，哺乳妈妈食用有滋补强身的作用。

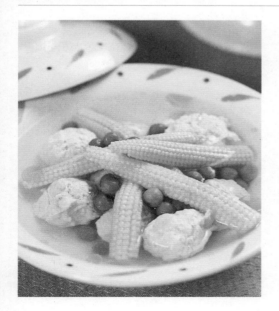

原料

鸡肉 200 克、玉米笋 200 克、青豆 30 克、鸡蛋 1 个、高汤适量、盐适量

做法

1. 鸡肉洗净，先剁碎成泥，加鸡蛋、盐制成丸子。
2. 玉米笋对半剖开，与青豆一起过沸水；丸子下锅煮至熟。
3. 加玉米笋、青豆于锅中，倒高汤煮至入味即可。

小贴士

脑力工作者及减肥者最宜食用青豆。

黄芪山药鱼汤

🕐 40 分钟　🔺 清醇爽口　😊 增强免疫力

本品肉质鲜香，常食具有补脾养胃、生津益肺、滋补强壮、增强免疫力的功效，可为哺乳妈妈的身体恢复提供多种营养。

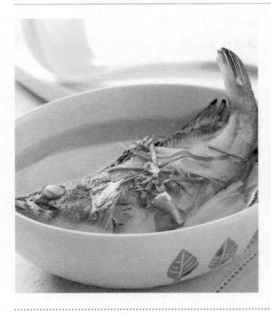

原料

石斑鱼 1 条、黄芪 15 克、山药 15 克、姜片 3 克、葱 5 克、海带丝适量、盐 3 克

做法

1. 石斑鱼处理干净，鱼背改刀；葱洗净，切丝；山药去皮，洗净切块；黄芪、姜洗净，切片。
2. 黄芪、山药放入锅中，加适量水以大火煮开，转小火熬汤，熬约 15 分钟后，转中火，放入姜片和石斑鱼、海带丝，煮约 10 分钟。
3. 待鱼熟，加盐调味，撒上葱丝即可。

小贴士

石斑鱼被称为"美容护肤之鱼"，尤其适合女性产后食用。

鸡肉菌菇汤

🕐 25 分钟　🔺 味美滑嫩　😊 增强免疫力

本品味美滑嫩，常食具有温中补脾、益气养血、养心安神、增强免疫力的功效，哺乳妈妈多喝些汤，可以下奶。

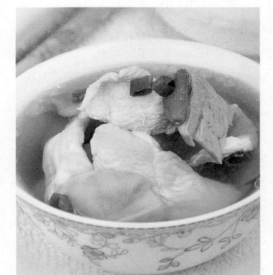

原料

菌菇 100 克、鸡肉 125 克、葱花 5 克、枸杞子适量、盐 3 克、食用油适量、香油适量

做法

1. 将菌菇、枸杞子洗净；鸡肉洗净切片备用。
2. 锅置于火上，倒入油，将葱花爆香，下入鸡肉片煸炒片刻，下入菌菇、枸杞子翻炒，倒入水，调入盐煮至熟，撒入葱花，淋入香油即可。

小贴士

面瘦、面色无华、产后血虚乳少者可将鸡肉作为食疗滋补佳品。

鸡蛋醪糟羹

⏰ 30分钟　△ 香绵酥糯　☺ 开胃消食

本品香绵酥糯，常食具有开胃消食、补中益气、滋阴润燥、养血安神的功效，可促进哺乳妈妈身体的恢复，还能美容养颜。

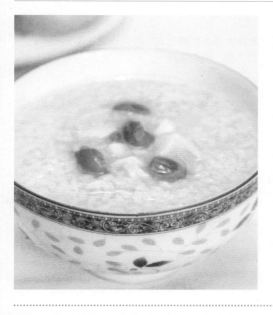

原料

醪糟20克、大米20克、鸡蛋1个、红枣10克、白糖5克

做法

1. 大米淘洗干净，浸泡片刻；鸡蛋煮熟，切块；红枣洗净备用。
2. 锅置于火上，注入清水，放入大米、醪糟煮至七成熟。
3. 放入红枣，煮至米粒开花，放入鸡蛋，加入白糖调匀即可。

小贴士

肝病患者不宜食用醪糟，否则对健康不利。

黄花海参鸡汤

⏰ 30分钟　△ 香韧可口　☺ 通乳催奶

本品香韧可口，常食具有益气养血、健脑益智、通乳催奶、养心润肺的功效。其中的海参含有活性物质酸性多糖、多肽等，有助于提高人体免疫力。

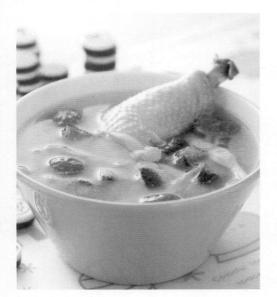

原料

干黄花菜10克、海参100克、鸡腿80克、当归5克、黄芪3克、枸杞子5克、盐3克

做法

1. 当归、黄芪、枸杞子洗净；当归、黄芪，用棉布袋包起，加水熬汤汁；干黄花菜洗净，泡软；海参处理干净，切小块；鸡腿洗净；将海参、鸡腿分别用热水氽烫，捞起。
2. 将干黄花菜、海参、鸡腿、枸杞子一起放入锅中，加入药材汤汁、盐，煮至熟即可。

小贴士

涨发好的海参应反复冲洗以除尽残留的化学成分。

清汤黄鱼

⏱ 45分钟　🍲 鲜美浓郁　😊 补血补虚

本汤味道鲜美，鱼肉香嫩，有补血、补亏虚的功效。黄鱼肉质鲜嫩，营养丰富，对哺乳妈妈有很好的补益作用和补血功效，其中含有的钙有助于婴儿的骨骼和牙齿发育。

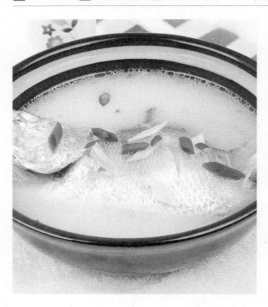

原料

黄鱼1条、葱段5克、姜片5克、枸杞子5克、盐2克、香油适量

做法

1. 将黄鱼宰杀，将内脏摘除，处理干净，再用清水洗净。
2. 锅置于火上，倒入水，放入葱段、姜片，再下入黄鱼、枸杞子。大火烧开后，再转小火煲至熟，调入盐，淋入香油即可。

小贴士

选择小的黄鱼，口感更嫩。

鲫鱼蒸蛋

⏱ 25分钟　🍲 味美滑嫩　😊 通乳催奶

本品味美滑嫩，常食具有健脾开胃、补肺养血、滋阴润燥、通乳催奶的功效。

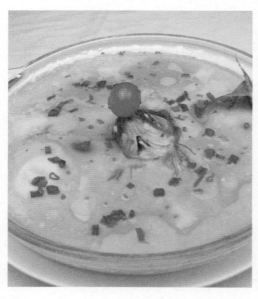

原料

鲫鱼1条、鸡蛋2个、姜片5克、圣女果适量、葱花5克、彩椒末4克、香油适量、盐适量、食用油适量

做法

1. 鲫鱼处理干净，入碗，抹上盐，将姜片塞入鱼肚里，淋上香油，加入少许温水，放入微波炉，加热3分钟后取出。
2. 鸡蛋磕入碗中，加入温水以及盐搅匀。
3. 将蛋液倒入盛有鱼的碗中，撒上葱花、彩椒末，淋上油，入锅蒸10分钟，取出，饰以圣女果即可。

小贴士

感冒发热期间不宜多吃鲫鱼。

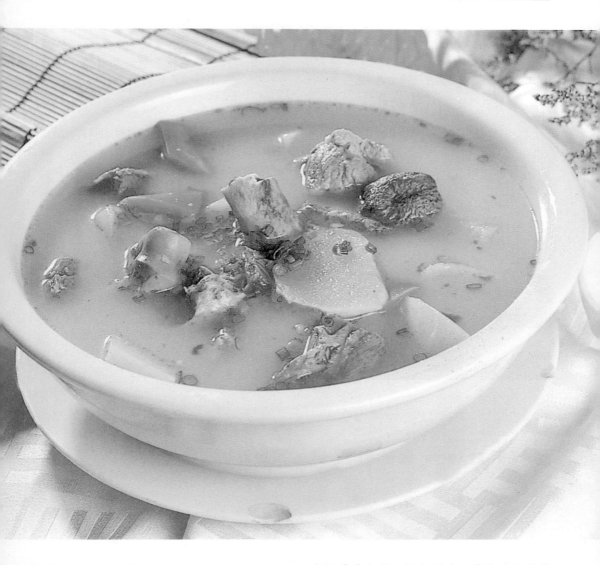

萝卜大骨汤

🕐 50分钟　△ 浓郁香滑　☺ 增强免疫力

　　本品营养丰富，浓郁鲜香，常食具有健胃消食、补气养血、解毒生津的作用，可增强哺乳期妈妈的免疫力。

原料

大骨450克、白萝卜50克、胡萝卜100克、葱花10克、盐3克、醋适量

做法

1. 大骨洗净砍段；白萝卜去皮，洗净，切块。
2. 胡萝卜洗净，切块。
3. 大骨和白萝卜、胡萝卜放入高压锅内，放入适量清水，滴几滴醋，压阀炖30分钟。
4. 放入适量盐调味，撒上葱花即可。

小贴士

煲此汤时，注意白萝卜不要放太多。

莲藕菱角排骨汤

⏱ 70分钟　🥄 清醇爽口　😊 益精补血

莲藕有健脾开胃、益血补心、排毒养颜的作用，菱角能益气健脾、瘦身美容，搭配排骨煲汤有益精补血的功效，适合哺乳期妈妈食用。

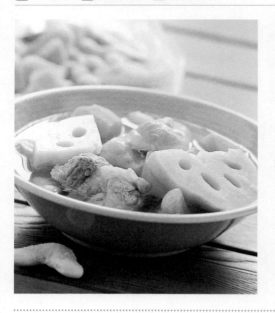

原料

莲藕100克、菱角100克、排骨350克、胡萝卜30克、盐3克、白醋适量

做法

1. 排骨洗净后剁块，汆烫，捞起冲净。
2. 莲藕削皮洗净，切片。
3. 菱角汆烫，捞起，剥净外表皮膜。
4. 将上述原料放入炖锅，加水至没过材料，加入白醋，以大火煮开，转小火炖40分钟，加盐调味即可。

小贴士

切过的莲藕要在切口处覆以保鲜膜，冷藏保存。

鲈鱼西蓝花粥

⏱ 30分钟　🥄 清鲜淡爽　😊 滋补强身

大米有补中益气、健脾养胃的作用；鲈鱼是补肝益肾、益筋强骨的佳品。两者搭配西蓝花熬粥，很适宜哺乳妈妈滋补身体食用。

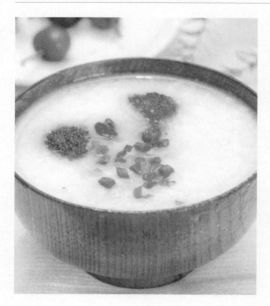

原料

大米80克、鲈鱼50克、西蓝花20克、葱花5克、姜末5克、枸杞子适量、盐3克、香油适量

做法

1. 大米洗净；鲈鱼处理干净，切块；西蓝花洗净后掰块。
2. 锅置火上，注入清水，放入大米煮至五成熟。
3. 放入鱼肉、西蓝花、姜末、枸杞子煮至米粒开花，加盐、香油调匀，撒上葱花即可。

小贴士

产妇常吃鲈鱼，既可补身，又有美容养颜的作用。

莲子煨老鸭

🕐 55分钟　　⚖ 汤浓味美　　☺ 增强免疫力

本品汤浓味美，鲜香四溢，常食具有滋阴补血、养胃生津、补肾滋阴的作用，可增强哺乳妈妈的免疫力。

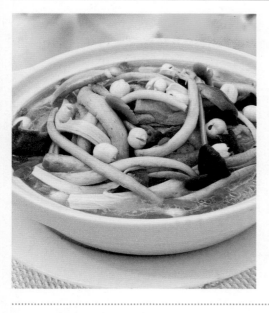

原料

老鸭1只、莲子30克、茶树菇80克、枸杞子5克、盐3克

做法

1. 老鸭处理干净，斩成大块；莲子泡发，去莲心；茶树菇泡发，剪去老根；枸杞子洗净。
2. 将老鸭汆去血水，捞出备用。
3. 砂锅中加适量水，下入老鸭、莲子、茶树菇、枸杞子煲45分钟，至熟烂，加盐调味即可。

小贴士

莲子吃法很多，可用来配菜、做羹、炖汤、制馅、做糕点等。

梅菜扣肉

🕐 40分钟　　⚖ 香嫩酥软　　☺ 消滞祛湿

本品酱红油亮、香嫩酥软，汤汁黏稠鲜美，具有健胃消食的功效。梅菜可消滞祛湿、促进消化，适合胃口不好的哺乳妈妈食用。

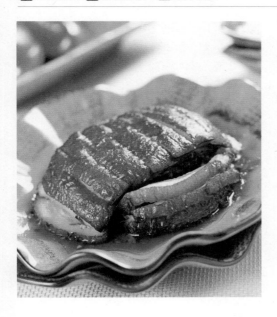

原料

梅菜50克、带皮五花肉450克、盐3克、蚝油5毫升、白糖5克、食用油适量

做法

1. 梅菜泡发洗净剁碎，入油锅，加盐炒至水分干且有香味时盛出。
2. 五花肉洗净，煮熟，入油锅炸成虎皮状，取出切片。
3. 将肉皮朝下、肉朝上码入碗中，加盐、蚝油、白糖，放上梅菜，蒸熟取出，扣盘即可。

小贴士

此菜品最宜搭配荷叶馍食用。

萝卜丝鲫鱼汤

⏱ 50分钟　🍲 清醇爽口　😊 通乳催奶

本品清醇爽口，肉质鲜嫩，常食具有促进消化、补血养颜、通乳生乳的功效。其中的鲫鱼所含的蛋白质易于消化吸收，常食可增强抗病能力。

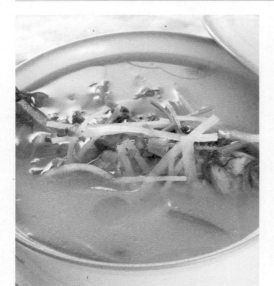

原料

鲫鱼1条、白萝卜50克、胡萝卜50克、姜片10克、葱花3克、盐3克、食用油适量

做法

1. 白萝卜、胡萝卜洗净后去皮，切细丝；鲫鱼处理干净。
2. 起油锅，放入鲫鱼，煎至金黄色，加入适量清水，放入姜片，转用大火煮开。
3. 放入胡萝卜丝、白萝卜丝，大火煮开，转小火煲至汤呈乳白色时，调入盐，撒上葱花即可。

小贴士

煎鱼时，沥干鱼身水分，可预防爆锅和鱼破皮。

花生莲子炖鲫鱼

⏱ 30分钟　🍲 清鲜淡爽　😊 通乳催奶

花生、莲子和鲫鱼搭配，鲜香美味，哺乳期的女性食用，还有很好的通乳催奶作用。

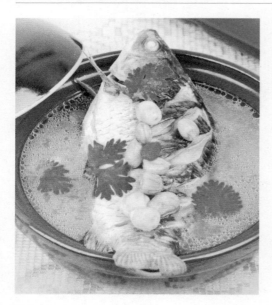

原料

鲫鱼250克、花生仁20克、莲子肉15克、枸杞子1克、姜片3克、芹菜叶适量、盐适量、食用油适量

做法

1. 将鲫鱼处理干净。
2. 花生仁、芹菜叶、莲子肉洗净备用。
3. 炒锅置于火上，倒入油，将姜片爆香，下入鲫鱼煎炒，倒入水，调入盐，下入枸杞子、花生仁、芹菜叶、莲子肉煲至熟即可。

小贴士

本品也可加入鲜奶烹煮，汤色会更洁白。

彩椒红烧肉

🕐 100 分钟　🔥 香嫩酥软　😊 补虚强身

本品香嫩酥软，肥而不腻，哺乳妈妈食用具有补气解热、补虚强身的功效，可帮助身体的恢复。

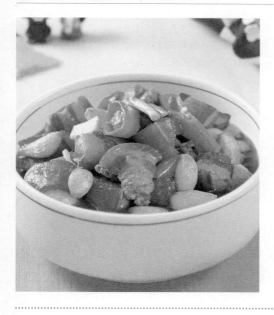

原料

五花肉 300 克、彩椒 10 克、蒜 5 克、盐 3 克、豆瓣酱 4 克、糖色 4 克、食用油适量

做法

1. 五花肉洗净，切成小方块；彩椒洗净，切大块；蒜去皮后洗净。
2. 锅中加油，烧至六成热，下入五花肉，炸出肉内的油，将油盛出，留五花肉在锅里。
3. 锅里放入糖色、豆瓣酱、蒜、彩椒块，加水炖 1 个小时，再加盐调味即可。

小贴士

蒜不要放多，容易上火。

眉州扣肉

🕐 45 分钟　🔥 软烂醇香　😊 补气养血

本品色泽黄金、肥而不腻、软烂醇香，哺乳妈妈食用具有补中益气、补肾养血、滋阴润燥的功效。

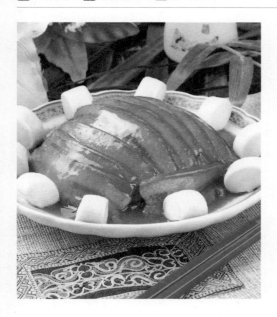

原料

五花肉 300 克、冬菜 300 克、小馒头 10 个、水淀粉适量、盐 3 克、腐乳适量、白糖适量

做法

1. 将五花肉洗净，入沸水中汆去血水，捞出沥干切厚片，放入碗中。
2. 冬菜洗净，放在肉上，把所有配料和水淀粉调成汁，淋在碗中，入锅蒸 30 分钟。
3. 出锅后，用一盘子扣在碗上，翻转，将碗拿走，再配上小馒头即可。

小贴士

食滞、消化不良者最宜食用冬菜。

母鸡小米粥

🕐 65分钟　🔺 味美滑嫩　◉ 补虚益气

本品味美滑嫩，具有温中补脾、补虚益损、和中益气的功效。其中的小米具有滋阴养血、调养身体的作用。

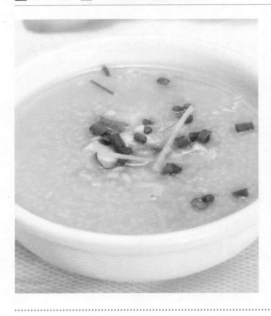

原料

小米80克、母鸡肉150克、姜丝3克、葱花5克、盐3克、食用油适量

做法

1. 母鸡肉洗净，切小块；小米淘净。
2. 油锅烧热，爆香姜丝，放入鸡肉过油，捞出备用；锅中加适量清水烧开，下入小米，大火煮沸，转小火熬煮。
3. 将粥熬出香味，再下入过油的母鸡肉煲5分钟，加盐调味，撒上葱花即可。

小贴士

小米熬粥营养价值高，有"代参汤"的美称。

木瓜芝麻羹

🕐 45分钟　🔺 浓郁香滑　◉ 通乳催奶

本品浓郁香滑，具有补中益气、健脾养胃、通乳催奶、美容养颜的功效。经常食用此羹还有助于津液的生发。

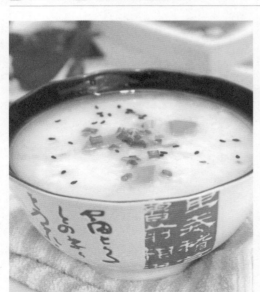

原料

木瓜20克、大米80克、葱5克、熟芝麻3克、盐2克

做法

1. 大米洗净；木瓜去皮、去子，洗净，切小块；葱洗净，切葱花。
2. 锅置火上，注入水，加入大米，煮至熟后，加入木瓜同煮。
3. 用小火煮至呈浓稠状时，调入盐，撒上葱花、熟芝麻即可。

小贴士

大米淘洗次数不宜太多，以免营养物质流失。

木瓜鲈鱼汤

⏱ 80 分钟　🔲 清醇爽口　😊 通乳催奶

木瓜有清心润肺、美容养颜的作用；鲈鱼能补肝益肾、益筋强骨。两者搭配食用，有通乳催奶、润肺益肾之功效。

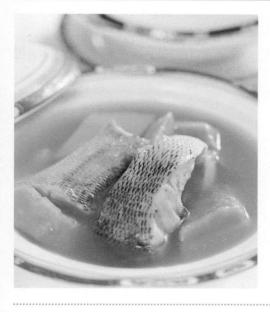

原料

木瓜 300 克、鲈鱼 200 克、姜 5 克、盐 3 克、食用油适量

做法

1. 鲈鱼处理干净后斩件；锅中加油烧热，爆香姜片，将鲈鱼两面煎至金黄色。
2. 木瓜去皮、去子，洗净，切成块状。
3. 将清水放入瓦煲内，煮沸后加入木瓜、鲈鱼，大火煲滚后改用小火煲 1 个小时，加盐调味即可。

小贴士

选购木瓜，以瓜身黄透、肚大者为佳。

奶瓜香鸡汤

⏱ 55 分钟　🔲 浓郁香滑　😊 补虚养血

母鸡肉有补气补血、增强免疫力的作用；木瓜是美容养颜佳品，还能起到排毒补虚的作用，可帮助哺乳妈妈恢复身形。

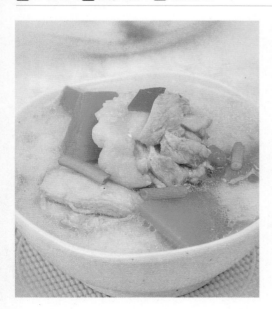

原料

母鸡肉 250 克、牛奶 100 毫升、木瓜 50 克、葱段 5 克、姜片 5 克、彩椒块 2 克、盐适量

做法

1. 将母鸡洗净斩块，入沸水中汆一下。
2. 木瓜去皮、去子，切块备用。
3. 炒锅置于火上，倒入水、牛奶，调入盐、葱段、姜片、彩椒块烧沸，打去浮沫，加入鸡块、木瓜煮熟即可。

小贴士

哺乳期妈妈食用此汤，还有助于乳汁的分泌。

奶油白菜

🕐 20分钟　　🔺 清醇爽口　　😊 开胃消食

本品清醇爽口,具有开胃消食、补益虚损、生津润肠、清热除烦的功效,适合胃口不佳的哺乳妈妈食用。

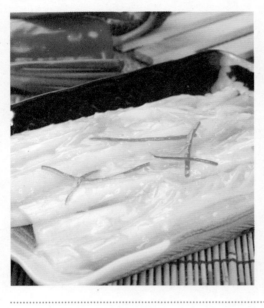

原料

净白菜头250克、鲜牛奶150毫升、清汤300毫升、姜末3克、彩椒丝3克、淀粉适量、食用油适量、盐适量、香油适量

做法

1. 白菜头洗净,切长条;鲜牛奶加入淀粉调成汁。
2. 白菜焯熟后用清水过凉,沥干水分,摆盘。
3. 炒锅置火上,加入油烧热,下姜末炝锅,加清汤和盐,用大火烧至汤汁浓稠时,鲜牛奶芡汁勾芡,淋入白菜盘内。
4. 撒上彩椒丝,淋上香油即可。

小贴士

白菜水分含量很高,冬天常吃白菜可起到滋阴润燥的作用。

清炒竹笋

🕐 12分钟　　🔺 清鲜淡爽　　😊 塑形瘦身

本品清鲜淡爽,常食具有清热解毒、养心安神、促进消化、瘦身美容的功效。其中的竹笋富含植物蛋白质、维生素及微量元素,哺乳期妈妈食用,可以帮助其恢复身材。

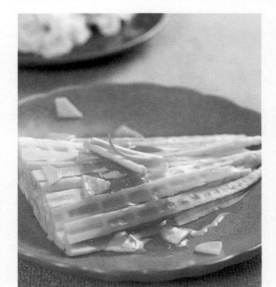

原料

竹笋250克、葱段3克、姜片5克、盐适量、食用油适量

做法

1. 竹笋剥去皮,除去老的部分,洗净后对半切开备用。
2. 烧热锅,放入油,烧至七成热时,放入葱、姜煸香。
3. 将竹笋放入锅内,翻炒至笋熟,撒盐,起锅装盘即可。

小贴士

注意竹笋吃多容易便秘。

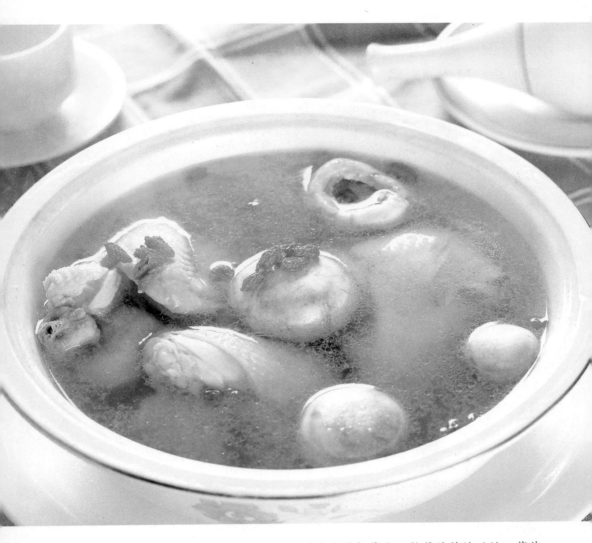

清炖鸡汤

🕐 70分钟 　🔺 清醇爽口 　😊 通乳催奶

鸡肉有益气养血、补肾益精的功效；蘑菇能降低血脂、增强免疫力。两者搭配，有补肝益肾、通乳催奶的作用。

原料

鸡肉350克、蘑菇80克、枸杞子10克、姜5克、盐3克

做法

1. 鸡肉洗净后剁成大块；蘑菇洗净；姜洗净切片备用。

2. 锅中水煮沸后，下入鸡块汆烫后捞出。

3. 锅中烧水，放入姜片煮沸，下入鸡块、蘑菇，调入盐炖煮40分钟，再放入枸杞子煮20分钟即可。

小贴士

不喜油腻者，可在鸡汤放凉后，滤去上面的油脂，再炖煮片刻食用。

清鲜鲈鱼汤

🕐 30 分钟　🔺 鲜香味美　☺ 滋补塑身

本品鲜香味美，哺乳期女性食用，既可补身，又不会因营养过剩而导致肥胖。

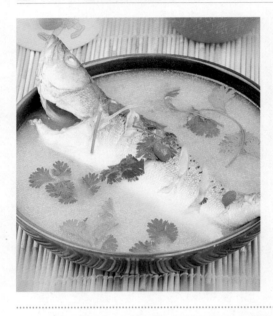

原料

鲈鱼 400 克、香菜段 2 克、枸杞子 3 克、盐适量、食用油适量

做法

1. 将鲈鱼处理干净备用。

2. 炒锅置于火上，倒油烧热，下入鲈鱼、枸杞子煸炒 2 分钟，倒入水，煲至汤呈白色，调入盐，撒入香菜即可。

小贴士

胎动不安、产后少乳者皆宜食用此汤品。

板栗土鸡瓦罐汤

🕐 100 分钟　🔺 清新爽口　☺ 补虚养身

板栗有养胃健脾、延年益寿的功效；鸡肉有温中补脾、益气养血的作用。二者搭配食用，很适合哺乳妈妈补虚养身食用。

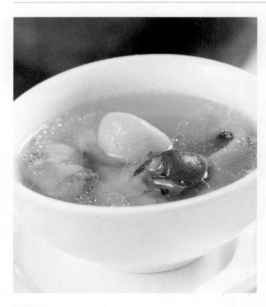

原料

土鸡 1 只、板栗 200 克、红枣 10 克、姜片 10 克、盐 3 克

做法

1. 土鸡宰杀后洗净，斩块；板栗剥壳，去皮；红枣洗净。

2. 锅置于火上，加入适量清水烧沸，放入鸡块、板栗，焯水备用。

3. 将鸡块、板栗转入瓦罐里，放入姜片、红枣，调入盐，煲至熟即可。

小贴士

选购板栗以栗壳坚硬、颜色深褐色且稍微带点红头者为佳。

山药鸡汤

🕐 60分钟　　🔺 清鲜淡爽　　☺ 塑形瘦身

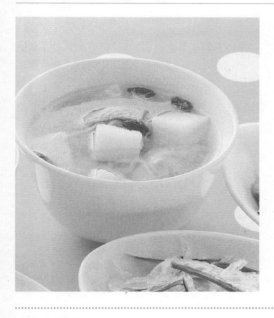

本品清鲜淡爽，常食具有补脾养胃、生津益肺、排毒瘦身、益气养血的功效。其中的山药营养价值非常高，哺乳妈妈食用，可以帮助恢复身形。

原料

山药60克、鸡肉200克、枸杞子5克、盐适量

做法

1. 山药去皮，洗净，切块，放入热水中稍汆，备用。
2. 鸡肉洗净，放入沸水中汆去血水。
3. 锅中加入适量水，将山药、鸡肉、枸杞子放入，水沸腾后，转中火煮至鸡肉烂，调入盐即可食用。

小贴士

山药切开时会有黏液，极易滑刀伤手，可先用清水加少许醋清洗。

紫薯当归鸡汤

🕐 45分钟　　🔺 汤浓味鲜　　☺ 增强免疫力

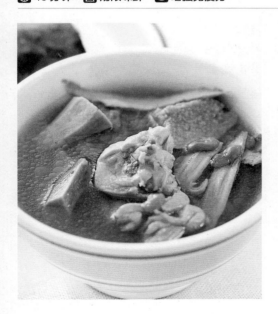

本品汤浓味鲜，常食具有抗衰老、补脾养胃、补肾强身的作用，哺乳妈妈食用可以增强自身的免疫力。

原料

紫薯35克、鸡腿70克、当归15克、枸杞子5克、盐适量

做法

1. 紫薯洗净，削皮，切滚刀块。
2. 鸡腿洗净，剁成适当大小，再用沸水汆烫。
3. 将紫薯、水、当归、枸杞子、鸡肉放入锅中，开大火，待滚后，转小火慢炖至熟，放入盐调味即可。

小贴士

紫薯一次不宜食用过多，吃多会腹胀、呃逆、放屁。

松仁炒玉米

🕐 15分钟　⚖ 脆软清爽　☺ 滋补强身

玉米粒有降低血糖、防癌抗癌的作用；松仁能养阴润肺、补脑益智；山药是益气养血、补肾益精的佳品。哺乳妈妈食用本品可滋补身体。

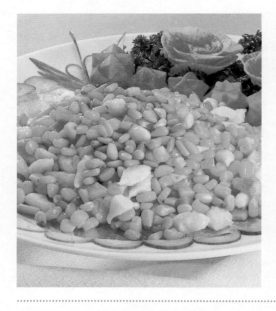

原料

玉米粒200克、松仁50克、黄瓜100克、胡萝卜50克、山药150克、水淀粉适量、盐3克、食用油适量

做法

1. 玉米粒、松仁均洗净备用；山药去皮洗净，切丁；黄瓜洗净，一半切丁，一半切片；胡萝卜洗净，切丁。
2. 锅下油烧热，放入山药丁、松仁略炒，再放入玉米粒、黄瓜丁、胡萝卜丁翻炒片刻，加盐调味，待熟用水淀粉勾芡，装盘，将切好的黄瓜片摆在四周即可。

小贴士

松子是体虚、便秘者和脑力劳动者的食疗佳品。

母鸡粉丝汤

🕐 90分钟　⚖ 清鲜淡爽　☺ 养心润肺

本品汤浓味美，哺乳妈妈食用具有开胃消食、补虚强身、益气养血、养心润肺的功效。

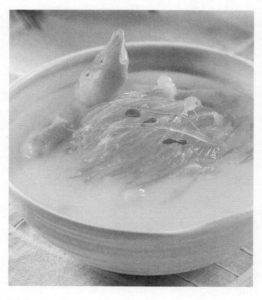

原料

母鸡450克、粉丝50克、枸杞子5克、姜末少许、盐3克、姜汁25毫升

做法

1. 鸡肉处理干净，斩大块焯水；粉丝加姜汁焯水，放入砂锅中。
2. 加入鸡块、姜末、枸杞子、热水以大火烧开，小火炖1个小时。
3. 加盐调味即可上桌。

小贴士

本汤品现做现食，避免放太长时间。

莴笋猪蹄汤

🕐 60 分钟　🔺 口味清淡　😊 增强免疫力

本品清鲜淡爽，常食具有滋阴补血、清热利水、增强免疫力的功效。

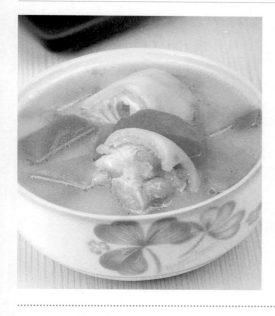

原料

猪蹄 200 克、莴笋 100 克、胡萝卜 30 克、姜片 5 克、盐 2 克、高汤适量

做法

1. 将猪蹄斩块，洗净余水；莴笋去皮，清洗干净，切块；胡萝卜清洗干净，切块备用。
2. 锅置于火上，倒入高汤，放入猪蹄、莴笋、胡萝卜、姜片，煲 50 分钟。
3. 待汤好肉熟时，加盐调味即可。

小贴士

作为通乳食谱时应少放盐,最好不放别的调味料。

清炖草鸡汤

🕐 60 分钟　🔺 清鲜淡爽　😊 通乳催奶

本品口味鲜香，常食具有温中补脾、益气养血、强筋壮骨、增强体力的功效。哺乳妈妈多喝鸡汤，还能增加乳汁量。

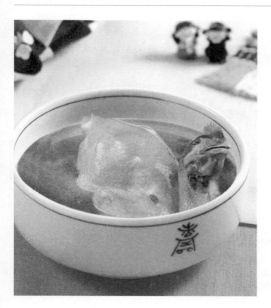

原料

草鸡 400 克、枸杞子 5 克、小白菜 10 克、盐适量

做法

1. 草鸡处理干净，烫去血水。
2. 枸杞子洗净备用。
3. 小白菜洗净。
4. 将鸡下入砂锅，加水、枸杞子用大火熬煮 50 分钟左右。
5. 将熟时放入盐、小白菜用小火熬煮一下，起锅即可。

小贴士

鸡翅膀、鸡脚均能动风、生痰、助火，肝阳上亢者应忌食。

花生核桃猪骨汤

🕐 70分钟　🔥 汤浓味鲜　😊 通乳催奶

本品汤浓味鲜，常食具有滋补气血、通乳催奶、增强记忆力、补虚强体的功效。

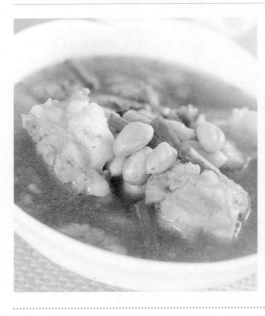

原料

花生仁30克、核桃仁20克、猪骨300克、葱叶适量、盐5克

做法

1. 猪骨斩件；核桃仁、花生仁洗净；葱叶洗净，切段。
2. 锅中水烧沸，放入猪骨汆透后捞出，冲洗干净。
3. 煲中加水后烧开，下入猪骨、核桃仁、花生仁，煲1个小时，调入盐、葱段即可。

小贴士

此汤品煲制过程中，可加些醋，猪骨中的营养会更易析出。

黄花菜汤

🕐 25分钟　🔥 脆软清爽　😊 通乳催奶

本品脆软清爽，常食具有补虚强身、通乳催奶、抵抗衰老的功效。其中的黄花菜富含卵磷脂，对增强和改善大脑功能有重要作用。

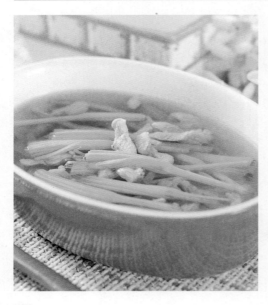

原料

黄花菜100克、猪瘦肉150克、姜丝5克、盐适量、香油适量

做法

1. 将黄花菜择去杂质后洗净。
2. 猪肉洗净，切丝。
3. 锅内加适量水，放入黄花菜、猪肉丝、姜丝，大火烧沸，改用小火煮20分钟，调入盐、香油即成。

小贴士

黄花菜还有滋润皮肤的作用，爱美的女士可多食。

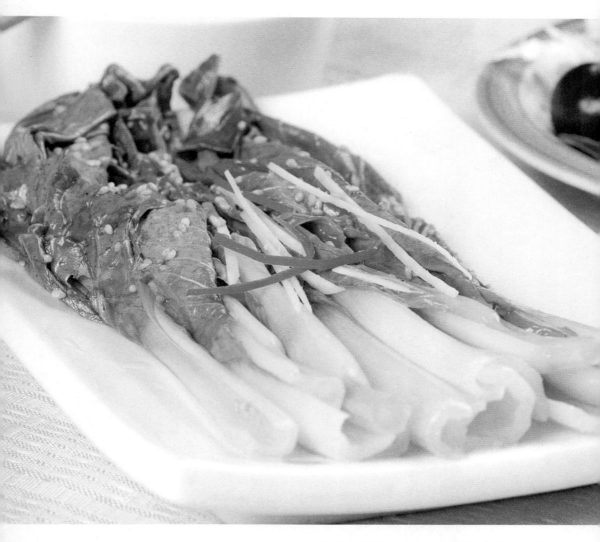

芝麻炒小白菜

🕐 12分钟　　🔺 鲜香脆嫩　　😊 增强免疫力

本品鲜香脆嫩，常食具有解热除烦、通利胃肠、提神健脑的功效，哺乳妈妈食用可以增强身体免疫力。其中的小白菜富含胡萝卜素和维生素 C，可促进皮肤细胞代谢，使皮肤亮洁。

原料

小白菜 300 克、白芝麻 15 克、姜丝 10 克、彩椒丝 3 克、盐 3 克、食用油适量

做法

1. 在锅里放少许白芝麻，锅热后转小火，翻炒芝麻，芝麻香味出来时盛出；小白菜洗净。

2. 锅加油烧热，放姜丝炝锅，再放入小白菜，猛火快炒，然后放盐调味，等菜熟时撒上准备好的白芝麻，翻炒两下即可出锅，撒上彩椒丝。

小贴士

脾胃虚寒、大便溏薄者不宜多食小白菜。

灵芝鸡汤

🕐 70 分钟　🔺 清醇爽口　😊 增强免疫力

本品清醇爽口，哺乳妈妈食用具有增强自身免疫力的作用，还可以促进母体产奶。

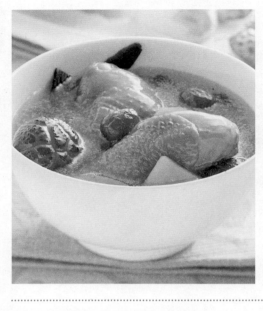

原料

鸡腿 200 克、香菇 15 克、杜仲 5 克、山药 10 克、红枣 10 克、盐适量

做法

1. 将鸡腿洗净，以开水氽烫；香菇、杜仲、山药、红枣均洗净备用。
2. 炖锅放入适量水烧开，将原料全部下入锅中煮沸，再转小火炖约 1 个小时，加盐调味即可。

小贴士

心神不宁、失眠、惊悸者宜食此汤品。

老鸭土豆煲

🕐 50 分钟　🔺 鲜香软嫩　😊 排毒瘦身

本品鲜香软嫩，常食具有健脾和胃、排毒瘦身的功效。其中的土豆含有大量膳食纤维，可以帮助哺乳妈妈恢复身形。

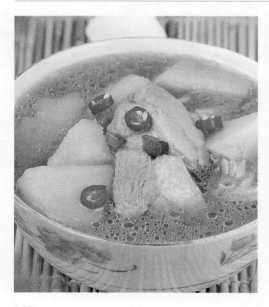

原料

老鸭 350 克、土豆 175 克、葱花 3 克、红椒 3 克、盐适量

做法

1. 将老鸭洗净，斩块并氽水。
2. 土豆去皮，洗净后切块。
3. 红椒洗净，切圈。
4. 锅置于火上，倒入水，下入老鸭、土豆，调入盐煲至熟，装碗，撒上葱花、红椒圈点缀即可。

小贴士

本品选用的鸭子最好是老鸭，比较容易去掉鸭腥味。

清汤老鸭煲

⏱ 65分钟　🥄 清鲜淡爽　☺ 增强免疫力

本品清鲜淡爽，哺乳妈妈食用具有滋阴补血、清热利水、增强免疫力的功效。其中的油菜中所含的植物激素能够促进酶的形成，有防癌的作用。

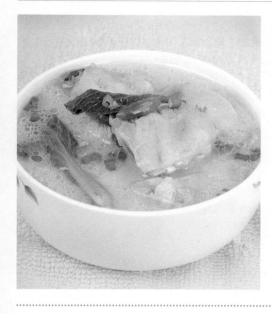

原料

老鸭450克、油菜10克、葱花5克、姜片5克、枸杞子2克、盐适量

做法

1. 将老鸭洗净，斩块后余水。
2. 油菜洗净备用。
3. 锅置于火上，倒入水，调入盐、枸杞子、葱花、姜片，下入老鸭煲至熟，下入油菜稍煮即可。

小贴士

油菜不宜长期保存，放在冰箱可保存24个小时左右。

首乌当归鸡汤

⏱ 50分钟　🥄 汤浓味美　☺ 滋阴补血

本品汤浓味美，常食具有滋阴补血、补肾益精、润肠通便、健脑益智的功效，哺乳妈妈食用可以滋补身体。

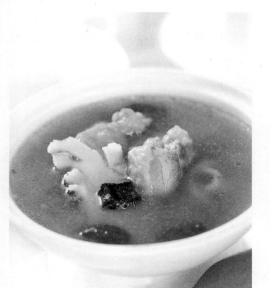

原料

何首乌15克、当归5克、红枣15克、鸡腿150克、盐3克

做法

1. 鸡腿洗净剁块，放入沸水中余烫，捞起洗净；何首乌、当归、红枣均洗净。
2. 将鸡腿肉盛入煲内，放入何首乌、当归、红枣。
3. 加适量水，以大火煮开，转小火慢炖40分钟，熄火前加盐调味即可。

小贴士

何首乌以体重、质坚实、粉性足者为佳。

乳鸽汤

🕐 80分钟　🔺 浓郁香滑　😊 补血养颜

本品浓郁香滑，常食具有益气补血、清热解毒、生津止渴、补虚益气的功效。其中的鸽肉富含泛酸，对哺乳妈妈有很好的滋补作用。

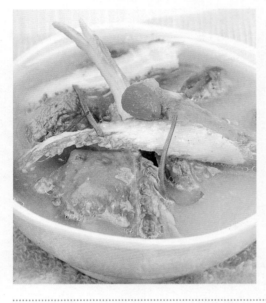

原料

乳鸽2只、当归10克、枸杞子10克、高汤适量、葱丝适量、盐适量

做法

1. 将乳鸽处理干净，剁小块后汆水。
2. 当归、枸杞子用温水泡开，洗净备用。
3. 汤锅置于火上，倒入高汤，下入乳鸽、当归、枸杞子烧开，调入盐，煲至熟，撒上葱丝即可。

小贴士

鸽子采用炖的方式是最营养的烹调方法，可防止营养物质被破坏。

玉米煲土鸡

🕐 70分钟　🔺 清鲜淡爽　😊 美容养颜

本品清鲜淡爽，常食具有温中补脾、益气养血、美容养颜的功效。其中的玉米含有丰富的膳食纤维，适合有便秘症状的哺乳妈妈食用。

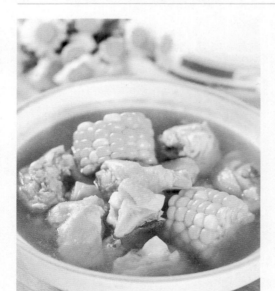

原料

玉米棒100克、土鸡200克、姜20克、盐3克

做法

1. 将土鸡洗净，斩块；玉米棒洗净，切段；姜去皮洗净，切片。
2. 锅中注水，烧开，放入土鸡块焯烫，捞出沥干水分。
3. 煲中注入水，放入土鸡、玉米、姜片，大火煲开，转用小火煲1个小时，调入盐煲至入味即可。

小贴士

本品中的玉米棒也可用糯玉米，口感香糯绵软。

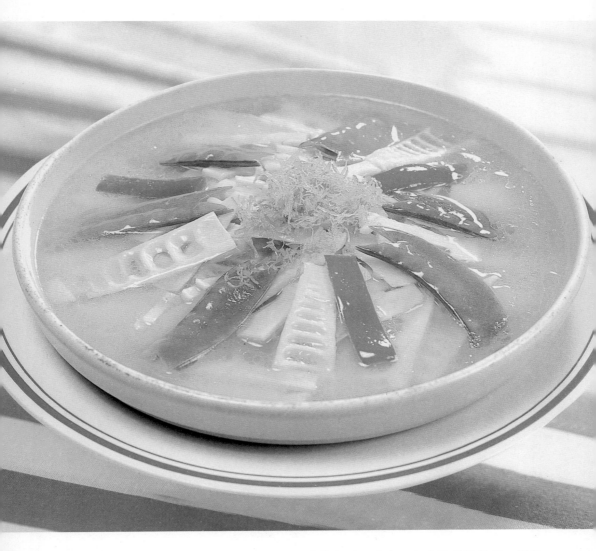

浓汤竹笋

🕐 35分钟　🔺 鲜嫩爽口　😊 补虚强身

竹笋有滋阴凉血、和中润肠的作用，搭配鸡汤食用，有养心安神的作用，哺乳妈妈食用可以补虚强身。

原料

竹笋300克、彩椒10克、荷兰豆15克、肉松5克、鸡汤适量、盐3克

做法

1. 将竹笋去笋衣，洗净后切片；荷兰豆择好，洗净；彩椒洗净，切条。

2. 锅中倒入鸡汤及水，烧热，下入竹笋煮熟，再加入荷兰豆和彩椒一同煮熟。

3. 下入盐调好味，出锅装碗，放上肉松即可。

小贴士

竹笋属于天然低脂、低热量食品，是肥胖者减肥的佳品。